세계적인 건강법인 니시의학의 진수 · 피부의 整容을 말한다

씬디의 니시의학–피부편
미용과 정용

저자 니시 가쯔조(西勝造)   **역자** 한유나

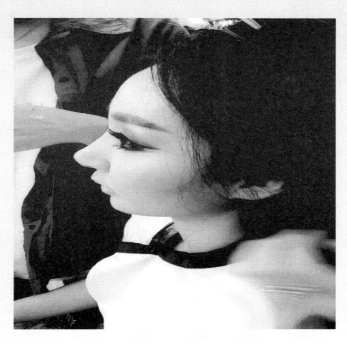

아트하우스출판사

씬디의 니시의학-피부편

미용과 정용

초판 발행일 ; 2018년 8월 1 일

저자 : 니시 가쯔조(西勝造)
역자 ; 한유나

발행인 : 채말녀
편집인 : 한유나 김수경
출판사 : 도서출판 아트하우스
주 소 : 서울 성북구 마른내로 34 다길 56, 동선동 3가
본 사 : TEL ; (02) 921-7836
         FAX ; (02) 928-7836
         E-mail ; bestdrq@empal.com

정 가 : 20,000원

ISBN; 979-11-6208-019-1 (13510)

세계적인 건강법인 **니시의학**의 진수
피부의 **整容**을 말한다

씬디의 니시의학 –피부편 [미용과 정용]

〈니시의학 건강법의 개요〉

세계적으로 선풍을 일으키고 있는 니시건강법은 일본의 자연의학자 니시 가쯔조[1884~1959]에 의해 창안된 것이다. 그는 16세에 감기와 만성설사로 4년 이상 못살 것이라는 진단을 받은 후 의사가 반드시 끓인 물과 엽차를 마시라고 했음에도 불구하고 우물물을 조금씩 늘려 마셨더니, 만성 설사가 씻은 듯이 낫게 되었고, 또 의사는 몸에 두껍게 옷을 입으라고 했음에도 얇은 옷을 입고, 그 후에 이불을 덮어 쓰고 땀을 흘렸더니 끝도 없이 괴롭히던 감기가 완치되었다.

이를 바탕으로 자신이 몸소 체험한 건강법(니시 건강법)을 창안하여 세계적으로 선풍적인 인기를 모으고, 현재 우리나라에서도 많은 암환자를 비롯해 건강을 회복하려는 사람들에게 희망을 주고 있다.

이 니시건강법은 많은 사람들이 효과를 보고, 최상의 건강법으로 인정되었으며 현재 일본이 최장수국이 된 이유 중 하나가 바로 니시건강법 이라고 한다.

그는 온몸에 피를 보내는 건 심장이지만 모세혈관 흡인력과 글로뮈의 역할을 더 강조했으며, 니시건강법이란 신체에 나타나는 이상 증세를 질병으로 보지 않고, 치유 과정으로 본다는 점에서 나온 것이다. 예를 들어, 사람이 독극물을 먹었을 때 구토를 하게 되는 것은 독극물을 빨리 토해내기 위해 신체에서 일어나는 정화 현상이라는 것이다.

차례| CONTENTS   씬디의 니시의학-피부편

Part1. 미용(美容)과 정용(整容)

Part2. 피부편

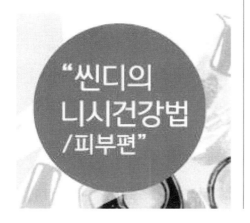

CONTENTS

I 역자 서문 I Prologue

니시의학 건강법 4대원칙의 첫째가 피부의 건강입니다. 건강과 질병치유의 대한 경이로운 통찰력을 보여준 세계적인 자연의학자인 저자는 건강의 기본은 피(皮), 식(食), 지(肢), 심(心)의 4가지 요인에 있는 것으로 파악하고 그중에 피부를 먼저 지목하였습니다.

미용(美容)과 정용(整容)이라고 하면 건강과는 거리가 있는 듯하나 니시의학에서는 미(美) 중에서도 가장 높은 차원인 심신이 일치된 건강미에서 찾고 있습니다. 그리고 지금까지 미용은 얼굴에 중점을 두었지만 저자는 범위를 넓혀 전신의 균형과 건강도, 거기에 교양미 등 일상 시의 활동자세에서 미를 찾고 주체적으로 심오한 심미관을 보여주고 있습니다.

요 근래 암이 활개를 치고, 또한 간장병, 신장병, 정신질환, 혈관병, 호흡기 질환 등 갖가지 질병이 위세를 떨쳐 가고 있는데 과연 이것들 중에 어느 하나라도 피부와 직접 관련되지 않는 것이 있는지 반문하고 싶습니다.

현재 국내 각 병원 등이 니시의학의 건강법을 도입하여 풍욕, 냉온욕 등을 시행하고 있지만, 피부를 강화하는 방법으로 각종 질병을 예방하고 또 치료해야 된다고 생각하는 사람은 얼마나 될지 의문이 듭니다, 옷을 두껍게 입고 냉난방 시설이 잘 갖추어져 가면 갈수록 질병은 고개를 숙이지 않게 될 것입니다.

여기에서 우리는 피부에 대한 이해와 강화의 방법을 새로운 지식으로 받아들이지 안 되며 그런 의미에서 이 책의 존재 이유가 있다고 생각됩니다.

번역에 있어서 다소 일본식이라는 점을 느끼나 이것을 타산지석으로 삼아 국내의 학자들도 우리의 고전 속에서 올바른 건강법의 근원을 찾게 되는 날이 하루속히 도래하기를 바라는 마음 간절합니다.

| 인사말| Greeting

이 책은 세계적으로 주목 받고 있는 니쯔 가쯔조의 저서 「西醫學 健康講座」 1
2권중 제 10권 「美容과 整容」 과 「西醫學 美容法」 및 甲田光雄 저 「흰설탕의
해는 두렵다」 등을 번역해 수록 한 것입니다.

초판은 저의 친조부이신 요산 한학륜 선생이 한국 최초로 일본 서의학인 니시
건강법을 번역 보급 하였습니다. 1984년 한국 자연건강회에서 「미용과 정
용」, 「사대원칙 피부편」 많은 책들을 집필하시고 보급하시며 니시의학을 위하
여 일생을 사셨습니다. 35년이 흐르고 이제는 친손녀인 제가 니시의학을 새롭
게 여러분 앞에 내놓으려 합니다. 부족한 저에게 많은 응원과 격려를 부탁드립
니다.

자신의 체험을 바탕으로 창안한 니시 건강법은 현재 우리나라에서도 많은 병원
과 요양기관에서 암환자를 비롯해 건강을 회복하려는 사람들에게 희망을 주고
치유를 돕고 있으며 효과적인 건강법으로 인정 받고 있습니다.

일본이 최장수국인 된 이유 중에 하나가 바로 니시건강법이라고 할 정도로 평
판이 높은 건강법이며, 우리나라에서도 많은 난치병 환자들이 기적적으로 치유
되는 효과를 보았으므로 그 효용성과 가치는 한 치도 의심의 여지가 없습니다.

본서는 참된 미는 심신이 일치된 건강미에 있음을 알리고, 니식건강법의 요체
인 사대원칙에 해당하는 피부에 대한 니시 가쯔오 선생의 통찰과 지혜 진정한
아름다움을 추구하는 서식건강생활(西式健剛生活)의 전파에 일조하기를 희망
합니다. 본서의 발간을 통해 국민건강생활의 향상과 독자 여러분의 진정한 피
부미용과 정용이 이루어지길 기원하면서 출판에 도움을 주신 아트하우스 출판
사 김수경님께 심심한 감사의 뜻을 전합니다.

2018년 7월 1일 한유나 올림

| 저자 서문 | Author Introduction

피부병을 치료하기 위해서 피부를 연구한다고 하는 현대의학적 관념은 이미 구시대적 폐물이 되었다. 피부를 철학적 입장에서 검토하는 일을 잊고서는 피부가 갖는 바른 의의는 해명되지 않으리라고 생각된다. 생체일자(生體一者)와 환경타자(環境他者)와의 경계로서 피부는 어디까지나 무(無)이며 또한 이들 이자(二者)의 연락소로서의 피부는 어디까지나 유(有)이고 색(色)이 아니면 안 된다.

이러한 유의 현상을 생물학적 입장에서 연구를 진행하면 거기에 단세포 생물의 피부와 인간의 그것과 서로 비교되고 음미되어 많은 흥미로운 문제가 제기된다. 일견하여 단지 막연히 우리 인간의 사체(四體), 호흡작용, 분비작용, 흡수작용, 신경작용 등의 여러 가지 작용을 하고 있다는 점에 새삼 놀라는 사람도 있지만 단세포 생물은 이들을 피부만으로 일차원적으로 다하고 있는 것이다.

여러 방면으로 미루어 짐작해보면 우리 인간들은 생물 진화의 놀라운 불가사의한 섭리에 경탄하게 될 것이다. 그런데 각종 피부작용은 대체 무엇을 뜻하는 것일까? 그 의문의 답은 생체가 생명을 영위하기 위해 필요로 하는 물질을, 생체일자와 환경타자와의 사이에 유무상통하는 주고받는 작용이며 교역작용이다.

그리고 이 주고받는 작용의 연락소는 피부이며 교역의 영업소는 피부이다. 따라서 유(有)로서의 피부는 어디까지나 정치교묘(精緻巧妙)한 기능을 갖고 어떤 변화를 만나도 그에 잘 대처할만한 건강을 유지하는 것이 요구된다. 그러나 또한 이런 유의 기능에 얽매이는 일 없이, 경계로서의 피부를 항상 무(無)로 보고 공(空)으로 비쳐보는 데에 니시의학의 진수가 있는 것이다. 서문을 적으면서 본편에서는 피부의 철학적 연구를 전개할 기회를 못 가진 점을 유감으로 생각한다.

저자 니시 가쯔조(西勝調)

세계적인 건강법인 **니시의학**의 진수

피부의 整容을 말한다

PART **1**

미용(美容)과 정용(整容)

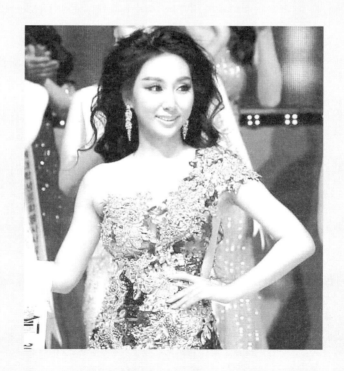

| 제1장 |

총 론

『새 시대의 여성미는 단순한 얼굴의 미장이 아니고, 몸 안으로 부터 발산하는 건강미라는 것을 알지 않으면 안 된다. 종국의 목적은, 완전한 용자, 젊은 외관, 미려한 안모, 매력적인 인격, 그리고 진실한 행복 등을 결합하는 일이다.』

1. 미의 생물학적 사회학적 해명

생물학적 관점에서 본 미(美)

아침저녁 배달되는 신문이나 매달 발행되는 잡지에, 화장품의 광고가 게재되지 않는 때가 없고 그 스페이스는 크다. 라디오의 스위치를 돌리면 화장품의 선전 방송이 나온다. 세상은 바야흐로 미용의 시대인 느낌이 든다. 그 방면의 전문가의 말로 일본의 화장품의 매상은 1년에 125억 엔에 오르며, 그 수량으로는 전쟁 중에도 대차가 없었다고 한다.

화장, 여성에게 한한 것으로 생각하고 있었는데, 근래에는 남자전용이라면서 남성에게도 파고든다. 정말로 화장이 시대이다. 화장의 목적은 아름답게 하고 용모를 수려하게 하는 일이다. 곧 미인이 되는 것이다.

만담가는 재담의 자리에서 '미인, 하면 어떻게 풉니까' 라고, 객에게 물으면 '엄동설한의 난로라고 푼다' 고 말하자, '예, 마음이 너도나도 하며 모여드니까' 라고 해설하고 박수를 받는다. 확실히 미인은 이성의 입에 오르고 호감을 받는다. 이성에게 호감을 받는다는 것은 결국 남녀 간의 사랑의 문제이다. 어느 누구도 이성의 아름다움에 마음이 끌리는 것은 인정이다. 물론 아름다움도 여러 가지 유형이 있겠지만, 목석이 아닌 한 이성에게 마음이 끌리지 않는 사람은 없으리라. 냉엄하고 고목 같은 사람이라 하더라도, 아름다운 이성에게 마음이 끌리는 것은 범부와 다를 바 없고, 다만 그 미에 미혹되지 않을 따름이다. 스스로의 자연스런 심정을 속이지 않는 한, 이성의 미에 매혹되는 것은, 생물학적인 특성이라고도 해야 할 것이다.

나는 이성의 미에 매혹되는 심정은, 생물학적인 특성이며, 근본적으로는 적자생존의 생물학적 법칙의 구현이라고 믿고 있다. 따라서 나의 미에 대한 관념은, 생물학적 입장에서 파악하는데서, 세상의 많은 미학자나 미술가나, 기타 어중이떠중이의 미용가와는 자연히 다르다. 즉 적자생존의 법칙으로부터 파악하는 것인데, 적자의 도가 높은 것일수록 미의 도가 높다고 이해하는 것이다.

생물학적 미와 사회학적 미

세상의 많은 철학자든가 종교가든가는, 인간을 개인으로서 추상하고, 거기에서 여러 가지 사상이나 종교를 전개시킨다. 그러나 인간은 개인으로서는 생활해 낼 수가 없으며, 이 사실은 사회과학의 방면으로부터 이미 증명되고 있다. 고대 「그리스[희랍]」로부터, 인간은 사회적 동물이라고 갈파되면서도, 많은 사상가들은 인간을 개인으로서 관찰하는 습관이 붙어서, 그로부터 여러 가지의 오류를 빚어내고 있다.

생물학적인 미의 관념이 사회학적인 미의 관념에 의하여, 변형되는 것이다. 생물학적인 미는, 적자생존의 법칙에 의해서 규정되는 것이며, 그 기초가 되는 관념은 주로 육체적인 건강이다. 그것이 인간 사회로 되면, 그 육체적 건강에 정신적 건강이 덧붙게 된다. 정신적 건강 중에는 완력적 지능, 종교적 재능, 예술적 예지, 정치적 수완, 경제적 책모 등이 포함된다. 정치적 건강은 달리 말하면 지성의 건강이라고도 할 수 있다. 인간 사회에 있어서는 흔히, 지성의 건강이 육체의 건강미를 규제하게 된다.

지성의 건강이 기초가 되고 육체의 건강이 종{(終)으로 되었을 때, 거기에서 미의 변형이 이루어져서 퇴폐적인 미가 나타나 온다. 일본 고유의 에도 시대에 시작된 풍속화의 미는, 예술적 관점에서는 세계에 자랑할 만한 것이겠지만, 생물학적 육체적 건강으로 음미할 때, 거기에서 건강하지 못한 퇴폐미를 감득하지 않을 수 없다.

또 지성의 탐구에 열중하여, 그 때문에 육체적 건강을 해쳤다고 하면, 그것도 또 퇴폐적 건강이라고 말하지 않을 수 없을 것이다. 우리들은 오늘날, 긴자 가두에서 건강미가 점차로 엷어지고, 퇴폐미가 범람하는 경향을 슬퍼하는 것이다. 도쿄도 긴자의 이와 같은 경향이 지방의 농어촌의 청년 남녀 간에 만연되어 가는 것을 볼 때, 감개가 무상함을 느끼게 되는 것이다.

미의 연구에 관하여, 특히 화장의 연구에 대하여 간과할 수 없는 것에 유행이 있다. 유행은 지배 계급에 의하여 인식된 미가, 피지배 계급에 의하여 모방되는 사회심리의 흐름이라고, 사회심리학자는 해명하고 있다. 이 사실을 이해하기 위하여 우리들은 사회 문화의 변천을 더듬어 볼 것까지도 없이, 현실이 웅변으로 이것을 증명해 준다. 그것은 패전 후의 일본의 유행이, 진주군에 의하여 지배된 사실이다.

또 우리들의 서민생활과는 유리되어 있는 것 같은 일본 영화의 호사한 생활에서, 소위 식순이 공순이(식모나 공장 직공) 등이 화장의 유행을 본떠서 자랑으로 삼는 사회 현실과, 부유 계급의 남녀가, 외국 무비 스타의 화장은 물론, 그 행동거지까지 흉내 내는 사회 심리는 위의 유행심리에서 충분히 설명할 수 있을 것이다.

성(性)과 미의 관계

적자생존의 법칙은 생물 전체를 지배하는 법칙이지만, 그것이 동성 간과 이성 간에서는 다소 달라진다. 즉 모성 중심의 사회에 있어서는, 많은 남성은 적자인 여성의 환심을 사려고 하고, 또 부성 중심의 사회에 있어서는, 많은 여성은 적자인 남성의 환심을 얻으려고 노력한다.

거기서는 즉, 동성 간에 있어서는 적자생존의 법칙은 생존경쟁의 법칙의 뜻을 다분히 갖고 있다. 남성의 환심을 사려는 여성의 심리, 여성까지의 갈등, 삼각관계, 축첩에 대한 여성의 체관, 남성의 마음을 자기 혼자에게 매어 놓으려는 여성의 노력 등이 봉건 시대의 사회를 물들이고 있었다.

횡포한 남성의 종속물로서의 여성, 가계를 이을 후계자를 낳기 위한 여성, 남성의 위한 공여자로서의 여성, 이런 여성 등은 봉건 시대의 유물이었다. 따라서 그녀들에게는, 생물학적인 건강미는 무시되고 남성의 애완물로서의 미가 강조된 것이다. 이것이 봉건 시대의 여성미를 대표하고 있었다. 그녀들의 생활은 주로 이상과 같은 관점에서 규제되고 있었다. 그리하여 봉건 시대의 독특한 체모가 구성된 것이다.

경제 조직의 변동은 봉건 시대에서 자본주의 시대로 옮겨 왔다. 그러나 일본의 메이지, 다이쇼오, 쇼오와의 자본주의적 사회생활 중에는, 봉건 시대의 문화적 색채가 농후하게 남아 있었다. 그래도 여성의 경제적 독립이 부르짖어졌고 동시에 여성의 인권은 점차로 확립되기 시작했던 것이다. 그러던 것이 패전을 맞고서는, 인간의 기본적 권리가 인정되고, 남녀동등권의 사상이 헌법으로 성문화된 것이다.

사람들은 남성의 종속물로서의 여성으로부터, 남녀동등권의 제도가 확립되는 시대에의 진전에 놀라지만, 나는 이 사이에의 여성미의 전이에 놀라는 것이다. 오늘날 도쿄 오사카의 대도시를 비롯하여, 지방의 도시에서도, 소위 스트립쇼가 청년의 인기를 끌고 있다. 새로운 여성미는 얼굴의 미가 아니고 육체의 건강미에 있는 것을 인식하고, 그녀들의 건강미, 균제미, 조화미에 끌려서 모이는 사람도 많다는 것을 나는 알고 있다.

이 청년들이 구하는 **새 시대의 여성미는 단순한 얼굴의 미장이 아니고, 몸 안으로 부터 발산하는 건강미**라는 것을 알지 않으면 안 된다.

미국의 하버드대학 그람 박사가, 그의 저 〈미용과 건강〉에서 **'우리들의 종국의 목적은, 완전한 용자, 젊은 외관, 미려한 안모, 매력적인 인격, 그리고 진실한 행복 등을 결합하는 일이다'** 라고 말하고 있는데, 안모(顔貌)의 미를 여성미의 모두라고 생각하는 사람에게는 참으로 음미해야 할 명언이다.

얼굴의 미와 육체의 미

패전 후의 일본의 청년들이, 이성의 얼굴의 미에 마음을 끌리면서도, 이성의 육체미에 주의를 돌리게끔 되어 왔다고 말하였지만, 이 점에 관하여 조금 역사적으로 생각하여 볼 것이다.

화장의 역사를 보면, 그 기원은 오래며, 이집트인이나 아랍인은 4,000년 전에 이미 화장을 하고 있었다고 한다. 그러나 고대에서 중세에 걸쳐서의 화장은, 주로 방향성의 연고제를 만들어서, 그것을 머리, 목과 사지에 바르는 일이었다. 막달렌의 마리아가 크리스트를 맞아서, 그 발에 향유를 바르는 이야기가 성서에 있는데, 그들의 화장은 얼굴에 바르는 안료는 아니고 향료였다. 유럽인의 동양에의 진출은, 이들의 향료를 입수하기 위한 무역도 크게 힘이 되었다고 사가(史家)는 말하고 있다.

그런데 동양의 화장은 안료가 주된 것이었다. 진시황제의 여성 3,000명이 저마다 홍장취미를 꾸미고 있었다고 한다. 이런 화장의 경향이 일본에도 흘러 와서, 화장이라면 연지와 가루분을 말하는 것으로 되어 있었던 것이다. 육체미를 주로 하는 향료에 의한 화장과, 안모미를 주로 하는 안료에 의한 화장, 즉 서양의 화장과 동양의 그것과의 융합은, 비교적 일찍이 구미(歐美)에서 실행되고 있었다.

이 구미 화장의 흐름이, 패전 후의 일본에 갑자기 흘러 와서, 그것이 일본의 청년 남녀를 매혹하고, 이성의 육체미에 대한 계몽으로 된 것이다. 또 미에 관해 실제미인 정적인 미와 동적인 미인 기능미가 있고, 전자는 여래나 보살의 자비 부위에, 후자는 인왕이나 사천왕의 분노 부위에 여실히 나타나 있다고 불교 미술 연구가는 설명하는데, 미술사의 입장으로는 흥미 있는 설이다.

2. 인체미의 개관

인체의 프로포션

나는 **건강의 4대 원칙**으로서 **피부, 영양, 사지, 정신**의 4자를 들고 있는데, **생물학적, 사회학적 미도 또 이 4자를 원칙으로 하는 것이다.** 인간적 아름다움도 이 4자에 기초를 두고 있다. 나는 다음에서 이 4자를 중심으로 하여 미용과 정용을 논할 것이다.

토라타니 의학박사는 그의 저 〈과학적 미용법〉에 있어서, 근대 미인의 요소로서, **개성미, 자연미, 정신미**의 3가지를 들고 있으며, 또 도쿄 예대의 니시다 교수는 〈새로운 여성미〉 라디오 강연 강좌에서 **건강미, 균제미, 육체미, 동적미, 지성미**의 5가지를 여성미의 조건으로 하고 있다. 같이 건강과 정신을 중시하고 있는 데에 근대미의 특징이 엿보이는 것이다.

건강 문제를 제일로 하고, **체모미**를 논하는데 즈음하여 우리들은 「육체의 균제」를 잊을 수는 없다. 생체 각부의 균형이 잘 갖추어져 있는 것, 즉 **프로포션이 잘 짜여져 있는 것이 체모미의 중요 조건이** 된다.

나는 이 생체의 프로포션부터 시작하고자 한다. 누구나 알고 있는 것이지만, 두부의 치수가 일본 여성과 구미 여성과는 다르게 되어 있다. 일본 여성은 전신장의 $\frac{1}{7}$인데, 구미 여성은 $\frac{1}{8}$이다. 즉 일본 여성은 두부가 크고 하지가 짧은 것이라는 것이 정평이다.

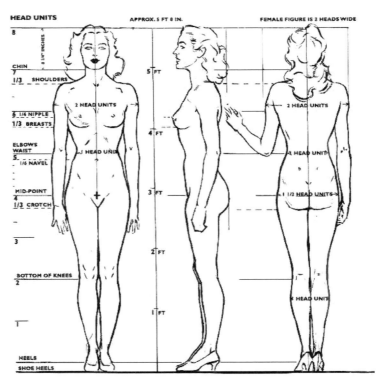

구미여성의 이상적 신체 프로포오션

그러나 일본 여성에게 맞는, 키에 대한 머리의 칠두설은, 기원전 5세기의 그리이스의 조각가 폴류클레이토스의, 신체 각부의 수학적 비율과 일치하는 것이다. 그렇다면 그리스인도 옛날에는 일본인처럼 머리가 컸는가 하면, 그리스의 당시의 조각은 팔두설에 가까우므로, 간단히 단정할 처지는 못한다.

다빈치의 인체법칙

또 구미 여성의 팔두설은 이탈리아의 화가이자 과학자로서 유명한 레오나르도 다 빈치의 설에 일치하는 것으로, 근대 해부학의 시조(始祖)라고도 불리는 다빈치는 다음과 같은 인체법칙을 발표하고 있다.

a. 전신장은 머리의 8배이다.
b. 하지는 꼭 신장의 반이고, 치골은 중앙에 위치한다.
c. 양 손을 수평으로 좌우로 펴면, 양 손의 장지간의 거리는 신장과 같다.
d. 양 손을 사상으로 들고, 양 발을 좌우로 벌려서, X 자상의 포오즈를 취하면 배꼽은 X의 중심이 된다.

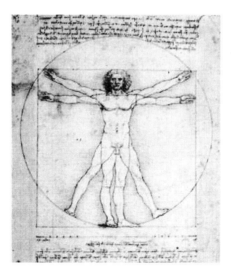

[레오나르도 다빈치의 인체비례]

오늘날 일본의 나체 미술 연구가들은, 인체의 비율로 다음의 법식을 사용한다.

머리의 꼭대기에서 턱 = 턱에서 젖꼭지 = 젖꼭지에서 배꼽 = 배꼽에서 허리 = 허리에서 무릎 = 무릎에서 종아리 = 종아리에서 뒤꿈치

또 얼굴의 비율로서는 코의 길이를 표준으로 하고, 다음의 법식을 들고 있다.

코의 길이 = 비근에서 발제 = 코 하단에서 턱까지

그들은 다음의 법식도 터득하고 있다.

눈의 길이 = 양안의 거리 = 코하단의 폭

입의 길이 = 눈의 길이 × 1.5

또 얼굴의 비율로서 코의 길이는 표준으로 다음의 법칙을 들고 있다.

코의 길이 = 비근에서 발제 = 코하단에서 턱

눈의 길이 = 양안의 거리 = 코하단의 폭

입의 길이 = 눈의 길이 × 1.5

슈트랏쯔의 미인 32상

여성미의 연구가로서 세계적으로 유명한 슈트랏쯔는, 여성미의 조건으로 다음의 32가지를 들고 있다.

(1) 화사한 골격
(2) 풍만한 자태와 통통한 유방
(3) 넓은 골반
(4) 길고 풍부한 두발
(5) 음모가 난 언저리가 폭이 좁고 낮다
(6) 연한 겨드랑이 털
(7) 그 외의 체모가 없는 것
(8) 델리켓한 살결
(9) 둥근 머리
(10) 크지 않는 얼굴
(11) 큰 안와
(12) 높고 가늘게 보이는 눈썹
(13) 낮고 작은 아래턱
(14) 볼로부터 목에의 선이 온화한 것
(15) 둥그스름한 목
(16) 섬세한 관절
(17) 집게손가락이 길고 모양이 좋은 손
(18) 동그스름한 어깨

(19) 작고 말쑥한 쇄골

(20) 작고 그러나 느긋한 흉곽

(21) 호리호리한 동부

(22) 우묵하게 된 선골

(23) 불룩 솟아오른 전부

(24) 선골 양쪽의 보조개

(25) 토실토실하고 두터운 대퇴

(26) 둔각으로 낮게 솟은 치골

(27) 유연한 무릎의 윤곽

(28) 둥그스름한 정강이

(29) 날씬한 복사뼈

(30) 작은 발가락

(31) 제2지는 길고 제5지가 짧다

(32) 넓은 문치(門齒)

슈트랏쯔의 설이, 독자의 미의식을 만족시키는 것인지의 여부는, 독자의 자유로운 높은 비판에 맡기기로 한다.

니시카와의 미인 32상

슈트랏쯔의 미인 32상 이전에, 에도 시대의 춘궁비희도로 명장의 소문이 높았던 니시카와가 미인 32상을 발표하고 있다. 아마도 슈트랏쯔의 32상은 니시카와에게서 암시된 것이리라. 슈트랏쯔가 니시카와의 이 32상을, 몽고인종형의 이상화된 미라고 평하고 있는 것으로 보아도, 니시카와는 슈트랏쯔의 선배이다. 니시카와가 말하는 각 상은, 일본적인, 그리고 다분히 성적인 관찰의 안목으로 씌어져 있는데, 아마도 중국의 문헌에 의한 것이 아니겠는가 한다.

(1) 내금정상 〈통아〉에 「내금은 곧 사과다」 라고 있으므로, 머리의 꼭대기는 사과처럼 둥글다는 것이리라.

(2) 화왕윤곽상 구양수의 〈모란기〉에 「사람은 모란을 꽃의 왕이라 한다」 라고 있으므로 화왕은 모란이다. 도해로 판단하여 귀가 모란꽃처럼 아름다운 것을 의미한 것이다.

(3) 파홍협차상 볼에서 아래턱으로 걸쳐서, 꽃잎처럼 불그스름하게 빨간 것, 차는 치아의 하골의 뜻이다.

(4) 안로상 눈은 이슬을 머금은 것처럼 차분하게 빛나고 있다.

(5) 녹현미상 눈썹은 현월을 비친 것처럼 모양이 좋다.

(6) 명경액상 이마는 명경처럼 밝고 깨끗하고 흐림이 없다.

(7) 발제월형상 머리카락이 난 곳이 달처럼 둥그스름하다.

(8) 여병보차상 보는 협골, 차는 치아의 하골이다. 볼에서 아래턱으로 걸쳐 볼록하게 떡처럼 된 상

(9) 옥연항상 옥은 마노로 투명하지 않아도 윤기를 갖고 있다. 연항은 목덜미가 차분히 퍼져 있다는 뜻이며 옥과 같은 살결이 목덜미에 풍염하게 퍼져 있는 상이다.

(10) 육회갑상 견갑골이 두툼하여 살붙임이 좋고, 그다지 돋보이지 않는 상이다.

(11) 학결후상 인후의 이음새가 두루미처럼 부드러운 상이다.

(12) 여옥함상 함은 턱으로 아래턱이다. 아래턱이 옥처럼 둥글고 모가 나지 않는 상

(13) 홍포순상 모양이 좋은 붉은 입술이 무엇을 감싸듯이 닿혀져 있다.

(14) 악경비상 코의 모습이, 줄기 끝에서 고운 꽃받침이 향기를 풍기는 듯한 상이다.

(15) 제복굉상 팔꿈치 위쪽은 큰 메기의 배처럼, 부드럽고 근의 줄이 서지 않으며 두툼하다.

(16) 난추주상 팔꿈치(관절부)는, 알에서 깬 병아리처럼 골격이 보여도 보기에 부드럽다.

(17) 영육완상 손목은 어린이의 살처럼 포동포동하다.

(18) 화예지상 손가락은 꽃술처럼 나란히 늘어서서 대단히 곱다.

(19) 설색평흉상 가슴이 평평하여 눈처럼 빛깔이 희다.

(20) 성광양유상 양쪽의 젖꼭지가 별처럼 빛난다.

(21) 백과평복상 복부는 흰외처럼 평평하고 미끈미끈하다.

(22) 여호배상 몸통의 뒷면은 호랑이의 등처럼 차분하고 여유가 있지만 탄력성을 간직하고 있다.

(23) 풍류요상 허리의 선은 바람에 날리는 수양버들처럼 유연하다.

(24) 합만두개상 성기는 두 개의 만두를 합친 것처럼.

(25) 쌍전전상 전부는 쌍둥이 산처럼.

(26) 면포퇴상 대퇴의 안쪽은 솜처럼 부드럽고, 달라붙는 듯한 느낌이 좋다.

(27) 백육각상 다리의 살결은 특히 희다.

(28) 조슬상 무릎은 대추의 모양을 하고 있다.

(29) 만육비상 종아리는 뱀장의 살처럼 풍요하다.

(30) 녹경상 정강이는 사슴의 그것처럼 섬세하다.

(31) 설구부상 부는 발등이다. 발의 등은 눈으로 쌓인 언덕처럼 온화하다.

(32) 이 만종상 뒤꿈치는 자도처럼 둥글고, 피부가 비후하여 각화 안 된 것이 좋다.

미인 12영(咏)

다음에 히로세의 제자 나카지마의 미인 12영을 전재한다. 12영은 에도 말기의 청년들의 입에 많이 오르내리던 것이다.

(1) 미인의 머리칼
궁장 몸에 배어 선연도 하다.
바라보니 갈가마귀인가 매미인가
은빛 기울어 운월을 뿜고
다듬은 머리 비스듬이 유연을 풍기네
거울에 마주앉으면 빛이 넘칠텐데
비녀의 꽃그림자는 새삼 화사도 하네
어쩌나 누우면 귀밑머리 헝클어질세라
병풍에 기대어 밤을 새노라

(2) 미인의 눈썹
자주 원망하니 난경 흐려지네
궁장 모양 아무리 다듬어도 마음에 안차고
시원한 둔덕에 산이 반쯤 나온 듯
환한 얼굴 달이 떠오르는 듯
차라리 웃으며 유안을 뜨는 것보다
가리는 찌푸린 눈살 정이 더 솟네
눈썹을 범하지 말라 홍조 띤 얼굴

조바심이 앞서 잔을 들고도 기울이지 못하네

(3) 미인의 귀
파내니 혼돈에서 영특한 지혜 생기고
금귀고리 빛나서 말쑥도 하네
보석 비녀끼는 곳 주옥으로 차고
모난 베개에 꺾여서 향기롭다
못들은척 태연히 부르며 술을 피하고
환락 무르익어 계명을 한하노라
어찌 남방의 시운의 부족을 탓하리
귀에 익은 현단의 소리 선명도 하다.

(4) 미인의 눈
만나서 말을 해야 뜻이 통할까
사랑의 정은 눈속에 깃드는데
웃음을 띠지 말라 착오를 사네
웃음을 머금으니 달이 몽롱하구나
눈맵시 바야흐로 넘치니 정이 두텁고

잠 깨어도 눈의 달무리 풀리지 않네
놓던 수를 끝마치고 바라보니 눈은 흐리고
수놓은 꽃을 보며 그리는 눈물 비단을 적
시네

(5) 미인의 코
높이 솟은 쌍기둥 맑고 빛나네
우뚝하기는 무산을 깎아 세운 듯
조용한 밤 뜰앞에 계수의 향기 짙고
달 밝은 숲속에 매화 향기 그윽하네
가린다고 어찌 향취를 가리지 못하리
막히니 그 목소리 또한 친근하고나
이상도 하다 그리운 님 소식이 없는데
아침부터 재채기 또한 정을 부르네

(6) 미인의 입
술상 놓고 웃음띠니 마음이 엇갈리네
하얀 이 붉은 입술 28의 청춘
부드러운 말소리 앵무새처럼 고요하고
가루분 속에 자고의 얼굴 짙고
푸른 파 굽은 잎은 피리로 할지어다
은관의 담배 연기 둥글게 뜨는데
주현에 기대어 한 곡을 대하니
여운은 흘러서 둘보를 감도네

(7) 미인의 보조개
이른 새벽 난경에 앉아 연화의 손길
혹시나 옥의 티가 걱정이 되네

눈시울 꽃다우니 수줍음 얼굴에 넘치고
앵두 입술 웃음을 머금어 돋보이네
달수의 흔적 기름이 녹아들어 달무리되고
향기 스미니 연지는 아지랑이로 뜨네
이곳이야말로 어떠한 곳이기에
아련한 행로 혼미하게 가려지네

(8) 미인의 어깨
부축하여도 무너지니 취한 것을 어찌하리
자리에 앉으니 옥덩어리 무너지는 듯
봄꽃 떠받치려니 구름이 무거워지고
헌칠한 대숲에 기대니 이슬에 젖네
꿈속에 님을 만나 옛적을 그리고
가두에서 객을 그리워 어깨를 솟구친다
어쩌나 홀로 자면 자리가 찰 텐데
반짝이는 작은 병풍 마음을 가리네

(9) 미인의 유(乳)
구슬같은 싹이 풍기는 내음
누가 그 향취를 가릴꼬
비단자리의 애기는 밤이 깊은데
그림같은 가슴폭에 손을 없는구나
출가하니 비로소 젖줄기 서지
미혼의 규수 때는 돌같이 굳었건만
애태워 죽이네 엷은 비단이 수줍어
물보다 맑구나 풍요한 그대의 살결

(10) 미인의 손

말끔함 흰손 누감 말하리 정과 무관하다고
등 만지고 마음주니 단장의 쓰라림
부드러운 자리 권주의 손 떨리고
몇 번이었나 남모르게 맺은 팔굽의 맹세
금을 뜯으니 전에 익힌 춘수의 곡이네
팔굽 베고 자는 밤 봄비 내리고
팔목의 금고리도 늙으면 헐거워질 것을
말들이 많아도 생각은 오직 남편 뿐

(11) 미인의 허리
흰 비단으로 감은 붉은 옷의 허리
봄 버들 저녁 노을 나부끼는 듯
일찍이 소사를 따라 봉황과 놀았건만
때를 못만난 양왕 꿈을 못이뤘네

달을 우러러 허리의 장식 빛나고
꽃을 안으니 난초의 향기 짙고나
초나라 궁에 젊어서 뽑혀드니
맑고 날씬함이 출중하여라

(12) 미인의 발
좁게 빠진 치마 걸음도 가벼워
바람이 스치니 말쑥한 발 들어나고
꽃밭에 서니 비단양말 향기에 젖고
달빛을 밟으니 이슬이 신발을 축이네
많이 걷는다고 자취가 남을까
사뿐한 걸음 소리 들릴 듯 말 듯
금빛 연꽃 땅을 덮으니 볼만도 하네
그대로 두라 걸음마다 그려지는 발자국을

다음에 세계적으로 인정되고 있는 일본 여성의 특징을 들면,
① 색은 희고 살결이 부드럽다. ② 두발은 길고 검고, 윤기가 있다.
③ 목이 가늘고 둥글다. ④ 어깨가 처져 있다.
⑤ 유방은 둥글고 모양이 좋다.

등인데, 그 단점으로는 다음과 같이 지적된다.
① 키가 작은 것. ② 하지가 짧은 것.
③ 가는허리 부위가 굵고 허리에 변화가 없는 것 등이다.
허리에서부터 엉덩이에 걸쳐서는, 일본인은 가늘어서 이른바 버들허리(야나기
고시)를 아름답다고 하는데, 구미인은 비교적 큰 것을 미인의 특징으로 삼고 있
다. 생물학적 입장에서 관찰할 때는, 확실히 큰 쪽이 합리적이고 합목적적이다.

중국의 미인상

중국은 문장의 나라이므로, 미인을 읊은 시문은 셀 수가 없는 정도이다. 따라서 그 문학도, 여성의 정신미를 읊은 것부터 규원을 한탄한 것, 다시 철저한 육체문학에 이르기까지, 과연 문장의 나라인 것을 생각게 한다.

중국의 미인의 조건은, 무엇이라고 해도 요조의 문학에 의하여 표현되는 우아하고 정숙한 점이어서, 파고들어가 보면, 남존여비의 봉건 시대의 사상임에 틀림없다는 것을 알 수 있다.

백거이는 그의 「쌍환녀」 에 「기여함로란. 심여관상죽」 (기는 이슬을 머금은 난과 같고, 마음은 서리를 뚫는 대와 같다)라고 읊어서, 미인의 기품이 높고 어엿하고, 늠름한 것을 찬양하고 있다. 이태백은 양귀비를 평하여 「운상의상화상용, 춘풍불람노화농」 (구름은 의상을 연상케 하고 꽃은 용모를 방불케 한다. 춘풍이 난간을 스치니 이슬을 머금은 꽃이 돋보인다)라고 지어 양귀비의 풍정을 영탄하고 있다.

또 독수공방의 원한을 읊은 것으로, 작자 미상인데, 「남거미결대, 약미출전창, 난장이표양, 소개마춘풍」 (옷자락을 잡고 미처 허리띠는 못 맨 채, 눈썹도 못 그리고 전창에 나간다. 비단옷이 바람에 휘날려 살며시 벌어지니 춘풍을 책한다.) 봄날 저녁 창밖에 사람의 기척이 난다.

꿈에도 잊지 못할 애인의 내방인가 하여, 수줍음도 잊고 허리띠조차 매지 못하고, 눈썹의 치레도 못한 채 앞 창문가에 나가 본즉, 거기에는 애인의 모습은 없고, 다만 마음을 들뜨게 하는 듯한 봄바람이 나의 비단옷을 희롱하듯 불어 헤칠 뿐이다. 「나의 부드러운 살결을 희롱하는 봄바람이 얄밉기만 하다」 는 여성의 규원을 담은 시이다.

육체 문학에서 본 중국의 여성미는 완벽하게 잘 된 것이지만, 여기서는 육체미의 조건만을 드는 것으로 그치기로 한다. 즉 색채적으로는 4흑, 4주, 4백이 존중되는데 우바타마 같은 머리, 흑요석 같은 눈동자, 농흑한 속눈썹, 흑색의 눈썹이 4흑하고, 빨간 열매 같은 입술, 딸기 같은 혀, 비색의 모란 같은 잇몸, 장미같은 볼이 4주이고, 하얀 흰자위, 기품 있는 흰 살결, 말쑥한 하얀 이빨, 대리석 같은 대퇴부가 4백이다.

다음에 늘씬한 것으로는 손가락, 팔, 다리 등이, 화사한 것으로는 발과 코, 큼직한 것으로는 입술, 눈, 이마, 작달막한 것으로는 손, 귀, 가슴, 둥그스럼한 것으로는 머리, 목, 허리, 팔, 복사뼈 등을 들 수 있다.

3. 키를 크게 하기도 쉬운 일

신장과 체중의 관계

길거리에서 마주치는 이성에게 주의를 기울였다고 하면, 최초의 인상은 그녀의 얼굴이고, 그녀의 복장이고, 그녀의 키이고, 그녀의 몸매 형편이다. 단 복장은 그녀의 본질 그 자체는 아니므로 제외한다. 얼굴과 키, 몸매의 3자는, 일반인의 이성에 대한 감식의 중심으로 된다. 얼굴이 곱고, 키가 크고, 몸매가 좋아서 소위 3가지 장점이 갖춰지면, 결점을 찾아 내려 해도 찾아낼 곳이 없을 것이다. 거기에 정신적 표정까지 넘치는 상태라면 만점이다.

얼굴이 곱지만 키가 작다. 얼굴도 곱고 키도 크지만, 아무래도 여위어서 대나무에 옷을 입힌 것 같다는 등의 말을 듣게 된다. 그리고 다음에 나오는 문구는 정해져 있다. '선생님, 키를 크게 하는 방법은 없을까요?' '선생님, 살이 찌는 방법을 가르쳐 주십시오.' '선생님, 우리 딸을 위해서 고와지는 방법을 살짝 가르쳐 주십시오.’ 한다.

키가 크다든가 작다든가 여위어 있다든가 비대하다든가 하는 것은, 결국 비교적인 문제이며, 나는 근본 문제로서 다음과 같은 법식을 발표하고 있다. [성인의 경우]

신장(자) × 흉위(자) = 체중(관)

$$\frac{신장(자) \times 흉위(자) \times 100}{체중(관)} = 100(보통)$$

100 이상의 사람은 여윈 형이고, 100 이하는 비만형이므로 100에 접근하도록 노력한다. 그리고 나는 항상 강조하는 것인데, 키가 작으면 크게 하면 되고, 여위어 있으면 살이 붙도록 하고, 비대한 몸이면 여위도록 머리를 쓰면 된다고. 그러면 ‘선생님 사람의 몸이 쌀가루로 물건을 만들 듯이 그렇게 자유로이 되는 것입니까? 하고 이상한 얼굴을 한다. 그래서 나는 나쁜 버릇이지만 놀라게 하려고 인지와 장지를 길게도 했다, 짧게도 했다 하면서 보여 준즉, 과연 그렇구나 하면서 돌아간다. 그런데 근래에는 손가락으로 직접 보이지 않아도 나의 말을 믿어 주므로 다행이다.

골격과 신장의 관계

일반적으로 신장은 선천적인 것이며, 인위적으로는 어떻게 할 수 없는 것이라고 생각되고 있다. 그런데 적절한 운동법과 합리적인 영양에 의할 때는, 성장 기간에는 키가 자란다는 것을 알게 되었다. 해부학적으로는 신장을 연구하면, 신장의 기초는 은골, 경골, 대퇴골, 골반, 33개의 척추골 및 두개골에 의하여 결정된다. 이 중에 특히 주의하지 않으면 안 되는 문제는, 33개의 추골에 있어서, 각 추골 간에는 추간연골반이라는 것, 각 추골 간의 완충의 역할을 다하고 있는 점이다. 또 각 추골은, 자칫하면 부탈구 되든가 옆으로 돌든가 비틀리든가 하기 쉬운 것이며, 그 때문에 모처럼의 신장은 단축되고, 똑바로 되어야 할 자세가 비뚤어지든가 한다. **추골연골반을 해부학적으로 또 생리학적으로 정정하면, 우리들은 3cm에서 5cm의 키를 늘릴 수가 있을 것이다.**

원래 우리들의 골격은, 아니 근육이고 신경이고, 사용할수록 발달하고, 방치하면 퇴화하여가는 성질을 갖고 있다. 생물학자는 이것을 용불용의 법칙이라고 말한다. 우리들은 되도록 전신의 골격이나 근육을 자극하고 운동시켜서, 그 발달을 도모해야 한다는 것을 염두에 두어야 한다. 그러나 운동만 시켜 놓고, 영양 보급을 합리적으로 하지 않으면, 운동의 목적을 달성할 수 없게 될 것이다. 종래의 영양학에서는, 영양이라면 육식을 들어 왔는데, 나는 거기에는 반대이다. **운동하는 사람은 생야채를 먹지 않으면 안 된다.** 휴양하고 있는 사람에게는 육식도 좋겠지만, 운동하고 있는 자는 생야채를 먹는 것이 절대적으로 필요하다.

또 골격의 성장에는 칼슘이 필요하다는 것은 누구나 알고 있는데, **칼슘을 뼈로 만들기 위해서는 비타민C가 필요하다**고 말하는 영양학자는 적다. 나는 뼈의 성장을 위해서는 비타민C가 절대적으로 필요하다는 것을 주장한다. 오늘의 의학자들은, 비타민C의 작용에 의하여 장액 안에 교원질이 만들어지고, 그것이 근육이나 골격으로 되는 것을 모르는 것이다.

키를 크게 하는 방법

용불용설에도 한도가 있다. 용((用)이 스스로 정신에 쾌적감을 수반케 할 동안은, 그것은 운동으로서의 용이어서 그 관의 발달로도 될 것이다. 그러나 용이 스스로의 정신에 불쾌감을 가져오게 되면, 그것은 운동의 영역을 넘어서 노동으로 될 것이다. 이따금 일요일 등에, 귀여운 동생을 업고 교외를 걷는 것은, 소년들에게는 유쾌한 일이며 운동도 되지만, 양친이 생활하기 위해서 공장에 나가고 그 때문에 동생을 날마다 아침부터 밤까지 업어주지 않으면 안 된다고 하면, 이것은 운동의 영역을 벗어난 노동이 된다. 유소년의 노동은 체육상 좋지 않다는 것은, 여러 가지 통계가 나타내고 있다.

육체가 제 구실을 할 만큼 완성되어 있지 않는 여성의 노동이, 여성의 육체적 발육 상 해로운 것은 유소년의 경우와 같다. 소년 소녀 발육기에 걸쳐서, 무거운 부담을 져야 하는 운명 하에 있는 빈농의 딸들의 신장이, 같은 연배의 여고생에게 비하면, 대단한 차가 있는 것을 알 수 있으리라.

나는 키를 크게 하는 데는, 이상 3가지 조건을 말하고 있다. 즉 운동을 할 것, 영양을 취할 것, 단 성장기에 실시할 것의 3가지 조건이다. 그리고 신장을 늘이는 운동법이 악하현수기이다. 또 영양에 관해서는 〈영양편〉을 참고 바란다. 또 니시 의학의 6대 법칙도, 신장의 합리적 신전에 효과가 있는 것은, 그의 내재적 이론을 납득하면, 자연히 이해될 것이다.

4. 살찌는 것도, 여위는 것도 쉬운 일

처녀들은 살찐다.

사춘기가 되면 처녀들은 살이 오른다. 그리고 말이 많고 잘 웃는다. 이것은 도시의 처녀들만이 아니고, 농촌 어촌의 처녀들도 같다. 사춘기의 처녀들이 살이 찌는 것은, 생식을 영위하는데 필요한 물질과 정신이, 생물학적으로 자연으로부터 부여된 결과일 것이다. 사춘기의 처녀들의 비만은, 여성의 생태미의 원천으로도 되는 것이다.

만일 사춘기에서 청춘기에 걸쳐서, 비만해지지 않는 여성이 있으면, 그 여성은 육체적으로 어딘가에 장해를 갖고 있던가, 또는 정신적으로 불안의 상태에 빠져 있던가, 혹은 양쪽의 원인에서 오는 소위 부자연한 생활 상태를 보내고 있던가의 하나로 볼 수 있을 것이다. 패전 후 경제적으로 고난을 겪던 시대에도, 많은 처녀들은 동년배의 청년에 비교하면 비만해 있었다. 당시 나는 활달한 처녀들을 볼 때마다, 일본 민족은 부흥한다는 뚜렷하지 않지만 무엇인가의 희망을 가졌던 것이다.

체중과 기능미

우리들의 키는 골격에 의하여 제한되므로, 키의 신축은 쉽게 바랄 수 없다. 그런데 체중하면 근육과 지방이 중심이 되므로 비교적 쉽게 이를 증감할 수가 있다. 하룻밤의 심로(心勞)에 협골이 들어난다든가, 하루의 설사에 체중이 격감한다든가 하는 것은, 누구나 경험하는 바이다. 또 키와 달라서, 이를 비만하게 하는 것도 비교적 용이하다.

그런가 하면, 보통 말하는 지방이 찬 배, 요릿집 마담 같은 모습의 비만한 허리 등은, 정말 건강한지 의문이다. 바른 의미의 건강체라는 것은, 사회 활동을 자유로이 행사할 수 있는 생체의 의미이다. 육체적, 정신적으로 장해가 있는 경우는, 자유로운 활동이 안 되므로, 건강체라고는 말할 수 없는 것은 물론인데, 중역 타입, 요정 마담 타입 비만증의 경우도 자유자재로 활동할 수 없는 점에서, 건강체라고는 결코 말할 수 없을 것이다. 조금만 뛰어도, 계단을 올라가도, 가슴이 두근거리고 숨이 가쁜 것으로는 바른 건강체라고는 할 수 없다.

이와 반대로, 뼈와 가죽만의 청년이 취직하러 왔을 때나, 또는 배와 등이 한 장의 판자처럼 엷고 어깨가 솟은 여성의 혼담이 나왔을 때, 아마도 어느 누구든 건강 문제의 점에서 이야기는 깨어져버릴 것이다.

우리들은 생체에는, 사회 활동을 하기 위해서는 거기에 적합한 정도의 몸매가 필요한 터이다. **생활기능을 수행하는 데에 적응하는 체중이야말로 소위 생체의 기능미의 기초가 되는 것이다.** 그리고 이 체중은 키와도 관계되는 것은 전술한 대로다. 따라서 **기능미의 표준은 키에 의하여 규정**되는 셈이다.

영양과 운동

우리들의 생체는 한 개의 신비한 기계이다. 연료로서, 입으로 음식을 코로 공기를 받아들인다. 그리고 음식은 소화관에서 소화하고, 소화된 것은 순환기관에 의하여 온몸으로 순환된다. 순환에 즈음하여 폐에서는 코로부터 온 산소와 합하고, 탄산가스 등의 노폐물을 방출하며, 또 신장에 있어서는 암모니아나 요소 등의 노폐물을 여과하여 오줌으로 배설한다.

또 소화 기관에서 소화가 안 되는 것은 분변으로서 배설한다. 이상 기체로서는 폐에서, 액체로서는 신장에서, 고체로서는 장에서 체외로 배출되는 것은, 연료의 찌꺼기이며 말하자면 석탄재와 같은 것이다.

그런데 소화되어 생체를 순환하는 영양분은 산소와 합하여 생활의 에너지로 된다. 이 음식으로서 섭취되어 소화된 것을 분석하여 본즉, 유기물로서 당질, 지방질, 단백질의 3대 영양소가 대부분이며, 거기에 소량의 무기물, 미량의 비타민, 다량의 수분이 포함되어 있는 것은 누차 설명한 바이다. 3대 영양소 중에서 당질은 주로 에너지원으로 되는 것이며, 비만에는 비교적 관계가 적으나 단백질과 지방질은 에너지원으로도 되고, 주로 체조직원(體組織源)으로 되는 것으로 비만에 직접 연결된다. 생체는 3대 영양소만으로 생활이 영위되는 것은 아니고, 무기질, 비타민도 불가결의 요소인 것은 두 말할 필요도 없다.

우리가 운동하든가 노동하든가 하면, 에너지가 소비된다. 에너지가 부족하면, 체조직을 구성하고 있는 단백질이나 지방질까지도 분해되어 에너지로 유용된다. 단식의 경우 입으로부터의 음식의 보급을 끊는 데서, 에너지가 부족하게 된다. 그래서 생체는 체조직으로 되어 있는 지방질이나 단백질을 분해하여, 에너지를 만들어 생활하게 되므로 여위게 된다. 손쉽게 할 수 있는 여위는 방법으로 단식보다 나은 것은 없다.

세간 일반에서는 살찌고 싶은 사람은 운동을 하라고 한다. 그런데 일부의 의사는 여위고 싶은 사람은 운동을 하라고 한다. 이래서는 판단하기에 곤란하다.

건강체에 있어서는, 운동과 영양과 체중은 상관관계를 갖고 있어서, 영양을 일정하게 하고 운동량을 증가시키면 몸이 여위게 되고, 운동량을 일정하게 하고 영양량을 증가시키면 비만하게 된다. 운동 부족에 영양 과잉이면 비만체가 되고, 영양 부족에 운동 과도이면 몸이 말라서 두루미처럼 된다.

적당한 운동과 적당한 영양, 운동과 영양을 조화시키는 데에, 참된 건강이 만들어지고 생체미가 생겨가는 것이다. 중역 타입이나 마담 타입은 영양과 운동 부족에서 온 비만증이어서, 조만간에 질병에 걸리게 되는 것을 각오하지 않으면 안 된다.

살이 찌고 싶은 사람, 마르고 싶은 사람

여성 중에는 몸이 퉁퉁해 야단났다는 사람보다도, 몸이 좀 났으면 하는데 아무리 해도 붙지 않는다는 편이 많다. 살이 붙지 않는 원인 즉, 여위어 있는 원인을 조사하여 본 결과 대개 소화기 계통의 고장이 주고, 거기에 결핵에서 오는 경우도 상당히 많다. 이런 경우 원인을 고치지 않는 한, 살은 붙지 않는다.

비만해지는 방법에 관해서는, 본 강좌〈건강 생활〉편의 「영양」을 참조하기 바란다.

다음에 여위는 원인에 정신 작용이 있으며 신경쇠약에서 오는 경우도 있다. 이 경우는 「정신 분석법」을 이용하여 효과를 올리는 것은 용이할 것이다.

나는 인체선전의를, 인체 기능미의 창조기로서 추장한다. 여위고 싶다고 해서, 식사의 양을 줄이는 것은 가장 합리적인 일이지만, 그 때 주의하지 않으면 안 되는 것은, 단백질, 무기염류, 비타민 등은 되도록 줄이지 않는 일이다.

그리고 당분이나 전분류를 줄이도록 한다. 살이 찌는 것은, 피하에 지방이 쌓이기 때문이라 해서 지방질을 일체 끊었는데 하나도 여위지 않는다는 서툰 영양학자를 만난 일이 있다.

지방질은 이것을 음식으로 섭취하면 비교적 산화가 빠르므로, 소화와 함께 빨리 산화 소비되어, 지방질의 형태로는 남지 않는 것이다. 그런데 당분이나 전분은 산화가 늦고, 자칫하면 지방을 형성하고 피하지방이 되어서 비만의 원인으로 되는 것임을 알지 않으면 안 된다.

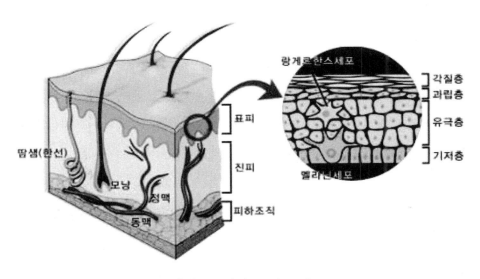

[피부조직의 표피구조]

| 제2장 |

피 부

『피부는 생체와 환경과의 경계선이다. 종래의 의학은 생체를 환경으로부터 유리시켜 연구하는 데서 불합리가 생겨나 치병(治病)이 생각처럼 진척되지 않았다. 생체와 환경을 유기적, 통일적으로 연구함으로써 참된 의학이든 철학이든 창조되는 것이다.』

1. 피부의 미용

생체와 환경의 연락 기관

피부는 생체와 환경과의 경계선이다. 따라서 피부는 환경에 대해서는 생체를 대표하고 생체에 대해서는 환경을 대표하는 것이며, 양자의 연락기관이다.

환경인 일광, 기온, 공기, 습도, 기류, 세균 등은 피부를 중개로 하여 생체에 대해 작용하고 생체는 또 환경을 향하여 땀샘으로 발한하여 스스로 체온을 조절한다든가, 지방을 피지샘으로 분비하여 스스로 체온을 조절한다든가, 기공으로부터 노폐 가스를 발산하고 또 신선한 공기를 흡수한다든지, 피부에 분포된 신경의 종말을 통해 신경작용이나 표정작용으로 환경에 적응한다.

종래의 의학서에는 피부는 생체의 표면을 싸고 이것을 보호하는 것뿐이라고 이해하고 있었으나 우리들은 피부의 생체와 환경과의 연락 기관으로서의 기능을 특히 중시하는 것이다.

종래의 의학은 생체를 환경으로부터 유리시켜 연구하는 데서 여러 가지 불합리가 생겨나서 치병(治病)이 생각처럼 진척되지 않았다. 생체와 환경을 유기적, 통일적으로 연구함으로써 비로소 참된 의학이든 철학이든 창조되는 것이다.

일본 여성 피부의 특징

구미인의 피부는 희고, 동양인의 피부는 누렇고, 남방토착인의 피부는 검다는 것이 정설이다. 그러나 동양인의 살갗은 누렇다기보다 갈색을 띠고 있다. 특히 일본인 중에서도 어떤 여성의 살결은 구미 여성에 뒤떨어지지 않을 정도로 흰 사람도 있다.

색깔이 희고 피하의 지방이나 혈액의 빛이 희미하게 들여다보이는 것은 참으로 아름다운 것이다. 흰 살갗은 7 가지의 결점을 덮어 준다고 할 정도로 예부터 색이 흰 얼굴이나 살갗이 높이 평가되어 왔다. 구미여성 보다 일본 여성은 색채의 점에서 뒤떨어질지 모르지만 예부터 일본 여성의 살갗은 하루다에[1]라든가 모찌하다[2]로 형용되듯이 구미 여성에게 볼 수 없는 윤활성을 지니고 있다. 매끄러운 벨벳(veludo)같은 감촉, 달라붙는 듯한 촉감은 아마도 일본 여성 특유의 것이라 여겨진다.

구미 여성의 살갗은 확실히 희지만 솜털이 밀생하고 있어 흐린 느낌을 준다. 희게 물들어 껄껄한 느낌을 주며 거기에는 윤활성과 광택이 결여되어 있다. 껄껄한 솜털은 촉감 그 자체는 그다지 심하지 않아도 보는 눈에 초조한 느낌을 주어 신경을 자극한다. 매끌매끌한 일본 여성의 살갗은 자르르한 윤기와 향기를 풍기게 한다. 물론 일본 여성에게도 상어살갗이라는 꺼칠꺼칠한 살갗의 여성도 있다. 그런데 구미 여성 사이에는 상어살갗이 비교적 많다. 구미인이 말하는 「거위의 살갗」이다.

---

1) 엷고 매끄럽고 광택이 나고 윤이 고운 흰 견포(絹布)
2) 막 처낸 떡 같이 매끈매끈하고 말랑한 느끼을 주는 피부

피부에 나타나는 변화

피부는 생체의 대표이므로 생체의 변화에 의하여 피부는 변하게 된다. 구소련의 한 소설가가 「인간은 피부를 바꾼다」는 표제의 소설을 출판했는데 내용은 모르나 흥미 있는 제목이다. 어린이의 피부는 부드럽고 투명한 듯이 선홍색을 띤다. 그것은 표피가 엷어서 그 속의 모세 혈관의 붉은 빛이 들여다보이기 때문이다. 그런데 성장함에 따라 표피 즉, 각질막이 두터워져서 피부의 붉은 빛은 두드러지지 않게 된다. 사춘기가 되면 성 내분비도 활발해지고 피하 지방도 풍부하게 축척되므로 생체 전체의 피부가 둥그스름해지며 피하 지방의 관계로 피부의 색깔이 희게 된다.

또 사춘기가 되면 피부는 대단히 민감하게 되어 생체의 건강이 여성의 피부에 반영되게 된다. 밤늦게 까지 자지 않는 습관이 있는 여성의 살갗이나 잠이 부족한 아침의 얼굴빛 등은 이의 좋은 예를 보여 주는 것이다.

특히 월경은 2, 3일 전부터 월경의 시초에 걸쳐서 피부는 민감하게 된다. 그래서 이 시기에는 남성의 정액에 의해 이루어지는 여성체내의 생화학적 변화에 의하는 것이다. 그렇다고 하여 결혼을 경계로 여성의 피부가 근본적으로 변화를 나타내는 것은 아니다.

미혼과 기혼의 여성 피부가 다르므로 화장품도 달리하지 않으면 안 된다고 선전하는 화장품 회사가 있는데 선전으로는 현명한 방법이다. 옥과 같은 피부를 자랑하던 여성도 보통 40세가 되면 피부는 쇠퇴해 진다. 물론 건강 상태가 나쁜 사람이라면 20세 전후에 쇠퇴의 징후를 나타내는 사람도 있다.

피부의 쇠퇴는 탄력성의 감소를 의미하며 그것에 따라 잔주름이 사방에 나타나고 색소에도 이변을 가져온다. 피부는 또 계절에 따라서 다소 변화를 가져오는 것이다. 4계절에 다라 외계환경이 변하므로 생체와 환경의 연락기관인 피부가 이에 따라서 변하는 것은 당연한 것이다.

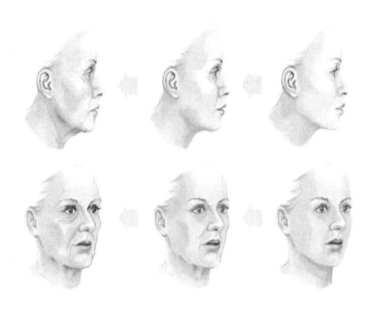

{피부의 쇠퇴]

봄에서 여름에 걸쳐서는 태양광선의 관계로 건강한 사람에게는 1년 중 가장 피부가 곱게 되는 계절이지만, 피부병이 유발한다든가 악화한다든가 하는 시기이기도 하다. 그것은 광선이 그 사람의 건강과 합치한 경우 피부가 고와지고 광선이 지나치게 강하면 색소가 침착하기도 하고 주근깨나 얼굴점이 만들어지기도 한다.

그러나 햇빛에 타는 것이 심한 계절은 여름에서 초가을 사이다. 이는 습기나 먼지가 적은 공기를 통해 자외선이 대량으로 지표에 방사되기 때문이다. 가을에서 겨울 사이는 자외선이 적으므로 얼룩점 같은 것이 두드러지지 않게 된다.

여성과 흡연

피부 미용에서 간과 할 수 없는 것이 흡연이다. 담배에는 니코틴이 함유되어 있고 또 연기에는 타르가 들어 있다. 니코틴도 소량인 때는 문제가 안 되지만 습관이 되면 지나치게 되므로 해롭다. 니코틴은 체내에 들어가면 혈액순환을 해롭게 하므로 혈색을 나쁘게 하고 수분을 적어지게 하며, 이윽고는 피부의 생기를 없애버린다. 또 니코틴은 아드레날린의 분비를 과잉되게 하여 혈중의 당분을 증가시키고, 피부를 민감하게 한 결과 피부자극에 대한 저항력을 악화시킨다.

타르는 간접적이지만 소화불량이나 변비의 원인이 되어 위장의 활동을 저해하므로 피부의 기능을 악화시킨다. 옛적 요시와라[吉原]의 기생은 붉은 칠의 긴 담뱃대로 향기가 좋은 실담배[刻煙草]를 피웠다고 하는데, 그런 것은 니코틴이나 타르가 긴 담뱃대에 달라붙으므로 담배의 해를 어느 정도 막는다는 점에서 위생적인 것이다. 니코틴을 분해하는 곳은 간장이므로 흡연자가 간장의 기능을 촉진시키는 일은 흡연의 해를 제거하는 현명한 방법이다. 거기에 더하여 소나 돼지의 간장 등을 가끔 먹는 것이 적절하다고 전해진다.

질병과 피부의 미

피부는 생체의 대표이다. 생체의 건강 혹은 불건강은 직접 피부에 연결되어 있다. 미국에서도 워너(Wiener)박사가 전후(戰後)에 「내부 고장의 시현(示顯)인 피부」이라는 저술을 내기도 했다. 피부건강을 해치는 원인으로서 전문가가 아니라도 알 수 있는 것은 변비, 순환부전 등이 있다. 여드름이나 개기름이 끼는 얼굴, 담마진 이나 비강성(粃糠性) 탈모증, 광택이 없는 피부 등은 위장 장해 , 특히 변비에 의해 유발될 경우가 많다.

특히 창백하고 처절한 기운이 도는 얼굴은 대개 부인병 환자에게 보이는 특징이다. 부인병 중에는 성기의 내분비 장해에 의한 것도 상당히 많은데 이것은 어쩌면 의사에게 간과되기 쉽다. 의사들이 진찰해보고 아무래도 부인병 같지만 그 원인이 확실치 않을 때는 여성호르몬 장해라고 하여 바로 주사를 놓는다. 원인불명의 경우 부인과의사는 호르몬으로 어떻게든 결말을 짓는다.

폐결핵에 걸리면 아름답게 된다고 하는데 그것은 폐결핵 초기에 미열이 나므로 얼굴빛이 불그스름하게 엷게 연지를 찍은 것처럼 아름답게 보이기 때문이다. 거기에 정신적으로도 신경질이 되어져 정말로 재기(才氣)가 나고 민감하게 된다. 그러던 중에 증상이 악화하여 미인박명의 한탄을 주위사람들에 일으키게 된다.

폐결핵에 걸리면 살결이 고와진다는 것은 생리적으로 생각할 수 없다. 도리어 살갗이 침식되는 것으로 보아야 한다. 다시 말해서 피부가 생체의 대표이므로 생체 그 자체가 건강하게 되면 피부는 내부로부터 아름답게 된다. 현재로는 피부의 색택을 근본적으로 변질시키는 방법은 발명되어 있지 않다. 그러나 피부는 생체 그 자체가 건강하게 되면 검은빛은 검은 대로, 흰빛은 흰 대로 마음속으로부터 색깔과 광택이 우러나서 상대방을 매혹시키는 힘을 갖게 되는 것이다.

피부와 신장

피부의 건강에 관하여 간과할 수 없는 생리 문제에 신장이 있다. 우리들은 코로 공기를 입으로 음식을 받아들여 이를 소화하고 흡수해서 대사(代謝)한다. 가스체 노폐물은 폐를 통하여 코로, 고체 노폐물은 신장을 통하여 요도로 배설한다.

물론 가스체와 액체의 노폐물 배설에 관해 피부도 참여하고 있다는 것은 이미 이해하고 있을 것이다. 이상 3종류 노폐물의 생산과정에서 우리들은 폐결핵을 박멸함으로써 기체 노폐물의 장해를, 또 새로운 영양과학에 의해 고체 노폐물 생산기구의 장해를 제거하는 방법을 찾아낼 수 있었지만, 액체 노폐물 생산기구의 장해는 복잡 다양하여 그 본질의 파악이 곤궁한 것이 현대의학의 상태이다. 그러나 액체 노폐물의 처리 기관은 신장이고 신장의 건강이 수명에 관계하는 것은 진보적 의학자가 하나 같이 인정하는 바이다. 또 신장에 장해가 있으면 노폐물의 처리가 안 되므로 체액이 부정(不淨)하게 되고 그로인해 피부가 검푸르게 되어 보기만 해도 건강치 못하다는 것을 알 수 있다.

그러나 옛날 황한의(皇漢醫)의 이 설명이 진리를 꿰뚫은 것이라는 것은 최근의 연구가 이를 증명하게 되었다. 나는 미용기에 의해 신장의 기능을 촉진하고 피주를 미화하는 방법을 창안하고 있다.

구아니딘(Guanidine)과 체액

적리(赤痢)[3]는 구아니딘[4] 중독 때문이라고 한다. 그런데 구아니딘은 건강체의 속에도 소재하고 있다는 것을 알아야 한다. 나는 16 년 전에 미국을 방문했을 때 미국인 의사에게 검출을 받았더니 0.09mg%이었는데 재작년 방문 했을 때는 0.08mg%이었다. 나와 같은 건강체에도 구아니딘이 들어 있는 것이다. 요독증으로 죽은 사람의 혈액을 검출해 본 결과 구아니딘의 양은 1,8mg%로 보통의 건강체에 10~20배로 되어 있었다.

구아니딘이 생리적 적량으로 들어있으면 살균력을 갖는다. 일반적으로 땀을 흘리든가 토하든가 설사를 하던가 하여 체내에서 수분을 잃는 경우 구아니딘 양

---

3) 세균성 이질로 장의 점막이 상하여 생기는 급성 수인성 전염병이다. 아메바에 의한 감염은 아메바성 이질이라 한다. 또, 변의 색에 따라 적리(赤痢) 또는 백리(白痢) 라고도 한다

4) 구아니딘(guanidine)은 구조식이 $HN=C(NH_2)_2$의 구조를 가진 유기 화합물이다. 강한 염기성을 가진 결정성의 고체로, 구아닌을 분해해 얻을 수있다. 또한 단백질의 대사에 의해 생성되고 소변 중에서도 검출된다.

이 증가한다. 그러나 극도로 높아지면 요동증이 된다.

우리들의 생체는 일상생활 과정에서 요소와 암모니아를 생산하는 것은 생리학을 연구한 사람이라면 누구나 알고 있다. 그런데 생산된 요소와 암모니아가 생체내의 수분이 결핍되면 구아니딘으로 변하는 것이다. 따라서 항상 생수를 음용하여 구아니딘을 요소와 암모니아로 만들어 신장으로부터 오줌으로 배설하도록 유의해야 한다. 나는 이상의 관점에서 20년 전 물을 많이 마셔라, 특히 설사를 한 때에는 많이 마시라고 권하였던 바, 당시의 의학계 특히 소화기계 의사들로부터 맹렬한 반대를 받았던 것이다.

"설사를 할 때는 생수를 마시면 간단히 낫는다니 있을 수 없는 일이다. 물만 마셔도 설사를 하는데, 생수 같은 위험한 것을 마시고 견딜 수 있겠는가?"라고 하며 반대했던 것이다. 그런데 생수를 마시지 않으면 대개 열이 높아져 입원하게 되고, 병원 뒷문으로 퇴원하게 된다. 참고로 구아니딘과 요소와 암모니아의 관계를 제시하면 다음과 같이 된다.

$$\left(CO \left\langle \begin{array}{l} NH_2 \\ NH_2 \end{array} + NH_3 \right) - H_2O \rightarrow C = \begin{array}{l} \diagup NH_2 \\ NH \\ \diagdown NH_3 \end{array} \right.$$

(요소) (암모니아)   (물)   (구아니딘)

보통의 건강체의 생체 내에도 독이 있는 구아니딘이 함유된 것을 알았다면 이것을 해소하는 방법을 강구하는 것이 현명하며, 그 해소법은 그리 어려운 것은 아니다. 그것은 전술한 바와 같이 깨끗한 생수를 마시는 것으로 충분하다. 한방에서 말하는 한(汗), 토(吐), 하(下)의 경우, 즉 땀을 내거나, 토하든가, 설사하든가 할 때는 적어도 20시간 내에 생수를 마시는 것을 잊어서는 안 된다. 나는 구아니딘 해소를 위해 생수를 마시라고 하였는데 구아니딘이 결국은 혈색을 나쁘게 하고 피부의 색택을 흐리게 하는 큰 원인이기 때문에, 구아니딘 해소를 위해서 생수의 음용을 말한 것이다.

생수가 피부의 색택을 좋게 하고 젊고 싱싱한 살갗을 만드는 영묘한 힘을 갖고 있는 것은 고금의 민간의학의 많은 한우충동(汗牛充棟)[5]도 문제가 아닐 정도로 많은 책에 적혀 있다. 디만 현대 의학이 그것을 모를 뿐이다. 특히 황한(皇漢) 의학의 물에 대한 문헌은 메이지(明治)초에 오까다에 의해 「수지(水志)」로 집대성되고, 나는 니시회의 기관지 「테트라파시(Tetrapathy)」에 주해하여 연재한 일이 있다.

글로뮈와 피부

우리는 급히 정신적인 충격을 받으면 얼굴이 창백해지고, 또 수치를 느끼면 벌겋게 된다. 현대의학자는 이 원인을 설명하기를 전자는 얼굴 피부의 모세관이 수축하기 때문에 혈액이 피부에서 사라지므로 창백해지는 것이고, 후자는 모세관이 팽창해서 혈액이 피부 표면에 나타나서 얼굴이 붉게 되는 것이라고 설명하고 있다.

그런데 한걸음 더 나아가 생각해 보면 모세관이 수축했을 때 사라지는 행방은 어디인가, 또 팽창했을 때 나타나는 혈액은 어디서 오는 것일까? 이 문제를 해결한 사람은 1707년 프랑스의 해부학자 리얼리 리얼리스(Lealis Lealis)로 그것은 글로뮈(Glomus)의 작용이다.

글로뮈는 소동맥이 모세관으로 이행하는 바로 앞에서부터, 모세관이 소정맥으로 이행하는 곳으로 직접 통하는 측관(側管, Bypass)으로 오늘날에는 이 명칭이 무려 50여 가지에 달하는 다른 이름으로 불리고 있다.

---

5) 갖고 있는 책이 매우 많은 것을 비유하는 말

나는 이 발견자에게 경의를 보내며 프랑스말로 글로뮈로 부르고 있다.   모세관에는 슬루우스(Sluice)로 불리는 갑문(閘門)이 있고 이 갑문을 통해 영양이 세포로 보내지고, 또 세포로부터 노폐물을 받도록 되어 있다. 그런데 글로뮈는 막으로 둘러싸여 있어서 세포와는 직접 교섭을 갖지 않게 되어 있다.

그런데 무엇인가의 원인에 의하여 모세관이 수축한 경우, 혈액은 소동맥에서 글로뮈를 통하여 직접 소정맥으로 흐르게 되고 또 모세혈관이 팽창했을 경우, 글로뮈는 닫혀서 혈액은 모세관을 통해 흐르게 되는 것이다.

따라서 어떤 학자는 글로뮈를 「비상시의 통로」라고 부르고 그 기능을 선명하게 하고 있다. 바로 토목 공학으로 말하면 방수로이다. 스미다강의 홍수에 아리카와 방수로가 있듯이 글로뮈는 혈액순환의 방수로이다.   특히 피부의 건강은 피부의 모세혈관의 글로뮈에 의존하는 바가 많은 것은 진보적 의학자가 하나같이 인정하는 바이다.

그런데 알코올 과잉인 사람은 글로뮈가 경화되기도 하고 변질되기도 하며 혹은 개방되기도 하는 경향이 있고 또 거꾸로 당분 과잉인 사람은 글로뮈가 소실되기도 하고 연화되기도 하며 혹은 위축되기도 하는 경향을 갖고 있다.

우리들이 **생리적인 글로뮈를 확보하기 위해서는 알코올 과잉을 피하는 동시에 당분의 과잉도 피하도록 주의해야 한다.** 그리고 되도록 생야채를 섭취하는 습관을 만들어 글로뮈의 부활에 노력을 기울이는 것이 중요하다.

콜라겐과 피부

믿을 만한 생리학자의 설에 의하면 생체의 세포수는 200조 내지 400조라고 한다. 또 모세관의 수는 약 51억개로 계산되고 있다.   그런즉 하나의 모세관은 적어도 4만 내지 8만개의 세포를 키우는 것이 된다. 또 어떤 학자는 세포는 장액의 바다에 떠 있는 섬과 같은 것이라고 말한다.

장액의 바다에 모세관으로부터 영양이 방출되면 교원질(膠原質, collagen)이 되어 세포를 키우게 된다. 그리고 이 콜라겐이 연골, 뼈, 근육, 털, 피부, 혈액 등을 만들게 된다. 그런데 완전한 콜라겐은 비타민C가 소재하지 않으면 만들어 지지 않는다.

피부에 창상으로 생긴 흔적을 현미경으로 보면, 나으려 할 때 골라겐이 나타나 있는 것을 볼 수가 있다. 그런데 비타민C의 보급이 충분치 않으면 콜라겐이 나 타나지 않는 것이다.

종래의 피부전문 의학자들은 비타민C를 피부의 색을 희게 하는 작용이 있으므 로 미용 비타민이라고 말하는데, 확실히 비타민C는 미용미타민이다. 그러나 내 가 여기서 말하는 미용비타민C가 불가결한 요소이며 그렇기 때문에 미용비타 민이라고 표현을 높여 강조하는 것이다.

미용기와 냉온욕

나는 미기법(美飢法)으로서 미용기와 인체선전의(人體旋轉儀)와 냉온욕법, 풍 욕 등을 창안하고 있다. 미용기는 하지를 움직여 두부(頭部) 및 신장부와 상지 에 미진동을 주는 장치로 되어 있다.

두부의 미동은 두뇌를 명석하게 하고 뇌의 종양을 치유하며 얼굴의 피부에 생 기를 준다. 신장부의 미동은 직접으로 신장의 기능을 높여서 피부 전체의 미를 가져 오게 하는 것이며 상지의 미동은 상지의 정용(整容)을 촉진하는 것이다. 그런데 이상 3자 미동의 원동력으로 되는 역원(力源)은 하지의 운동에 의한 것 으로 이에 의해 하지의 정용도 쉽게 실현 된다.

많은 젊은 여성들이 탄식하는 무 다리 등은 미용기에 의할 때는 수 주간으로 적당한 크기로 개조 할 수 있다. 다음에 냉온욕, 풍욕 등과 피부와의 관계에 대해서는 「4대원칙 피부편」 에서 말했는데, 냉온욕의 경우 온수에 오트밀(Oatme al) 30g, 우산 5g, 붕사 2g을 유발(乳鉢)6)로 가루를 내어 미온탕으로 반죽해서 넣고 냉수에는 생야채 짓이긴 것을 150g을 넣으면 살갗이 아름답게 된다.

인체선전의의 효용

인체선전의와 아름다운 살갗과의 관계는 특수한 묘미를 갖고 있다. 인체선전의를 사용하면 누구나 일시적으로 피부에 빈혈이 생기게 된다. 특히 주의하지 않으면 안 되는 것은 위장의 음식물이 통과하는 면의 피막을 일반 사람들은 내피로 알고 있는데 실로 그것은 외피의 일종인 것이다. 따라서 인체선전의에 의한 빈혈은 위장의 피막까지도 빈혈이 되게 하는 것이다.

미국의 캐논(Canon) 박사는 피부의 빈혈은 위장의 피막에도 동시에 나타난다고 말하고 있다. 그리고 또 일시적으로 빈혈이 되게 한다는 것은 결국은 피부를 일시적인 단식 상태로 이끌고 나아가 피부에 활력이 생기도록 만든다.

내가 생체와 선전(旋轉)7)의 관계를 연구한 것은 상당히 오래 전의 일이다. 니시건강법에 있어서도 몇 번인가 말했으나 의학계의 반응은 전혀 없었다. 그 후 1940년에 「동적자세의 연구와 스포츠」 를 세상에 낼 때에는 「인체운동과 역학 일반법칙과의 관계」 의 장을 넣어 인체의 선전 운동을 철저히 해설하였다.

종전 후 나는 내 학설의 실천화를 계획하여 끝내 인체선전의를 구체화한 것이다. 주된 효능은 혈액의 순환이 정상으로 되고 숙변을 배제하며 소화흡수를 왕성하게 하여 모든 질환을 구축(驅逐), 젊어지게 하는 것인데 특히 다음의 12가지에 기효(奇效)를 나타내는 것이다.

1. 젊어짐 - 1년 이내에 7살 이상 젊어진다.
2. 상모(相貌) -회전 중, 이상의 상모를 마음먹고 있으면 그것을 닮게 된다.

---

6) 약용 가루로 만드는 그릇
7) 선전(旋轉)- 뱅뱅 도는 것

3. 수상(手相) −주선이 뚜렷해지고 나쁜 선이나 표정은 사라져 간다.

4. 체모(體貌) −자세가 바르게 되고 여윈 사람은 살이 붙고 비만한 사람은 내려서 적당한 몸집이 된다.

5. 식량 − 소화 흡수의 효능이 높아지므로 소량으로 충족 된다. 술이나 단 것도 그다지 원하지 않게 된다.

6. 성격 −상식을 갖춘 원만한 성격으로 바뀐다.

7. 피부 −색이 희게 되고, 광택이 나며 탄력성이 늘고 주름이 없어진다.

8. 방사(房事) −정력이 왕성해지나 이상하게 제어 할 수 있다. 있어야 할 곳에 털이 나온다.

9. 변통(便通) −고르게 되고 쾌변이 된다. 수개월로 숙변이나 흑변이 배설 된다.

10. 두뇌 −명석해지고 기억력과 판단력이 증강한다.

11. 육감(六感) −투시 능력이 갖춰지고 직감력이 작용하게끔 된다.

12. 운명 − 회전 중 체액이 중성으로 되므로 암시가 효과적으로 작용하여 운동도 자기가 생각하는 대로 바꿀 수 있게끔 된다.

2. 체모의 미용

두발

미용의 입장에서 볼 때, 체모를 무시할 수는 없다. 체모는 의학적으로는 경모와 취모[8]로 구별되고 경모는 다시 장모와 단모로 분류 된다. 두발, 액하 및 음

---

8) 취모−솜털을 말한다.

부의 털 등은 장모이며 눈썹, 속눈썹, 코털, 귀 털(耳毛) 등은 단모이다.

체모는 인간만의 특유의 것이며 거의 전신에 분포되어 있다. 원래 체모는 생체를 한랭과 마찰에서 보호하는 동시에 촉각을 맡아보고 다시 미용 상의 의의를 갖고 있다. 특히 두발은 여성의 중요한 미용 조건이 되며 그런 이유로 여성은 두발에 신경을 쓰는 것이다. 서양의 격언에 「당신의 머리카락 숲속에 커다란 불가사의가 있다.」라고 했는데, 진리를 찌르고 있다.

원래 체모는 피부가 변형한 것이다. 따라서 인종에 따라 피부가 다른 것처럼 체모도 두발도 다르게 되어 있다. 일본인을 비롯하여 동양의 몽고 종족은 옻칠 같이 검고 광택이 나는 머리를 아름다운 것이라고 치켜 주지만 구미인은 황금색에 광택이 나는 머리를 미인의 조건으로 하고 있다.

이 피부의 색과 머리의 색과의 관계는 색채상의 적자생존의 법칙에서 온 생물학적인 것이지만, 유행심리는 이 법칙을 변형하려고 한다. 그것은 주류군(駐留軍)과 팔을 끼고 자랑스런 얼굴로 거리를 활보하는 창부(娼婦)의 머리에 나타나 있다. 그녀들은 모처럼의 검은 머리를 황갈색으로 염색하여 골드 퍼머(Gold permer)로 하고 큰 자랑으로 삼는다. 그녀들의 누런 피부색과 황갈색의 머리와는 과연 어울리는지 의문이다.

두발의 번성기는 특히 사춘기에서 시작하며 이때가 되면 머리는 조밀하게 발생하고 성장속도도 빨라진다. 그러나 두발의 평균 성장은 하루에 0.2~03mm로 낮 동안은 밤보다 빠르고 봄과 여름은 추동보다 빠르다.

체모의 수명은 똑같지 않은데, 두발은 3~5년 언저리의 단모는 4!~9개월, 속눈썹은 100일 내외라고 한다. 재생을 위한 탈모 수는 하루에 약 50개로 그중 3분지 2가 15cm 이상의 것이 아니면 안 된다. 그보다도 짧은 털이 많을 때는 그 탈모는 병적 원인에 의하는 것이라고 한다.

대체로 40세를 지나면 머리숱이 적게 되는데 이것은 젊어서 대머리가 되는 한 종류로 성호르몬의 영향이다. 또 티푸스나 출산 후에 급히 탈모하는데 이것은 영양장애가 원인이다.

언제까지 아름답고 광택이 나는 두발을 원한다면 이것은 피부 일반의 조건을 유용하는 것으로도 시작되는데 정신적 고뇌를 피할 것, 혈액순환을 좋게 할 것, 영양에 주의 할 것, 직접적으로는 두발 밑의 살갗에 적절한 조치를 할 것 등이다.

레미제라블의 장발장이 극도의 정신적 고뇌 때문에 하룻밤 사이에 다갈색이던 머리칼이 하얗게 변한 이야기, 또 프랑스 대혁명 때 마리 앙또와네뜨가 국왕과 함께 체포되어 하룻밤 사이에 갈색의 금발이 백발로 되어 단두대의 이슬로 사라진 사실 등은 정신 작용이 두발에 미치는 영향을 단적으로 말해주는 것이다. 두발도 결국은 모세 혈관에 의하여 영양을 공급받는 것이므로 혈액순환을 생리적으로 확보하는 일은 두발을 아름답게 하는 기초 조건이라는 것을 누구나 알 수 있을 것이다.

영양의 점에서 두발을 아름답게 하는 데는 단백질, 유황, 인, 칼슘, 비타민C 및 B_2를 풍부하게 섭취한다는 것을 잊어서는 안 된다. 그러기 위해서는 동물의 간장, 계란, 우유, 다시마, 녹미채, 미역, 잔생선, 호도, 검정깨, 신선한 야채나 과일 등이 권장되며, 다시 감잎차를 잊어서는 안 된다.

겨드랑이 털

겨드랑이 털[액모(腋毛)]은 상지의 운동 시에, 성기부는 하지의 보행 시에 모두 마찰하는 일이 많은 데서 그것을 막기 위해 체모가 나온 것이라 생각된다. 그런데 양쪽 모두 성에 관계되는 데서 어떤 남성은 겨드랑이에 부드러운 털이 나와 있는 상태를 바라보고 자연이 조각한 신품(神品)이라고 하나 일부 여성은 부정한 체모로 보고 약품을 사용해서 없애고 있다. 그러나 결코 부정한 체모는 아니고 생물학적 필요에 의해 나와 있다고 인식해야 된다.

액모도 두발처럼 민족적인 특징을 갖고 있다. 구미 여성의 체모는 엉성하고 군데군데가 오그라져서 황금빛을 나타내나, 일본 여성의 액모는 검고 그다지 길지도 않고 빽빽하지 않은 것을 아름답다고 하고 있다. 액모는 팔을 드리고 있을 경우는 완전히 가려지므로 아름답게 보이거나 흥취를 돋우거나 하지는 않는다. 그러나 한번 상박을 들면 그 내측의 부드러운 선이 겨드랑이 들어간 부분으로 내려가고 그것이 비스듬하게 아래쪽의 유방으로 흘러간다. 그곳에 봄에 싹트는 풀처럼 연하게 나와 있는 액모는 확실히 매력적임이 틀림없다,

겨드랑이 홈 속의 풀숲에는 신비로움이 숨겨져 있다. 또 외부로부터 보호되고 있는 겨드랑이의 피부는 점막에 가까울 정도로 부드럽고 자극에 민감하며 겨드랑이 특유의 간지러운 감촉을 감지하게 된다. 이 감촉은 어느 정도 발바닥에도 감득되나 겨드랑이에는 도저히 마치지 못하는 것은 누구나 알고 있을 터이다. 겨드랑이 감촉은 액모에 의해 강해지는 것 같고 액모를 깎아버리면 느끼는 도가 둔해 진다고 한다. 액모는 등한히 해 두면 거기에 황모균이 번식하여 액모를 에워싸고 노란 색소를 분비하며 그것이 속옷 겨드랑이 부위를 노랗게 하는 수가 있다. 그래서 목욕할 때 깨끗하게 할 필요가 있다.

음모

음모는 남녀 모두 삼각형으로 나는 것이 보통인데 남성의 경우는 △으로 정점이 배꼽부위를 향하고 있는데 여성의 경우는 ▽으로 밑변을 하복부에 두고 있다. 프리메이슨(Freemason)의 🔯 표식은 이 두 개의 삼각형을 겹친 형태인데 이는 남녀의 음모의 형을 겹친 것으로 성에 관계가 있다고 해서 프리메이슨은

성기숭배의 종교라고 말하는 사람도 있다. 엘리스(Ellis)는 음모에 관해 다음과 같이 설명하고 있다. 「여성에게는 신성의 표상으로서 인생에 대해 큰 역할을 하는 남성기와 같은 돋보이는 기관을 갖고 있지 않으므로 음모의 삼각형만이 약간 그를 표상한다.」 음모는 여성이 남성보다 굵으며 두발은 여성이 남성보다 가늘다.

액모를 깎는 습관이 일부 여성에게 있듯 음모를 깎는 습관도 일부에서 이루어지고 있다. 물론 이는 있어야 할 곳에 없는 것은 좋지 않다. 음모가 없는 것은 인체선전의로 나게 되는 것이다.

음모와 액모는 상관성을 지니며 음모가 없는 여성에게는 액모도 없고, 액모가 없는 여성은 음모도 없다. 곰 털처럼 밀생하는 액모를 가진 여성은 음모도 훌륭하다고 한다. 그러나 겨드랑이는 음부에 비교하면 발생 장소도 좁고, 모발의 수도 적으므로 음모가 없는 여성보다 액모가 없는 여성 편이 많은 모양이다.

전생체의 중앙부에 삼각형으로 그것도 밑변을 위로 하고 나와 있는 음모는 인체 구성상 중요점이며 이것이야 말로 인체미의 창조신이 참여한 「입신(入神)의 기(技)」라고 할 만한 것이다. 그러나 음모가 과다한 경우는 모처럼의 인체를 속악화(俗惡化)하는 경향이 있는데 모양이 좋고 잘 정돈된 음모는 묘취妙趣가 있다.

골짜기신과 생명의 기원

이 기회에 조금 말해두고 싶은 것은 남성기는 凸 형인데 여성기는 凹 형이다. 凸 형과 凹 형이 완전히 일치할 때 부부화합의 묘미가 늘어난다. 두 형이 일치하지 않고 공간의 간격이 남을 여지가 있을 때 부부불화의 원인이 생겨난다. 또 여성기는 凹형인데서 노자는 이것을 골짜기라고 설명하였다. 생물생성의 기원은 소용돌이에서 시작된다.

지구가 성운 상태에서 발전하여 표각은 냉각해 수축했으나 내부는 백열 상태에 있다. 그 결과 화산으로 터져서 내부의 용암이 분출하게 된다. 그 때 산소는 연소하고 탄소는 유리된 질소와 합쳐서 바다로 떨어진다. 그것이 물의 수소와 합쳐 탄소와 질소, 수소가 화합한 시안과 탄소에 있는 것으로 또 소용돌이 운동, 뒤에는 선전 운동이 되는데, 그 중에서 생명의 기원이 생성되는 것으로 믿고 있다. 시안이 물과 화합하면 일산화탄소와 암모니아가 된다.

[$HCN + H_2O = CO + NH_3$]

나는 생화학적으로 생물을 관찰할 때 종국에는 일산화탄소와 암모니아의 문제로 낙착하는 것이라고 생각한다. 이야기는 탈선했지만, 생명의 기원을 찾아 골짜기신(谷神)에 이르고 끝내는 화학방정식으로 끝나게 되었으나 나의 뜻하는 바를 이해하여 주기 바란다.

3. 체취와 미용

남녀의 체취

구미인이 일본인과 동석하면 일본인에게서 된장 냄새가 난다고 불평을 하고, 구미인 에게서는 버터냄새가 난다고 일본인은 인상을 찌푸린다. 일본인이 한국인이나 중국인과 가까이 있으면 마늘 냄새가 나서 견딜 수가 없다고 하는데 이는 각 민족의 식습관에서 오는 것이며 자연히 민족적인 체취로 된 것이다.

그런데 같은 민족 간에는 그 체취가 감지되지 않는 것이다. 아마도 후각이 그 체취에 대해 만성이 되고 마비되었기 때문이라 여겨진다. 같은 민족 간에도 이성의 체취는 비교적 예민하게 알아내게 된다. 전에 스가모 교도소에서 밖에 있는 심정화(沈丁花)의 향기가 수감자에게 이성에 대한 후각을 자극하므로 그 꽃을 제거 했다고 한다.

의식적으로 남녀의 구별되지 않는 유아는 누구의 코에도 좋은 젖 냄새를 느끼게 한다. 그리고 유아는 항상 청결하게 하고 젖 냄새를 풍기도록 주의해야 할 것이며 결코 오줌 냄새 같은 것을 발산시켜서는 안 된다. 그러던 것이 성장하여 초등학생이 되면 집밖에 나가 운동을 하게 되므로 먼지 냄새를 풍기게 된다.

사춘기가 되면 남녀의 체취가 뚜렷이 달라져 남자는 소위 여드름 냄새를 발산하게 되고 여자는 또 특유의 냄새를 내게 된다. 그것이 성숙하면 더욱 더 다른 체취를 발산하고 갱년기에 도달하면 체취는 약하게 된다.

지난 세기 후반의 학자 오규스탄 가론반은 체취는 인체분자의 발산이라고 말하고 남녀의 이상적인 결혼은 후각으로부터 나온 것이 아니면 안 된다고 주장하였다.

체취의 발산 장소

체취는 생체에서 발산하는 일종의 향기이므로 가스체임에 틀림없다. 그리고 그것은 가론반이 설명하듯이 인체분자에서 발산하는 것이다. 구미인의 버터 냄새 등은 주로 내쉬는 숨에서 방산放散되는 경우가 많다. 그런데 체취 라고 할 때는 일반적으로 피부에서 발산하는 향기를 말하는 것으로 되어 있다.

그런데 피부에서 발산된다고 해도 가론반 처럼 대충 생체분자에서 발산한다고 말하면 그만이지만 피부는 체내와 체외의 연락기관이어서 거기에는 땀샘과 피지 샘이 있는 것을 생각하면 일단 땀과 피지가 악취와 관계가 있을 것으로 생각된다.

오늘날 전문가의 연구에 의하면 체취는 피지 샘보다도 땀샘에 관계하는 것이며, 땀샘에 있어서도 보통의 땀샘인 에크린(ecrine)샘이 나고 큰 땀샘이라고 불리는 아포크린(apocrine)샘에 관계하는 것이라고 생각 된다.

아포크린샘은 피지샘과 에크린샘을 겸한 성질을 갖고 있고 보통의 땀샘보다도 크며, 반드시 모낭에 입을 열고 있다.

아포크린샘은 동물에 있어서는 거의 전신에 분포하고 있는데 인가에게서는 겨드랑이, 배꼽주위, 젖 무리, 외음부, 항문 주위에 분포되어 있다. 그리고 그 수는 남성보다 여성에게 많다.

체취는 성생활에 밀접한 관계를 갖고 있는 것이며 특히 동물의 교미기에 있어서 체취는 상당히 원거리까지 도달하는 것은 개의 교미기에 있어서 한 마리의 암캐의 주위를 둘러싸는 수많은 수캐의 무리가 상당히 먼 거리에서부터 오는 것으로 이를 증명할 수 있다.

인간에게도 사춘기로부터 갱년기에 이르는 사이의 여성의 체취가 이것을 말해 준다.   1923년 관동대지진 때에 한 헌병 대위에게 액살[9]된 무정부주의자 오스기가 쓴 글 중에 하야마의 여관방에서 두 인텔리 여성과의 삼각관계가 칼싸움으로 번진 애욕 사건을 이야기한 일절에 여성의 체취를 대담하게 쓰고 있는 것을 아는 사람은 알고 있는 일이다.

그런데 엘리스(Ellis)는 체취가 다음과 같은 생체 각부에서 발산되는 각각의 다른 취기가 혼연일체가 되어 그 사람 특유의 체취를 만드는 것이라고 말하고 그 발산하는 곳으로서 다음과 같은 국소를 들고 있다.

1. 피부 전체 2. 머리칼과 머리의 윈 살갗 3. 내쉬는 숨 4. 겨드랑이 5. 다리와 바 6. 회음 7.생식기

---

9) 액살(縊殺) : 손으로 목을 졸라 죽임

여성의 체취

중국의 시인 백거이(白居易)의 장미향이라는 시가 있는데 그중의 일절에 「영롱한 운계는 화생양하고(玲瓏雲髻花生樣) 표양한 풍수는 장미향하여(飄颺風嗽薔薇香) 수자이태는 불가상이라(殊姿異態不可狀)」는 것이 있다.

그녀의 영롱한 얼굴과 높게 올린 머리는, 꽃이 아름답게 핀 것처럼 반짝반짝 빛나고 나부끼는 가벼운 소매는 장미꽃 향기는 풍기는 듯, 그 뛰어난 자태와 아름다운 모습의 사연은 말로 표현할 수가 없다는 것이다. 췌취가 가벼운 소매를 통해 장미꽃 향기로 풍긴다는 것이다. 체취를 장미꽃 향기에 비슷하다고 말하는 사람은 많으며 요사노 등도,

석죽(石竹[10])색의 장막사이로 그대의 침대를 엿본즉,

훈훈하기가 온실에 온 것 같다.

진정 그 속에는 겨울의 밤에도

새하얀 장미의 향기 그윽하다.

이렇게 노래 부르고 있다. 식물에서는 장미 외에 전술한 심정화, 목서(木犀), 자스민, 제비꽃, 아카시아, 등으로 또한 동물에서는 사향, 영묘향, 용연향 등이 체취를 닮고 있다고 한다.

엘리스는 동양여자의 배꼽에는 사향 냄새가 있다고 한다. 체취에 관해 흥미 있는 일화가 전해지고 있다. 그리스의 철인(哲人) 데모크리토스(Demokritos)에게 어느 날 친구인 의성(醫聖) 히포크라테스(Hipokrates)가 여성을 데리고 왔다. 철인은 그 여성을 양가의 영양으로 대우했던 것이다. 다음날도 의성은 전날과 같이 데리고 철인에게 간즉, 철인은 어제와는 달리 그녀를 의성의 애인으로 대우했다는 것이다.

의성 히포크라테스도 놀라서 그 이유를 물은즉, 철인은 '이유는 그쪽에 있을 테지요, 하루 밤 사이에 체취가...'라고 하며 웃었다는 것이다. 「완전한 결

---

10) 석죽(石竹) ; 패랭이 꽃의 종류로 가을에 분홍색 꽃이 됨

혼」의 저자 벨데(Velde)도 상당히 예민한 후각을 가진듯하며.   인간은 결혼 생활로 부부간에서 체취의 교환이 이루어지고 완전하게 되는 것이며, 따라서 독신 생활자의 체취는 매우 강하고 심하다고 한다.

단식과 체취

단식을 하면 그 일수가 많아지는 데에 따라 체취가 심하게 난다.   이것은 체내 지방이 급히 분해하는 데서 오는 것이므로 기뻐해야 할 일이며 하나도 걱정할 일은 아니다.

그리고 단식의 회복기에 들면 체취는 사라져 간다.   아니 종래 이상(異常) 체취자였던 것이 단식에 의해 생리적인 것으로 되는 것이다.

체취의 이상자는 우선 생체 그 자체의 건강을 확보함으로써 체취문제는 스스로 해결되는 것임을 알아야 한다.   단식법에 관해 나의 「니시식(西式)과학적 단식법」이라는 저서가 있는 데 그것을 숙독해 터득한 후에 실행하기 바란다.

| 제3장 |

사지(四肢)

『사지(四肢)라고 하는 것은 육체전체라는 의미이며 4지의 직능은 온 신체를 대표하는 것으로만 된다. 두 손, 두 발을 사지 또는 4체라고도 부르는데 사체가 이미 바르고 피부가 충실하면 사람이 살찌는 것이라는 글과 같이 4지나 4체는 생체전체를 대표한다.』

사지는 전신을 의미 한다.

내가 **건강의 4대 원칙으로 피부, 영양, 사지(四肢), 정신**의 네 가지를 들고 있는 것은 자주 언급하였다. 그리고 전항에서 피부의 정용(整容)에 관해 말했으므로 다음에는 영양에 대해 말할 단계인데 영양은 본 강좌의 영양 편에 있으므로 여기서는 생략하기로 하고 바로 사지의 정용에 대해 연구하기로 한다.

내가 사지(四肢)라고 하는 것은 육체전체라는 의미이다. 원래 생체는 개인생활의 입장에서 음미할 때 구간은 뜻이 없는 것이 되고 4지가 중요하다. 전술한 것처럼 인간생활은 사회생활이 중심으로 된다.

따라서 4지의 직능은 온 신체를 대표하는 것으로만 된다. 두 손 두 발을 사지또는 4체라고도 부르는데 예기(禮記)에 「사체가 기성하고 부혁이 충영하면[膚革充盈] 인지비야[人之肥也]」 사체가 이미 바르고 피부가 충실하면 사람이 살찌는 것이다. 등의 글이 있듯이 4지나 4체는 생체전체를 대표하는 것이다.

사지와 생체전체와의 관계

사지의 해부생리 등에 관해서는 〈사지편〉에서 상술하므로 본편에서는 생략한다. 우선 사지의 길이와 구간의 길이에 관해 말하고자 한다. 물론 이것은 연령에 따라 다르며 운동이나 노동, 영양, 생활양식에 의해서도 다르게 된다. 그런데 여성의 4지가 가장 아름다운 것은 16세에서 18세까지로 되어 있다.

생체의 4가지의 길이의 비율은 다음과 같이 된다. 이것은 슈(Su)의 측정에 의한 것인데 상체의 길이를 100으로 한다. 다음 표는 구미인에 관한 계수라는 점을 미리 말해둔다. 수족이 아무리 곱다고 해도 생체 전체와 조화를 유지하고 있지 않으면 아름답다 할 수 없을 것이다.

연령[歲]	상체(%)	상지(%)	하지(%)
10	100	79.2	84.7
14	100	86.9	100
20~26	100	93.2	100

신장에 대한 상지의 길이 즉, 비상지장(比上肢長)이 현저하게 긴 것은 유인원인데 문화가 진전하는데 따라 따라서 그것이 짧게 되어 온다. 구미 여성은 일본 여성에 비해 얼마쯤 길고, 남자는 구미도 일본도 대강 같은 길이를 갖고 있다.

좌우의 상지를 수평으로 올렸을 때의 두 장지의 선단(先端) 사이의 거리 즉, 지극(指極)은 대체로 신장에 일치한다. 그런데 구미 여성의 경우 간혹 신장보다도 긴 경우도 있다. 일본 여성의 경우 지극이 짧은 경향을 나타낸다.

홀랜드(Holand)의 미술가 라이렛세는 생체미의 제 1의 조건은 4지이고 다음은 운동미, 제 3은 피부색이라고 하고 있는데 과연 나체를 연구하는 미술가의 안목은 높은 것이라고 감탄하게 된다.

1. 상지

팔의 미

중국에서는 예부터 여성의 용자(容姿)를 형용하는 말에 섬수(纖手)라는 단어가 있는데 가느다란 손에서 변해 호리호리한 여성의 용자를 형용하는 말로 되었다. 중국의 육기의 시 「가인무금슬(佳人撫琴瑟)하니 섬수청차한(纖手淸且閑)」 이라고 하여 미인이 금슬을 타는데 그 가느다란 손이 맑고 우아하다는 것이다. 이러한 점으로 보아도 섬수가 가인의 조건인 것 같다. 그런데 미를 칭찬한 문장은 동양에서도 그다지 보이지 않는다. 그것은 동양여성은 남 앞에서 팔을 내놓는 것은 무례한 것이라는 관념 때문이라고 생각된다.

서구미인은 팔 등을 내놓는 경우가 많아 여름 복장은 물론, 한중(寒中)에도 이브닝드레스로 야회 등에 출석할 경우는 팔을 숨김없이 내놓는다. 종전 후 일본의 여성도 양장 생활을 하게 되어 여름에는 팔만이 아니라 등도 그대로 내놓는 경향을 띠어 왔다. 특히 근래 유행하는 기모노 슬리이브(Sleeve, 소매) 등은 완전히 팔의 미를 자랑스럽게 노출한다.

그런데 이렇게 되자 털이 많은 구미 여성의 팔보다도 부드러운 명주 같은 살결의 일본 여성의 팔이 월등 아름답다는 것을 일반적으로 인정한다.

목으로부터 어깨에 걸쳐 둥근 곡선, 그것이 원활하게 상박으로 흐르고, 유하고 두툼한 느낌을 주면서 팔꿈치에 이르러 가늘어지면서 손목에 이어지는 곡선미는 팔에 미친 사람이 아니라도 남성에게 흥분을 느끼기에 충분하다. 이 때 하박에서 손목의 관절로 이행하는 곳이 급히 가늘게 되는 것이 아름다운 것이라고 한다.

나는 무용 등을 보고 있노라면 생체미의 중심은 팔 움직임의 아름다움에 있다는 것을 통감한다. 특히 인도를 중심으로 한 남방무용의 팔의 육곡점의 움직임을 보고 있으면 팔이 백사 모양 휘어지고 굽어지고 구간(軀幹)과 하지가 팔의 무용에 봉사하고 있는 듯한 착각마저 느끼는 것이다.

구미인이 쓴 글에 반라의 야회복을 입은 여성의 미는 팔에 집약된다고 하는데 적절한 표현이라고 생각한다. 생체 중에서 그 일부를 분리하여 전람시켰을 경우 얼굴은 별도로 하고 팔의 아름다움처럼 매력적인 부분은 없을 것이다.

바닷가에 있는 수영복 차림의 여성의 팔은 그다지 느껴지지 않겠지만 한번 이것을 나체 사진으로 감상할 경우 그 포즈에 따라 팔의 아름다움은 생체미를 약동시켜 마치 율동이 팔에서 시작해서 전 생체에 이르러 금시라도 움직이기 시작하는 것은 아닌가 하는 착각에 빠지는 수도 있다. 특히 젊은 여성이 팔을 편 경우 그 내측에는 귀여운 보조개가 미소를 짓게 한다.

그리스의 여류시인이 '나의 팔은 그대의 목걸이'라고 읊었는데, 정말로 정열적이고 매력적인 표현이다. 겨드랑이를 엿보게 하는 팔의 포즈는 특히 미감을 일으키는데 뒤에서 본 포즈는 그만큼은 못한 모양인 것같이 보인다.

손의 미

사람들 앞에 살결을 보이는 것은 예의에 어긋난 것이라 해도 얼굴과 손은 별개의 문제이다. 그만큼 얼굴과 손의 미추(美醜)는 한눈에 알 수 있다. 각설하고, 손가락을 벌려서 자기의 얼굴을 가려본다. 바로 그것이 안면과 같은 정도가 이상적인 손의 크기라고 한다. 큰 손도 풍위가 없는 반면 너무 작은 손도 기형적으로 느껴진다. 그러나 너무 큰 것보다는 작은 편이 무난한 것 같다.

얼굴의 길이를 8로 하면 손의 길이는 6, 또 손의 길이를 10이라고 하면 그 폭은 4, 손톱의 길이는 그 손톱이 있는 손가락 마디의 반분이 대체로 일본인의 표준이다.

손의 모양은 선천적인 것이라고 하나 나는 후천적이라고 하고 싶다. 그것은 손의 모양은 종사하는 직업에 따라 변하기 때문이다. 피아니스트의 손과 테니스 선수의 손과는 다른 양상을 나타내고 있다. 가정부의 손과 여염집 처녀의 손도 서로 다르다.

여성의 손은 대충 두 가지 형으로 나누어진다. 하나는 굵고 짧은 형이고 다른 하나는 원추형의 모양으로 손가락 밑이 굵고 끝으로 갈수록 가늘게 되어 있다. 단 이 두 형의 중간형으로 손가락 밑이 굵고 끝으로 가는데 따라 가늘어지고 그리고 손가락 끝이 둥글게 된 형이다. 말하자면 손가락에는 세 가지 형이 있 다고도 할 수 있는 것이다.

일하는 손의 소유자라도 그것이 크게 마디가 부풀어 오른 손이든가 진흙이나 때가 피부의 결에 끼어 있는 손이어서는 이성의 애정을 연결시키는 손은 될 수 없을 것이다.

아사쿠라씨는 손의 미를 설명하는 데는 활자로서는 부적당하다며 점토가 아니 면 표현할 수 없다고 조각가다운 말을 하는데, 손의 섬세하고 미묘한 아름다움 을 말로 표현하는 것은 사실 무리이다.

구미 여성의 손에서 손가락은 길지만 뼈가 나와 보이며 거기에 살결이 거칠기 때문에 일본 여성의 둥글고 두툼한 손가락, 광택이 나는 살결에 싸인 고운 손 을 언제나 보아 온 우리들에게는 손의 아름다움은 일본 여성편이 월등 낫다고 하고 싶다. 이것은 동서의 나체부나 조각에 의해 비교 연구하면 잘 납득할 수 있을 것이다.

손의 미에 관해 간과할 수 없는 것에 손목의 미가 있다. 하박에서 흘러오는 윤 곽이 손목에서 둥그스름한 바퀴 모양으로 변화가 주어지고 그것이 손목을 조여 서 지성감을 나타내는 구실을 하는 이른바 손목의 긴장미이다. 단 이것은 풍만 자가 아니면 볼 수 없다.

발자크가 말한 것처럼 '지적으로 뛰어난 사람은 언제나 아름다운 손을 갖고 있는 것'이며 수상가(手相家)는 손만으로 그 손의 소유자의 건강, 정신, 운명을 점치는 것이므로 말하자면 손은 그 사람의 대표자라고도 말할 수 있다.

손의 화장

내가 컬럼비아 대학에 유학하고 있을 적에 동창생의 한사람이 얼굴빛이 누런 것은 자기에게는 보이지 않으므로 걱정이 안 되지만 자꾸 손의 누런빛이 눈에 띄어 신경이 쓰인다고 속삭인 일을 기억하고 있다. 백인사이에서 생활하고 있은즉, 확실히 손의 빛깔에 신경이 쓰이는 것이다.

그런데 일본에 돌아와 본즉, 「흰 손의 인텔리」와 전투적 노동자 계급이 한창 기세를 올리고 있었던 때는 완전히 어찌할 줄을 몰랐던 것이다.

손이 검어서 남 앞에 내놓기 흉하다는 여성이 있다. 그런가하면 부엌일도 안하는데 손이 거칠어진 손,, 언제나 손에 끈적끈적하게 땀이 나서 곤란을 겪는다고 호소하는 여성도 있다. 나는 이들의 여성에게 모관운동을 해 보십시오, 미용기를 이용해 보십시오, 라고 권하고 있다.

미용가나 의학자들은 여러 가지 약품이나 화장품의 사용을 권하는데 근본적인 간강문제가 해결되지 않는 이상 위의 여러 문제는 간단하게 처리 될 수 없는 문제이다. 나는 재차 여기서 '모관운동에 주력을 쏟으십시오, 그러면 문제는 순일[11])로서 해결될 것' 임을 단언함에 주저하지 않는다.

---

11) 순일(旬日) ; 열흘(10일)

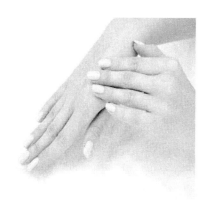

손톱의 화장

손을 정성으로 치레하고 있지만 손톱을 등한히 하고 있는 사람이 많은데 놀라게 된다. 손톱을 청결히 하는 일는 손을 청결히 하는 것과 같이 극히 위생적인 일이다.

근래 젊은 여성들은 손톱솔로 닦고 또 손톱을 끊이지 않고 성심껏 줄로 갈고 있는데 손이 많이 가는 일이다. 다시 그 위에 손톱연지를 발라서 곱게 하는 데에 마음을 쏟고 있는데 아름다운 일이다. 돈과 시간이 있는 여성들은 취미로서 나쁘지 않은 일일 것이다.

매니큐어의 여러 도구를 갖춰 놓고 자신의 취미에 맞도록 매니큐어 하는 것도 나쁘지는 않겠지만, 그러나 부질없이 취미에 젖는 폐해는 피했으면 좋겠다.

2. 하지

하지가 짧은 일본 여성

하지는 통상적으로 대퇴, 하퇴, 발로 구별되고 대퇴와 하퇴 사이는 슬개의 관절이 있고 하퇴와 발과의 관절은 복사뼈이다. 보통 다리하고 하면 하퇴를 말하며 다리의 전면은 정강이 이고 후면은 종아리이다.

하지의 길이는 전술한 것처럼 신체의 반분으로 되어 있는데 일본 여성의 경우는 상체를 50이라고 하면 하지는 45에서 48의 비율로 되어 있다. 일본 여성의 키가 작은 원인은 하지가 짧은 데에 있다. 세계적 장신인종으로서 정평이 나 있는 남미의 파타고니아인(180.3cm), 영국의 스코트랜드인(179.7cm), 남방 폴리네시아인(175.7cm) 등의 상체와 하체의 비율은 상체를 50이라고 하면 하지는 52에서 55로 된다.

일본 여성의 키가 작은 원인은 주로 다다미 위에 슬좌[12]하는 생활양식에서 오는 것이라 한다. 근래 문화생활의 보급에 따라 가정에 있어서고 양식 생활이 받아들여지고 학교에서도 사무실에서도 의자 생활이 기본으로 되어 왔기 때문에 근래 젊은 여성의 하지는 충분히 발달하고 거기에 여자의 야외 운동이 보급되는데 다라서 모양이 좋은 하지를 길거리에서 볼 수 있게 된 것은 기쁜 일이다.

화복(和服-일본 옷)을 입은 경우 짧은 하지의 추한 모습은 옷으로 가려지나 수영복의 경우는 가릴 수가 없다. 특히 외국 영화 등에서 구미 여성의 하지가 발달한 균제미를 본 눈으로 일본 여성은 아무리 편을 들어도 균제미의 소유자로 할 수 없다.

외국 관광객이 일본의 후지산과 기생들의 아름다움을 찬미한다지만 그것은 처음 보는 화복 차림에 대한 호기심이 화복의 일본화적 색채와 모양을 찬미하는 것이지 여성의 참된 아름다움에 대한 찬미는 아니라는 것을 알아야 한다.   말하자면 일종의 애완적 존재로서 기생을 칭찬하는 데에 불과한 것이다.

---

12) 슬좌(膝坐) ; 무릎을 꿇고 앉는 것

하지와 성과의 관계

일부의 성애 연구가들은 일본 여성의 슬좌 생활에서 오는 하지의 짧음을 한탄하면서 성행위 시의 여자 상위의 비술을 발휘하는 기능을, 일본 여성은 슬좌 생활에서 습득하고 있다고 선전한다. 그것은 어떻든 간에 슬좌 생활에서 오는 여성의 특징으로서 허리로부터 엉덩이에 걸쳐서 지방이 과잉으로 축척되는 것, 따라서 허리와 엉덩이가 뒤룩뒤룩한 느낌을 주는 것이 생각된다. 이것도 아마 슬좌 생활에서 오는 결점의 하나 일 것이다.

예부터 하지와 성과는 관련지어서 생각되어 왔다. 「안 보려고 해도 눈에 띠는 진홍색 비단 속옷」 하는 짧은 센류우[川柳][13]가 있지만 화복의 옷단으로 살짝 살짝 보이는 새하얀 다리는 이성을 매혹하기에 충분하다. 그러나 그것은 다리가 아름답기 때문은 아니고 엘리스가 말한 것처럼, 은폐하기 때문에 매력을 느끼는 것이다.

그 위에 사도오하찌로오의 시처럼 「다리와 다리 사이의 꼭대기의 애달픔이여!」 이다. 은폐하면 할수록 보고 싶어지는 것인 인지상정이다. 아마도 다리와 다리 사이의 꼭대기를 공공연히 내놓고 있다면 대개의 치한도 얼굴을 돌릴 것이다.

그러나 하지와 성과는 밀접한 관계를 갖고 있는 것을 부정 할 수 없는 사실로, 나는 하지를 이용한 강정법(强精法)으로 발의 굴신 운동, 저항을 이기며 무릎을 개폐하는 운동법 등을 권장하고 있다. 상세한 것은 〈사지편〉을 참조 바란다.

나는 지금부터 20년도 전에 〈발은 만병의 기본〉, 〈남자의 위험기〉, 등의 저서를 내서 발과 성과의 관계에 대해서 약간 접근했지만, 지금 여기서 그것을 되풀이 할 생각은 없다. 중공(中共)이 된 다음 중국 여성의 전족은 금지되었지

---

13) 센류 ; 풍자를 주로 하는 일본의 짧은 시

만, 전족과 성의 관계에 관해 엘리스는 전족은 성기와 대퇴를 발달시킨다고 말하고 있고 모라이쉬는 음부와 음순을 발달시킨다고 발표하였다.

미국의 켈로그의 검사에 의하면 하지의 굴근은 여성이 남성보다 세어 신근(伸筋)을 100으로 하면 여성에 있어서는 94.3이고 남성은 84.4로 되어 있다. 이것은 여성이 언제나 자위상 굴근이 발달되도록 의식하고 있는 결과로 보인다. 예부터 「여자의 하지의 근(筋)은 정녀의 근」이라 하며 또 「숫처녀의 무릎마디는 다섯 사람의 힘」 등의 센류우[川柳]가 있는 정도이다.

아프레게에르파[Apres-guerre, 戰後派]는 정녀의 근을 이완시키고 있는 것은 아닐까하는 생각이 든다. 구미에서는 작은 발의 소유자는 질(膣)도 작다고 한하고 반대로 통통한 작은 발의 소유자는 넓은 질을 갖고 있다고도 한다.

지금으로는 발의 대소로 질의 대소를 감정하기는 곤란한 것으로 되어 있다. 사이가쿠는 〈호색일대녀(好色一代女)〉 중에서 「발은 8문(文) 3분(分), 엄지 발가락은 젖혀지고, 몸통이 길며 허리가 조여져, 엉덩이가 풍성한 여자」는 이상적이라고 말하는데 과연 일본의 모파상이다.

하지의 기능미

근래에 각선미라는 것이 미인의 한 조건으로 되었다. 미국에서는 여성의 스커트가 짧아지고 알몸 그대로의 색을 투시시키는 나일론의 스타킹이 유행하면서부터 남성은 여성의 다리에 눈을 뺏겨서 교통사고가 많아 졌다고 한다. 각선미가 교통사고를 격증시키는 결과로 된 것이다. 상대적으로 자동차의 수가 적은 일본에서는 덕분으로 양장 여성의 각선미가 교통사고를 빈발시킬 정도는 아니다. 아니면 일본 여성의 각선미가 교통사고를 일으킬 정도로 아름답지 않아서인지도 모른다. 짧은 다리로 발끝을 안쪽으로 또박또박 걷는 모습은 비매력적이다. 일본의 남성은 군대적 훈련에서 온 두 팔꿈치를 붙이고 발끝을 60°로 벌이는 습관에서 八자 걸음을 하는 사람이 많고 여성은 그릇된 봉건적 습관에서 발끝을 안쪽으로 돌리며 걷는 경우가 많다.

자연적이고 생리적인 발은 발 안쪽의 선이 직선을 그리며 좌우평행으로 되어 있다. 따라서 전방으로 내측발의 선을 일직선으로 옮기는 것이 합리적 보행이 된다.

하지의 이상적인 아름다운 모습은 직립한 때 남자에서는 좌우의 대퇴 안쪽이 밀착하고 그리고 아래로 약간 벌어지고, 슬개의 곳에서 다시 밀착하는 것이 아름답고 여자에서는 대퇴가 서로 밀착하고 하퇴는 대퇴의 장축의 선에 따라서 신장되고 있는 것이 아름다운 것으로 되어 있다. 또 대퇴 주위는 둥그스름하고 내부에 지방층을 간직하여 전체적으로 원추형을 이루어서 아래쪽 무릎을 향해 급히 섬세하게 된 것이 대퇴미의 극상이라고 이야기 된다.

또 다리의 미는 종아리에서 탄력성 있는 부드러운 선을 그리고 그것의 전면에서는 둥그스름한 정강이의 직선과 조화를 이루고 또 발목에서 홀쭉하게 다시 원추형의 기둥이 된다. 군살이나 생체를 지방을 담은 무 다리라면 몰라도 건강한 생체를 지탱하고 임기응변의 운동에 대처하는 하지야말로 기능미를 갖추고 있는 것이 아니면 안 된다.

많은 성학자들은 흥미중심으로 하지의 미를 성적정감에서 논하려고 하는데 나는 하지를 생체에의 관계에 있어 그 기능미를 주장하고자 하는 것이다. 생체물리학적 입장에서 적자생존의 생물학적 미를 하지에 발휘시키고자 하는 것이다. 그러는 데는 직립할 경우 생체의 중심선은 대퇴부에서 슬개를 통해 하퇴로 내리고 복사뼈에서 뒤꿈치의 발끝으로 분리되지 않으면 안 된다.

그리고 발바닥과 발가락 끝, 발등이 그리는 각도는 13°인 것이 이상적이며, 이 하지의 기능미를 찾아 낼 수는 없을 것이다.

발의 크기는 남자에서는 신장의 6.5분지 1, 여자에서는 7분지 1로 멋없이 큰 발을 좋다고 할 수는 없다. 요컨대 발목이 가늘고 단단히 조여져서 이지적인 느낌을 나타낼 것, 또 발가락은 엄지부터 차례로 짧아져 제 5지가 가장 짧게 되어 있을 것이다.

또 내가 늘 말하는 바와 같이 발바닥의 종궁과 횡궁이 완전하고 장심[14]이 뚜렷하여, 서양속담의 「발 아래로 강이 흐른다」는 것처럼 되어야 한다. 이것 등은 곧 「발의 미」이며, 또 「발의 기능」이기도 하다.

하지는 점점 길어져 왔다.

기성복의 조합에 관계하던 사람이 하는 이야기이다. "니혼바시 에서 코바시 방면에 걸쳐서 팔리는 양복바지는 가랑이 아래의 치수가 길고, 우에노 방면에서 팔리는 것은 가랑이 아래 치수가 짧은데 무슨 원인이 있을까요?"라는 이야기다. 그것도 이 경향은 젊은 사람의 양복바지에 나타난다는 것이다.

이것은 전에 말한 무인의 하지발달의 경우와 같은 이유에서이다. 여성만이 아니고 남성도 하지가 발달해 온 것이다. 우에노 방면의 손님인 동북의 청년들보다도 중앙구 방면의 손님인 도내의 청년들이 점점 하지가 발달해 온 곳은 동북의 청년보다도 도내의 청년들이 문화가 앞서 있다는 것을 말하는 것이다.

일본 여성의 하지와 키에 관해 다시 이야기하기로 한다.

존경하는 벗 오가다 박사의 다이쇼 연대의 계측에 의하면 상체와 하지의 비율은 50에 대해 44.4이었다. 그것이 다께우찌 박사가 쇼와 연두에 계측한 바에 의하면 50에 대해 51.7로 되어 있다. 전쟁 발발 직전, 당시의 인기 여배우 오리에쯔사가, 카리타치노보루, 쿠로다키요의 3인의 상체와 하지가 점점 발달하고 있는 것을 말해 주고 있다.

---

14) 장심(掌心) ; 발바닥의 움푹 들어간 곳

다시 전후 개최된 미스 재팬의 우승자 10명에 관한 비율은 50에 대해 55.4로 되어 있다. 구미 시민의 여성 평균비율은 50에 대해 54.1 정도이다. 아마도 구미의 인기 여배우를 계측했다면 54.1 정도가 아니고 미스 재팬 10명의 평균을 웃돌겠지만 어떻든 일본 여성의 하지가 점차 발달하여 온 점은 주목할 만한 가치가 있는 것이다.

다리의 정용법

종전 당시 일시 세력이 약해졌던 하이힐 구두가 최근 일본 여성 사이에 유행하고 있다. 하이힐이 가져오는 건강상의 장해에 관해서는 〈사지편〉에 상술하므로 여기서는 할애한다. 미국처럼 외출 시에 모두 자동차를 이용하는 국민에 있어서는 하이힐의 해(害)도 문제가 되지 않으나 요철이 심한 길을 걸어야 하고 혼잡한 전차에 시달리는 일본인의 생활에 있어 감히 하이힐을 신는다는 것은 건강생활상 중대한 문제가 아닐 수 없다.

원래 구두나 나막신의 바닥은 평균으로 고르게 닳게 되는 것이 누구나 알 수 있는 발의 건강자이다. 뒤꿈치의 바깥쪽이 특별히 빨리 닳는다든지 구두 앞이 먼저 상한다든가 하는 것은 하지에 고장이 있다는 표지로 보아야 한다. 그리고 하지의 고장은 바로 생체의 다른 부분으로 파급되어 간다.

나는 하지의 건강을 위해 평상(平床), 붕어, 모관, 합척법 등을 내용으로 하는 6대 법칙을 내세우고 있는데, 특히 정용(整容)과 미용(美容)을 위해 미용기를 창안하여 많은 애용자로부터 감사를 받고 있다. 미용기를 정성스레 이용하면 무 다리는 적당하게 가늘어지고 학처럼 가는 빈약한 다리는 살과 지방이 붙어서 적절하게 균제가 잡힌 굵기가 된다.

또 구두 닳는 모양이 고르지 못한 사람들을 위해 각유법이라는 운동법을 창안하여 이의 실행을 장려하고 있다. 그 운동법은 다음과 같이 하는 것으로 극히 간단하다.

우선 반듯이 바로 누워서 두 발을 한 자정도 높이의 이불이나 받침대로 올려 놓고 다시 두발의 간격을 한 자 정도 벌린다. 그리고 양발을 동시에 안쪽으로 5번, 바깥쪽으로 5번, 다시 안쪽으로 5번, 바깥쪽으로 5번, 이렇게 도합 40회를 비트는 운동이다.

이 운동은 최소한 20번 실행하지 않으면 효과가 나타나지 않는다. 또 실행하여 피로를 느끼는 사람은, 20번에서 시작하여 서서히 횟수를 늘려 40번에 접근시켜 가도록 한다. 이것을 2주간이고 3주간이고 계속하면 구두 닳는 모양이 다르게 되돌아온다.

결국 이 운동은 하지 뒤의 장미정맥을 비트는 운동이어서 아무리 피로한 때라도 이 운동을 하면 안면이 되고 깊은 잠에 들게 된다. 또 치질도 낫게 된다. 일종의 젊어지는 비법이기도 한 것을 부기하여 둔다. 이 운동과 함께 영양면에서 생야채식을 실천하면 금상첨화가 되는 것이다.

3. 목

목덜미의 미

여기서 목덜미[襟脚]는 보통 목덜미의 머리털이 난 부분을 이른다. 도쿠가와 시대에서 메이지 시대에 걸쳐 여성미 하나의 조건으로서 목덜미의 미가 손꼽히게 되었다. 화복의 목이 깃을 단정하게 길게 **빼어** 고운 뒷머리와 목을 보라는 듯이 노출하는 모습이 여성미로 되어 있다.

그런데 양장의 생활이 일반 가정에 받아 들여져 단발의 퍼머넌트 물결로 목덜미를 꾸미고 활보하는 근대 여성에게는 뒷머리의 미 같은 것이 고전적인 존재 정도로 알고 이미 잊혀져 버렸다. 그런데 근래의 중년 여성에는 뒷머리를 위로 치켜 올려서 목덜미의 미를 노출하는 것이 한편에서는 유행하고 있다.

목덜미의 정중부 발제(髮際)에서 옅은 홈이 경추골 제 7번 컬러 버튼에 걸쳐 세로로 파이고 그 좌우에는 승모근이 둑[堤]모양 약간 솟아올라 보인다. 극히 평범하고 단조로운 목덜미에 이 같은 변화를 주고 있는 목덜미의 발제는 확실히 그대로 미끈한 것보다는 아름다울 터이다.

이 양쪽의 둑 모양이 비교적 높은 사람은 다시 그 좌우에 낮은 골짜기를 만들어서 목덜미에 결굴 세 줄기의 옅은 홈을 그리는 것이 된다. 이 옅은 홈에 발제를 유도하여 세 줄기의 목덜미를 보이는 것이다. 즉, 이 변화가 전연 보이지 않는 것, 옅은 홈이 한 줄기만이 보이는 것, 또 중앙의 옅은 홈의 양쪽에 다시 낮은 골짜기가 보이는 것의 세 가지로 분류 된다. 그리고 이 변화가 많은 것일수록 아름답다. 이것은 단조로운 흰 목덜미에 그려지는 근육 줄기의 무늬이다.

오늘날의 청년이 외국영화를 흉내 내서 애인의 목에 입을 맞추고 네킹(necking)이라고 멋을 부리고, 여성의 목덜미에 미를 인식하는 사람이 과연 몇 명이나 될지 의문이다.

목의 미

목은 두부(頭部)와 구간부(軀幹部)를 연결하는 장소로 그 굵기는 머리 크기와 어깨넓이와의 균제미에서 산출될 것이리라 생각된다. 대체로 구미 여성은 굵고 일본 여성은 가는 편이다. 이것을 형용하여 구미 부인은 수려(秀麗)하고 일본

부인의 목은 우미(優美)하다고 한다. 후두부에서 경추로 내려온 선이 후지산 기슭의 들판에 둥그스름한 모양이 가미 된 것처럼 좌우 어깨에 온화하게 미끄러져 내리는 생태는 우리들의 미관(美觀)을 일으키기에 충분하다.

나체부의 아름다움은 대개가 성감을 수반하는 데서 이성을 매혹하는 경우가 많은 데, 나는 목에서 어깨에 걸친 미관이야말로 순수한 여성의 생태미를 발휘하고 있지는 않을까 생각하고 있다.

구미 여성은 운동이 충분하므로 승모근이 발달하여 폭이 넓고 어깨가 넓어 보이는데, 종래 일본여성은 운동이 부족하였으므로 승모근이 빈약하여 어깨 폭이 좁고 두께도 빈약하여 매우 약해 보인다.

근래에 외국 영화에 자극되어 일본인의 어깨에 어깨바대 같은 것을 넣어서 어깨를 세게 보이는 일이 유행하지만, 봉건사상 시대의 일본여성은 비단옷의 무게에도 못 견딜 것 같은 처진 어깨가 미인의 특징이라는 데, 이것은 일종의 퇴폐미의 종류에 속하는 것일 것이다.

처진 어깨도 화복으로 싸여 있을 동안은 좋아도 한번 나체가 되면 목에서 어깨에 이르는 빈약함은 어찌할 도리가 없을 것이다. 거기에 흉쇄유두근이 흉골과 상단이 서로 만나는 흉상와는 깊이 파여서 아무래도 병적인 느낌을 준다. 이것도 화복의 경우는 넘길 수 있지만 양장이다 하면 들어나게 될 기회는 많아진다.

예부터 굵은 목의 여성은 의지가 세고 감정도 세며, 가는 목의 여성은 의지가 약하고 신경질이라고 한다. 목은 용적에 비해서 중량이 큰 머리를 지탱하는 구조이므로 그 구조가 강고(强固)해야 한다. 무의식 중에 직립했을 경우 대개의 부인은 목에서 전신의 중심선이 굽어져 있다.

직립한 경우 귀 앞의 수직선이 어깨의 중심을 통해 하복부를 지나 복사뼈로 내리도록 되지 않으면 전체적인 기능미를 가진 생체라고 할 수 없다.

또 의자에 걸터앉아서 집무할 경우도 같아서 뒤 앞의 선이 어깨의 중심을 통하고 복부에서 허리까지 비스듬하게 일직선을 그리도록 되는 것이 아름다운 용자(容姿)이고 생리적으로도 합목적적인 것이다. 이 경우 귀 앞의 선, 목의 중심선, 가슴의 선, 복부의 선이 각각 멋대로 각도를 그리고, 따로따로 되어 있다면 그만큼 피로가 더 쌓이는 것으로 보아야 한다.

각선이 동일 각도여서 즉, 머리로부터 허리까지 일직선으로 되어 집무할 때 피로는 가장 적은 것이다. 예부터 목이 굽은 자는 단명하다고 한다. 일찍 죽는다는 요자(夭字)를 풀어보면 상형문자의 묘미를 터득할 수 있을 것이다.

나는 목이 그리는 곡선을 생리적으로 바른, 해부학적인 배치로 유지하기 위해 야간의 수면 시간을 이용하여 평상에 누워 자고 통나무를 두 개로 쪼갠 목침을 목에 대고 잘 것을 주장한다. 동시에 등배 운동의 준비 운동으로 목의 운동을 충분히 받아들여서 소기의 목적에 부응하려 한다. 그래서 악하현수기(顎河縣垂器)는 이 목적에 합치하는 것이다.

4. 어깨

어깨 미의 변천

목의 항목에서 언급했지만 일본 여성의 어깨는 구미 여성에 비교해 둥그스럼하게 되어 있다.

소위 처진 어깨이다. 처진 어깨를 아름답다고 하는데 개중에는 구미 여성처럼 벌어진 편이 아름답다는 사람도 젊은 층에는 상당히 많고, 젊은 일본 여성도 어깨를 벌어져 보이기 위해 양복의 어깨에 어깨비대를 몰래 넣고 있다. 수익을 올리는데 약삭빠른 양장점은 고무제 어깨바대를 여러 종류 갖추고 양장 여성의 환심을 끌고 있다. 옛날에는 둥근형은 여성미를, 벌어진 형 즉, 모난형은 남성미를 나타내는 것이었는데, 오늘날에는 남녀 동권사상이 어깨 모양에도 영향을 끼쳐 같은 것을 넣게 된 것으로 추측된다.

풍류인을 자처하는 한 친구가 둥근 어깨를 포옹했을 때의 느낌과 모난 어깨를 포옹했을 경우는 전혀 다르다고 한다. 여성은 둥근 어깨가 아니면 안된다 고 주장한즉, 다른 친구는 그것은 자네가 남존여비의 봉건사상을 포옹하기 때문이라고 반박한 적이 있었다. 봉건사상에서 온 것인지는 모르겠으나 도쿠가와 시대의 미인화, 중국 당송 시대의 미인화 등은 모두 둥근 어깨에 가는 허리를 하고 있다.

각 민족의 어깨 형태

참고로 각 민족의 여성어깨와 목이 붙은 상황을 표시한다.

민족명 (여성)	어깨의 형	목의 형
일본	둥글다	짧다 · 가늘다
한국	약간 모나다	짧다 · 가늘다
중국	〃	짧다 · 가늘다
인도차이나	모나다	길다 · 가늘다
페르시아	〃	길다 · 굵다
하와이	〃	약간짧다 · 굵다
구미	모나다	짧다 · 가늘다
인도	〃	짧다 · 굵다
아라비아	〃	길다 · 굵다
니그로	〃	아주 짧다 · 굵다

어깨의 모양은 어떻든 앞으로 돌출하고 있는 어깨는 일종의 기형감을 준다. 나는 어깨의 미를 유지하기 위해서 등배운동의 준비운동 중에 어깨의 운동을 첨

가해 놓았으므로 이것을 아침저녁으로 실행함으로써 어깨의 미는 유지 될 수 있을 것이다.

5. 유방

성과 유방

「쟌(Jane)은 잠이 깨면 언제나 한쪽 유방이 밖으로 빠져 나와 있었다. 그것을 줄리안(Julian)은 외박하는 상전(橡殿)이라고 부르고 나머지 하나의 유방을 난봉꾼[好色漢]이라고 불렀다. 그 꼭대기의 장미색 꽃을 보면 만지지 않고는 있을 수 없기 때문이라는 것이다. 그 두 개의 유방 사이의 깊은 홈을 언제나 나누고 지낸다 해서 그것을 「남작부인의 산책로」 라는 별명이 붙여지고 그 다음의 비밀 길은 예(例)의 오타(Otta)의 계곡을 연상하여 「다마스커스의 길」 이라고 이름을 붙였다.」

위의 귀절은 모파상의 〈여자의 일생〉에서 옮겨 적은 것인데 유방의 아름다움과 유방과 성의 관계가 단연 그럴 듯하게 아름답게 이야기 되고 있다. 아름다운 유방은 여성에게 치부(恥部)에 다음가는 비밀의 장소로서 차단되고 가려져 이성이 엿보는 것을 금하고 있다. 옛 조각 메디치의 비너스는 오른손으로 유방을 왼손으로 치부를 은폐하고 있으며 옛 센류우 에서는 「물에 잠겨서도 유방을 가리는 목욕탕」 이라고 하여 자연스럽게 유방을 가리게 한다. 그리고 이 은폐의 반동으로 에도시대 풍속 화가들은 즐겨 유방을 노출시켜 남성의 호기심을 자아내게 하였던 것이다.

성생활과 유방, 성교 시에 주는 특수한 감촉 등에 관해서 여기서는 이만하는 것으로 한다. 유방은 미와 애의 초점이라고 한다. 따라서 그것은 성에 연결되어 있다.

다른 집을 방문 할 때 우리들은 우선 현관에서 초인종을 누르는 습관이 있는데 성학자 들은 유방은 성의 초인종이므로 우선 격조했던 인사를 해야 한다는 것을 잊어서는 안 된다고 말한다. 우리들은 영아시기로 돌아갈 때 거기에 상기되는 것은 어머니의 유방이고 또 유방의 안쪽에는 심장이 두근거리고 있다는 것을 잊어서는 안 된다.

모양은 인종에 따라 다르다

구미 여성의 유방은 발육이 좋아 비대하게 되어 있는데 그것에 비하면 일본 여성의 것은 작으나 모양의 측면에서는 만두형으로 솟아나서 사랑스럽게 보인다. 구미인은 풍염한 전부와 큰 유방을 미인의 조건으로 하는데 일본에서는 버들허리라고 해서 가는 허리와 작은 유방을 미인의 조건으로 삼아 왔다. 그러나 풍속화가들이 가는 허리를 그리면서 유방만은 상당히 크게 그리는 것은 세상의 풍류인들의 호기심을 사기 위한 것이다.

물론 유방의 대소는 구간의 대소와의 비교에서 오는 균제미로부터 논하지 않으면 안 되는 문제이지만, 아무튼 큰 유방은 모양이 무너지기 쉬운데서 일본에서는 작은 유방을 높이 평가하는 것이다.

유방의 형태는 반구형 즉, 벨(bell) 모양이 이상적이라는데 처녀시대의 유방은 동서양을 불문하고 이 형이다. 구미에서는 이 형을 비너스형이라고 해서 처녀도 결혼한 부인도 이 형을 닮았으면 한다.

유방은 임신, 분만, 수유 등에 의해 형태는 변형되지만 선천적인 인종적 특징에도 따른다. 남방의 순다(Sunda)족이나 자바(Java)족은 일본인에게 못지않은 아름다운 유방을 갖고 있다.

중국의 여성들은 그 크기가 일본 여성 정도지만 형태가 무너져 있는 수가 많다. 호텐톳트(Hottentot)의 부인은 일견하여 기형 같이 보이는 수세미 같은 유방을 드리우고 있는데 그것이 그들 사이에서는 미인으로 되어 있다. 또 각각 사람에 의해서도 그 형태나 위치가 다르다.

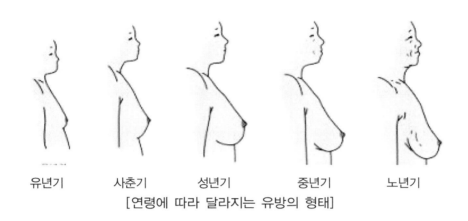

| 유년기 | 사춘기 | 성년기 | 중년기 | 노년기 |

[연령에 따라 달라지는 유방의 형태]

유방의 위치

다음에 유방의 위치를 검토해 보자. 우선 유방의 위치는 늑골의 제 4에서 제 5를 중심으로 그 상하와 좌우로 솟아나고 그 기슭의 선은 위는 3, 아래는 7의 늑골에 이르러 끝난다.

또 유방의 간격도 여러 가지이며 미술가들의 말을 들어보면 두 유두의 사이에 본인의 머리가 완전히 들어 갈 수 있을 정도가 아름답다고 한다. 멩게는 직립시키고 견갑골의 중앙에서 흉골(胸骨)에 대해 평행선을 긋고 그 선상에 유두가 있는 것이 이상적이라고 한다. 그것으로 유두의 간격은 정해지는 셈이다. 다음에 상하의 위치는 겨드랑이의 끝에서 제 5늑골이 붙은 곳으로 사선을 긋고 그 것이 앞에 적은 견갑골의 중앙에서 그은 선과 만나는 것이 유방의 바른 위치라는 것이다. 또 다른 기학학적인 해설이다.

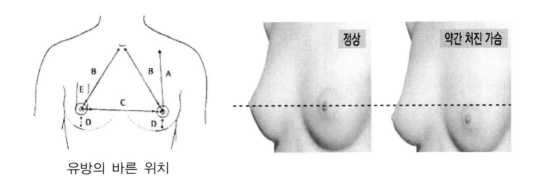

유방의 바른 위치

그러나 여성의 실태에 관해 보면, 그 위치는 제각기 달라서 너무 올라간 것, 너무 내려온 것, 옆으로 치우쳐 있는 것 등이 있어서 멩게의 기학적 위치대로는 안 가는 모양이다.

또 유방의 위치는 신장과 관계를 갖고 있으며 어떤 학자는 유방의 위치는 귀와 쇄골을 기초로 하여 결정하지 않으면 안 된다고 주장하고 있다. 일반적으로 구미인은 상위의 것이 많고 동양인은 하위의 것이 많은 모양이다.

유두, 유경, 유운

누구나 알고 있듯이 유방은 반구형을 하고 있는데 그 앞에 의학자들이 유취(乳嘴)로 부르는 귀여운 유두(乳頭)가 머리를 쳐들고 있다.

유두의 주위는 유운(乳暈)이라고 해서 달님이 달무리를 쓴 것처럼 되어 있다. 일본 여성의 유운은 직경이 3.5cm인데 자바 근방의 여성에게는 직경이 6cm의 큰 유운을 갖고 있는 것도 진기하지 않다는 것이다.

유두에는 수많은 소유두가 집합해 있고 그것이 전체적으로 점막에 싸여 있다. 유두가 유운과 접속하는 곳은 가늘고 길게 조여져서 유아가 빠는데 적합한 구조로 되는데 이것이 이른바 유경(乳頸)이다. 유두의 크기와 유경의 굵기는 수유에 크게 관계되므로 유방 전체의 미관의 점만이 아니고 사랑하는 애기가 젖을 **빠는데** 적합하도록 해주지 않으면 안 된다.

좌우의 유방은 같은 형태일 것으로 생각하지만 정확하게 조사해 본 결과 여러 가지 점에서 다르다는 것을 발견할 것이다. 또 일견 같은 것같이 보여도 그 젖이 나오는 상태, 젖의 양 등에 상위(相違)가 있는 것은 마치 좌우의 손이 같은 것같이 보여도 그 활동이 다른 것과 같은 것이다.

유두와 유운은 처녀시절에는 뽀얗게 아름다운 담홍색을 나타내며 정말로 유방의 사랑의 언덕에 꽃을 놓은 것처럼 아름답지만 중년이후가 되면 담홍색은 갈색으로 변한다. 또 중년이전이라도 임신하게 되면 검은 빛을 띠고 유방의 형태도 무너져 오게 된다.

시대와 유방미

옛날 일본 여성들은 유방이 크면 옷의 가슴 부위가 넓어져서 예모가 없는 것처럼 보이고, 허리가 굵으면 옷기슴의 재단을 맵시 있게 못한다고 해서 정장하기 전에 유방이나 허리를 하얗게 나오지 못하도록 묶어 놓았던 것이다.

그러나 풍속화가들은 허리의 선은 당시의 통념에 따라서 가는 허리를 그렸지만 유방이 부푼 것만은 어깨로부터 허리띠로 내리는 선을 부풀게 하여서 특히 유방의 소재를 은근히 풍기게 하였던 것이다.

그런데 오늘날의 양장 여성은 모양이 좋은 유방의 아름다움을 의상을 통하여 과시하려고 고심하고 있다. 그것이 양장점의 고무제 유방패드로 나타난 것이다. 근래 양장 여성은 브래지어 속에 인조 유방 패드를 몰래 넣고 보란 듯이 긴자 거리를 걷고 있다. 청년들은 또 그녀들을 다방으로 영화관으로 안내하고 그녀들 가슴의 사랑의 언덕에 매혹되어 스스로의 가슴을 두근거리게 한다. 그러나 근래는, 남성의 사랑의 속삭임에도 옛날 일본 여성들의 수줍은 모습은 보이지 않는다. 그것은 고무로된의 유방 패드에는 사랑의 혈조가 흐르지 않는 탓이리라.

나체부의 구간부는 두 개의 유두와 한 개의 배꼽의 3 점에 의해 구심적으로 통일되어 있다. 또 두 개의 유방과 거기에 이어 좌우 하부 늑골부가 약간 부풀어 오른 것과 그리고 배꼽 아래의 넓고 차분한 구릉에 의해 원심적인 넓은 폭과 깊이를 주고 있다. 그리고 이들의 기점은 유방이다.

유방은 어깨로부터 내려 온 선을 부드럽고 높게 부풀게 하고 정면에 가까이에서는 부드러운 담홍색을 받아들여 유운을 만들고, 정점에서는 귀여운 봉오리를 피게 한다. 다시 하강해서는 복부에서 온화한 경사를 이루고 있다. 두 개의 사랑의 언덕 사이의 골짜기는 수월[15]의 계곡으로 우묵하게 파져서 정중선을 타고 배꼽으로 연결되어 간다.

두 개의 유방이 그리는 형태와 색의 변화, 지방을 바탕으로 한 부드러운 탄력이 넘치는 곡선, 윤이 나서 반짝이는 기슭의 살결, 우묵 파인 골짜기, 신정의 딸기 같은 유두, 이런 등등의 경관을 눈앞에 보고서는 모파상의 줄리안이 아니라도 강중의 구슬처럼 닿게 하지 않고는 견딜 수 없는 유혹을 느낄 것이다.

유방이야말로 「겨울에도 꽃피는 장미, 비단으로 덮인 두 개의 태양」 (호프만, Hoffman)이다. 호리구씨는 유방을 칭하여 「페미니티(feminity)의 기처, 인체미학의 망루(望樓)」 라고 쓰고 있다.

유방의 정용

풍만하고 둥근 유방을 융기시키는 흉부의 윤곽은 매혹적이다. 우리들은 유방의 허실의 묘취(妙趣)를 지니게 하기 위해 근육과 지방의 균형이 잡힌 흉부의 발달, 젖샘[乳腺]과 생식호르몬의 촉진, 혈액순환의 적정 등을 들 수 있

---

15) 수월(水月) : 물과 달이 서로 비치는 듯한 친교

다.

나는 **평상과 경침**에 의해 어깨에서 흉부에 걸친 근골을 생리적으로 바르게 하고 특히 **붕어운동**에 있어서는 양 팔을 충분히 벌려서 흉근에 자극을 주면서 두 손을 목에 깍지 끼어 댄다.

또 **등배운동**의 준비 운동에 있어서도 경부와 상지의 운동에 의해 흉근이나 유선에 자극을 주고 본 운동에 있어서는 등에서 가슴 및 배에 걸쳐서 전체적인 운동을 주어 유방의 발달을 하도록 한다. 그리고 이들 운동은 스스로 혈액순환을 촉진하고 내분비를 생리적으로 바르게 하는 것임을 각각 그 항에서 설명하였으므로 여기서는 사족을 붙이지 않는다. 단, 미용기는 유방에 대해 가장 효과적이라는 것을 말한다.

일반적으로 유선과 유방의 관계는 잘 아는데 유선과 유방과 생식(生食)의 관계는 의가(醫家), 전문가 사이에도 알려지지 않고 있다. 나는 유선 및 유방의 아름다움도 영양적으로는 생식(生食)에 의해 실현될 수 있다는 것을 부기하여 놓고자 하는 것이다.

왕년에 큐슈 대학의 쿠라쯔 의학박사(당시는 의학사) 부인이 유선염이어서 한쪽 유방을 수술하고 한 쪽도 수술하지 않으면 안 된다고 할 때 나의 주장을 받아들여 생식요법을 시작한 결과, 전에 수술하여 나오지 않게 된 유방에서 젖이 나오게 되고 또 수술하지 않으면 안 된다던 유방도 수술하지 않고 전치(全治)된 사실을 여기서 보고하여 둔다.

더구나 쿠라쯔네 부인이 하루에 섭취한 칼로리는 1000칼로리이며, 그 중에서 600칼로리는 젖으로 유아에게 주고 부인 자신의 영양은 하루에 400칼로리로 그런데도 완치된 것이다. 오늘날의 영양학자가 말하는 칼로리 수치는 진실 같아 보이지만 사실은 좀 다르다.

6. 복부

가는 허리의 미

형태적으로는 상복부는 흉부에 걸쳐서 넓어지고 하복부는 골반을 주축으로 하여 생체 중 가장 넓은 폭을 보이고 있다. 남자에게서는 골반부의 퍼진 것이 그다지 크지 않다. 따라서 복부는 원통상을 이루는데 여자에게는 가는 허리의 잘록한 곳을 중심으로 상하로 퍼져 마치 누에고치 모양으로 되어 생체에 전체적인 바디라인을 형성한다.

그리고 이 가는 허리가 잘록할수록 구간에 완곡미를 주는 것으로 일본에서는 이를 벌허리(蜂腰)라고 부른다. 구미 여성은 생체 전체의 미는 벌허리의 여하에 따라 결정된다고 하여, 그 때문에 코르셋을 끼워서 가는 허리의 미를 나타 내려고 한다. 인위적으로 가는 허리의 미를 보이려고 잘록하게 매는 것이 건강상 좋지 않은 것은 당연하며, 오늘날 구미 여성 사이에는 중세기의 미인 그림에서 보는 것과 같은 극단적인 벌허리는 자취를 감추었다.

구미 여성의 호리호리한 용모, 부드럽게 조여진 동체, 그것이 두 개의 방추상의 대퇴에 박혀지는 균제미는 일본 여성으로는 멀리 미치지 못하는 바일 것이다.

그러나 오늘날의 젊은 일본 여성 사이에는 구미 여성 못지않게 균형이 잡힌 기능미를 발휘하고 있는 많은 여성을 볼수 있다.

복부의 기복

만담가는 등과 배를 구별하기 위해 배꼽이 있는 것이라고 야담의학을 내놓기도 한다. 등과 배는 배꼽이 없으면 구별이 안 될 정도로 평범하고 단조로운 것일지 모른다. 배[腹]에서 누구에게도 볼 수 있는 것은 배꼽과 하복부와 대퇴부의 경계를 짓는 고구선(股溝線)과 음부의 언덕이다.

배꼽에 관해서는 나중에 설명 하겠지만 고구선은 외음부에서 대퇴가 붙은 곳을 따라 사선을 이루는 매우 우미(優美)한 고혹적인 선이다. 음부의 언덕은 일명 비너스의 언덕이라 애칭 되는 것으로 특히 젊은 여성에 있어서는 복부에 지방이 침착되고 있지 않으므로, 아름답고 풍만하게 형성되어 있다.

하복부의 부드러운 곡선은 젊은 여성의 매력을 나타내는 것인데, 이것이 중년이 되면 조금씩 지방이 축적되어 변화된 모습을 보인다. 복부의 미는 복벽이 팽팽하여 탄력성이 있는 것이며 이것이 결국 건강체를 표상하는 것이다.

시험 삼아 나체부(裸婦)에게 여러 가지 포즈를 취하게 해 본 결과 여러 가지 형태의 변화를 보이는 것을 알 수가 있었다. 그 첫 번째는 하복부에 볼록한 언덕이 나타났다. 그 다음엔 배꼽위의 정중선을 끼고 작은 파도의 물결이 보이는 수도 있었다. 그리고 또 좌우의 유방 아래 약간 높은 기복을 그려 보이는 수가 있었다. 또한 뼈 없는 복부가 솟아 올라 옆으로 주름을 보여 주기도 하고 때로는 깊게 홈이 파이면서 복부근 의 묘한 조각의 기예를 나타내는 수도 있다.

로댕은 말하기를, 「나는 동체(胴體)나 혹은 사지가 여러 가지로 부풀어 나온데 대해 그 피부의 속으로 깊숙이 퍼지는 근육이나 골격의 기복을 느끼도록 노력한다.」고 했다. 또 로댕을 방문한 구셀은 「 나는 복부의 전체 용량 속에 매우 많은 희미한 기복을 지켜보고 있었다.」 라고 하였다.

한눈으로 보아 단순한 것 같으면서도 실제는 비할 데 없이 복잡한 복부내의 뇌라 불리는 태양신경총이 여러 많은 신경총의 중심이 되어 있는 것, 뇌척수 신경에 대립하는 자율신경의 중추가 복강 내 있는 것, 그리고 도 생체의 중심점이 복강에 있으며 모든 운동의 물리적 중심은 복강 내에서 임기응변의 조직에 대처하는 것은 다른 편에서 상술하였으므로 여기서는 이만한다.

다만, 표정미의 기본이 되는 정신적 기초의 어느 부분은 이 자율신경에 의하는 것임을 잊어서는 안 된다.

복부의 정용법

복부만을 아름답게 한다는 것은 의미가 없는 것이며, 생체 전체를 강화하고 미화함으로써 복부는 자연히 아름답게 되는 것이다. 나의 육대 법칙은 이것을 겨눈 것으로 특히 등배 운동은 그런 것이다. 또 자기진단법의 다섯 방법도 진단법이기도 하지만 복근의 강화법과 미화법으로 효과를 내는 것은 물론이다.

특히 복부강화법으로서 공법(拱法), 궁현법(弓弦法), 이완법(弛緩法), 배부신정법(背部伸展法) 등의 여러 운동법을 창안하여 각자의 건강 상태에 따라 이용하도록 하고 있다. 손쉬운 방법으로 인체선전의, 악화현수기 등의 이용을 권장하고 싶다. 건강나막신이 이 목적에 맞는 것이다.

7. 배꼽

배꼽 연구로 고생하다

누구나 알고 있듯이 배꼽은 모체 내에 있는 동안 모체의 태반으로부터 양분을 보급하던 탯줄의 흔적이다. 출산 후 할 일을 다 한 배꼽은 복부 중앙에 특이하게 우묵하게 들어앉아서 은퇴생활을 보내고 있다.

나는 배꼽의 모양과 그 위치에서 그 사람의 건강상태를 알아내려고 하여 목욕탕에 가보기도 하고 저녁을 사고 배꼽의 사진을 찍는다든지 어떤 때는 색정광시(色情狂視)되어 물의를 일으키지 않을까 하는 정도까지 간 적도 있다. 지금에 와서는 웃음거리가 되지만 당시는 진지하였다. 완고한 노인들의 눈총을 받으면서 배꼽을 찾아 돌아다녔으므로 저녁에 자리에 누워서도 여러 가지 모양의 배꼽이 눈앞에 떠올라 괴로움을 겪은 일도 있다.

모양이 좋은 배꼽이 부드럽게 배의 한가운데에 우묵 파여 있는 생태미에 접하면, 배꼽에 대한 그 동안의 고생이 한 번에 잊혀 지는 일도 있었다. 이런 것 등은 배꼽에 심취한 사람이 아니고서는 알수 없는 배꼽의 중요성 이라고 할 것이다.

배꼽의 위치와 모양

배꼽은 배의 한가운데에 우묵 파여 있다고 하지만 구미인의 배꼽은 얼마간 위쪽에 있고 흑인의 것은 아래쪽에 있고 황인종의 것은 중앙에 있다는 것은 외국의 매니아가 한 말이다. 이것도 외국 배꼽광의 멋대로의 설명이지만 문화의 정도가 높아지면 질수록 배꼽의 위치도 높아지게 된다는 것이다. 그리하여 백인은 위, 황색인은 가운데, 흑인은 아래라고 말하고 있다.

신쥬쿠 병원의 원장을 하던 니와세 라는 사람이 일본 여성 1,000명에 대해 배꼽의 위치를 연구한 보고는 다음과 같다.

치골결합 상연과 흉골검상돌기를 연결하면, 대체로 그 선상에 배꼽에 있는데 그 중심점보다 위쪽에 있는 것이 22.5% 아래쪽이 69.5% 이었다.

배꼽의 모양은 천차만별이다. 나는 이것을 여러 가지로 분류하고 있으나 통속적으로는 둥글게 함몰 한 절구모양의 것이 보통이고 밖으로 튀어 나온 모양의 것은 기형이다.

그리고 이 절구형의 것도 차를 끓일 수 있을 것 같이 깊이 파인 것, 배꼽의 때가 보이게 나와 있는 것, 오른쪽으로 기울이든가, 왼쪽으로 눕든가, 위로 당겨지든가, 아래로 처지든가, 가로로 파인 것, 파인 곳에서 반도(半島)나 갑(岬)모양으로 내미는 것, 항만 모양으로 들어 간 것 등 정밀히 조사해 보니 그 모양이 마치 우리들의 얼굴이 각각인 것처럼 다르게 되어 있다.

아니 변화가 많은 점에서는 얼굴의 유가 아니다. 얼굴은 변이로 설명할 수 있지만 배꼽은 변화하고 있는 것이다. 그러나 이상적인 배꼽의 형은 역시 둥글고 소라의 뚜껑처럼 들어가 있어 주위에 주름이나 출입이 적으며 보기만 해도 안정감을 주는 형태일 것이다. 중국에서 자두[李]도 넣을 만 한 배꼽이 상운(上運)이라고 하는 데 공자의 배꼽이 이것이었다고 한다.

송나라의 진희이 는 다음과 같이 말하고 있다.

「배꼽을 근맥(筋脈)의 집[舍]으로 삼고 육부령(六腑領)의 관문으로 삼는다. 깊고 넓은 것은 지혜롭고 복이 있고 얕고 좁은 것은 어리석고 박하고 위로 향한 것은 복되고 지혜롭고 아래로 향한 것은 가난하고 어리석고, 낮은 것은 사려가 없고 높은 것은 식량이 없다. 커서 능히 자두를 넣을 만한 것은 상운, 볼록[凸]하게 나오고 얕고 작은 것은 선의 상이 아니다」

변하는 배꼽의 위치와 형태

배꼽은 은거 생활을 하므로 변화가 없을 것이라고 하는 사람도 있지만, 마치 오늘날의 경제와 같아서 임신하거나 복강에 장해가 생기면 은거처로 보내오는 것도 달라져 배꼽의 생활도 다소 변화가 생기게 된다고 보며 사실 변화가 온다. 복강에 장해를 없애기 위해 내가 창안한 복근강화법을 실행하여 저도 모르는 사이 배꼽의 위치가 높아진 여성이 여럿이라는 것을 부언하여 둔다. 동시에 배꼽의 형태도 곱게 된 것은 물론인데, 곱게 하는 것이 본래 주목적은 아니었으니 「배꼽도 고와졌군요」 하고 내가 정색을 하고 말을 걸어도 부인들은 들어주지 않았다.

배꼽에 대한 공작을 하지 않아도 영양이 좋아져서 살이 붙으면 배꼽은 가로로 넓어지게 되고 병약자가 건강이 회복되면 배꼽도 원형을 그리게 된다. 건강미가 있고 속이 깊은 배꼽은 일품인 모양이다. 언제 보아도 한가한 듯한 배꼽도 생체의 경제 정세에 따라 다시 변하는 것을 알아야 한다. 배를 강화하고 미화함으로써 배꼽도 곱게 된다. 배꼽이 굽은 완고하고 성질이 삐뚤어진 자는 배꼽이 변하기는 어찌 변하는가 하고 큰소리 칠 지도 모르겠으나 확실히 배꼽은 곱게 할 수 있다.

자신의 삐뚤어진 근성을 일생 고칠 수 없다고 믿다가 막상 염라대왕 앞에 끌려 나갔을 때 굽은 배꼽을 숨기려 하고 후회해도 이미 늦은 것이다. 다음에 테오필고오체(Teo Filgoce)의 「배꼽의 시」를 옮겨서 배꼽축제의 말로 하려 한다.

「배꼽, 배의 별이여 나 그대를 사랑하노라, 조각된 대리석의 흰 살결이여, 안쪽 진영의 한가운데에 사랑의 신이 베풀어 주신 안일한 즐거움을 담은 봉인으로서.」

또 성서의 아가편(雅歌篇)에 「그대의 배꼽은 미주(美酒)가 항상 담긴 둥근 잔과 같다」 라고 배꼽을 칭송하고 있다.

8. 등

구부러진 여자와 젖혀진 남자

일본에는 예부터 구부러진 여자에 젖혀진 남자라는 말이 있다. 여성이 어느 정도 허리를 구부린 자태가 순종하는 양으로 보여서 부덕(부녀자의덕)을 나타내는 것이다. 이에 반해서 남자는 어디까지나 허리를 펴고 상체를 젖히는 몸으로 한 태도가 호기가 있어 보여 남자답다는 것이다. 이 같은 관념이 봉건시대의 유물이라는 것은 지금은 세 살짜리 어린이도 알고 있을 터이다. 억지로 남녀평등을 내세우지 않아도 남자와 여자가 인간으로서 사회생활을 하는 데는 하나는 젖혀지고 하나는 구부러져 있어 가지고는 자유나 평등의 이념, 남녀 간의 참된 애정도 말할 수 없다.

그런데 이 그릇된 관념이 오랫동안 일본 여성을 구부러지게 만들어 왔다. 구미 여성과 일본 여성을 함께 세워 놓고 보면 그 구부러진 정도를 여실히 알 수 있을 것이다. 구미 여성의 생체중심은, 귀의 앞쪽에서 어깨의 중심을 지나고, 배의 허리를 지나 복사뼈에 일직선으로 통한다. 그런데 일본 여성의 경우 얹은머리의 무게와 습관 된 미태 때문에 머리와 목의 중심선은 가슴의 뒤로 빠진다.

이 중심선의 부정 중력을 보충하기 위해 배를 앞으로 내밀게 된다. 그리고 또 앞으로 밀려나간 배의 부정 중력을 보충하기 위해 하지를 무릎 있는 곳에서 굽힌다. 즉, 일본 여성의 중심선은 대체로 3 개소에서 굴절되고 그것이 생체 내를 손상하는 것은 물론이고 일본 여성의 건강을 해치는 것은 당연하다. 이 점에 관해서는 체모편에서 상술하였으므로 참고하기 바란다.

체모와 등의 미

생체의 중심선이 수직적이라고 해도 그 것은 등뼈가 수직이라는 뜻은 아니다. 인간의 등뼈가 수직이라면 우리들의 생체는 극히 불안정한 상태여서 걸을 수도 운동할 수도 없을 것이다. 척추는 생리적 만곡이라고 해서 목에서 앞으로, 가슴에서는 뒤로 허리에서는 앞으로 변화에 적절히 대처 할 수 있도록 되었다.

등뼈가 갖는 세 개의 만곡선이 건강체의 여성에게는 근육과 지방 및 피부에 의해 아름답게 조각되어 있다. 그런데 무엇인가에 의해 그 대분은 하지의 장해에서 오는 것이지만, 가슴과 배의 사이가 깊게 우묵하게 들어가든지, 허리가 앞으로 별로 굽지 않고 너무 평탄하다든지 하여 모처럼의 아름다운 등의 곡선을 기형화하고 있는 여성이 상당수 있다. 자궁 전굴이라든가 후굴 등의 여성도 다소 등의 곡선미에 있어서 특히 허리에 결함을 갖고 있다.

많은 미술가들은 등[背]은 육[肉, 月]의 북쪽이라는 글자대로 거기에는 남쪽과 같은 아름다움이나 광택이 없다고 하는데 나는 등에는 독특한 미가 조각되어 있다고 생각한다.

정좌한 경우에 등뼈가 그리는 곡선, 등 들보 양쪽에 조용한 높은 둔덕, 가는 허리로부터 겨드랑이 밑으로 부풀어진 둥그스름한 살결, 거기에는 맑고 고요한 아름다움이 스며 나오고 있다. 동(動)을 잉태한 정(靜)이 그려져 있다.

그것이 한번 자태를 돌려 횡좌 한 경우 풍만한 허리 위로 떠오르는 요측부의 둥근 두렁, 다시 재전하여 복측부를 아래로 하고 무릎을 굽히고 상체를 둥글게 하였을 경우, 우리의 생체에도 이처럼 아름다운 곡선이 숨겨져 있었나하고 새삼 등의 곡선미에 눈을 뜨도록 할 것이다.

등의 곡선이야 말로 정(靜)에 살고 동(動)에 살며 참된 구안자의 가슴에 날아드는 숨겨진 생태미 이다

측만, 굽은 허리, 고양이 등

거리를 걷노라면 얼굴도 곱고 복장도 훌륭한데 용모와 자태가 어딘지 딱딱한 느낌을 주는 여성을 만나는 경우가 있다. 키도 크고, 살붙임도 좋은데 체모(體貌)전체에 어딘지 응어리가 있는 것처럼 보이는 여성이 있다. 그리고 대부분은 척추의 측만, 굽은 허리, 굽은 목 그리고 고양이 등인 경우를 흔히

볼 수 있다. 척추의 앞뒤의 만곡은 생리적인 것이므로 그것이 지나친 정도가 아닌 한 문제 삼을 것이 아니나 좌우의 만곡, 즉 측만은 목이 굽은 것도 포함해서 체모상 간과할 수 없다.

측만은 뇌척수신경 및 내장의 모든 장해에 관계를 갖고 굽은 허리는 생활 양식상 일본 여성에게 가장 많이 보이는 장해로 좌골신경통, 신장염, 장염, 골반 내 제장기의 고장 등과 관계가 있다. 또 고양이 등은 선천적인 경우도 있지만 폐기종이나 천식 등의 질환에서 오는 경우도 있다.

그러나 어느 것이든 이들 3자의 근본 원인은 하지에 있다는 것을 알아야 한다. 나는 20년래 「발은 만병의 근본이다.」 라고 주장해 왔는데 그 뒤에 연구가 진행되면서 체험이 쌓이면 쌓일수록 발의 장해가 생체의 질병원인이 되는 것을 더욱 분명히 이해하게 되었다. 하지만 건강하면 측만도 굽은 허리나 고양이 등, 굽은 목도 생기지 않는 다는 것을 단언할 수 있다.

나는 체모의 입장에서 평상, 붕어, 모관, 합장합척, 등배 운동의 6대 법칙을 들고 이것에 의해 체모의 건강미와 균형미를 구현 할 수 있는 가능성을 〈체모의 연구〉에서 서술해 왔다.

그리고 지금도 여성미를 앙양하는 입장에서도 다시 6대 법칙을 주장하는 것인데, 특히 측만, 굽은 허리, 고양이 등, 굽은 목 등의 장해를 갖고 있는 여성을 위해 미용기, 악화현수기, 인체선전의의 이용을 장려하는 것이다.

전쟁으로 정형외과 학이 장족의 진보를 했다는데 수술하지 않고도 치유되는 장해를 굳이 수술하여 옥과 같은 살에 타고난 것도 아닌 상흔을 남기는 등의 일은 문화인으로서는 단연 피해야 하는 새 시대의 의학상식이다.

등의 정용

얼굴에는 자신이 없지만 등에는 자신을 갖고 있다는 백레이스(Backlace, 등

노출)의 양장 아가씨를 만난 적이 있다. 미국의 해수욕장 같은 데서는 가끔 백레이스의 여성을 만났지만 일본에서는 최초의 일이었다.

카마쿠라에 있는 회원의 집에서의 이야기이다. 백레이스도 지극히 좋다는 나는 그 아가씨에게 참된 등의 미를 발휘하기 위해선 우선 **평상, 경침, 붕어, 모관, 합장합척, 등배 운동**을 하지 않으면 안 된다고 이야기 했는데 그 뒤는 어떻게 되었는지 궁금하였다.

지금쯤은 결혼 생활에 들어가서 소중한 등 같은 것을 어찌 사람들 앞에 내놓을까 보냐 하는 등을 말하고 있지는 않았으면 하고 생각하고 있다. 등에 인체미를 인정하지 않는다는 미술가가 있더라도, 인체미 구성의 전체적 입장에서 관찰할 때 등은 그의 근간이 되는 것임을 무시할 수 없으리라고 본다. 나는 생체 각 부위에 전체로서의 기능미를 발견하는 동시에 각 부위 특유의 미를 거기서 구해 즐기고 있다. 「성으로 본 미」, 「전체로서 본 미」만을 생각할 때 우리는 부분의 미를 놓지는 근시안자가 될 염려는 없을 것이다.

9. 둔부(臀部)

엉덩이는 미인가 추인가

여성미의 거장으로 유명한 화가 르느와르(Renoir)는 「여자에게 유방과 둔부의 풍염함이 없으면 나는 여자를 그리지 않으리라」고 말할 정도로 유방과 엉덩이의 신봉자였다. 일본에도 여성의 엉덩이 신봉자는 프랑스 못지않다. 그런데 한편 '엉덩이를 들이 댄다', '엉덩이를 걷어 올린다', '엉덩이를 닦는다' 등의 엉덩이 관계에 좋지 않은 숙어(熟語)가 있어 엉덩이가 아름다운 것인지 원래 깨끗지 못한 것이지, 판단에 갈피를 잡기 어려운 경우가 있다.

아름답고도 더러운 것이 엉덩이라고 깨달으면 엉덩이는 한 조각의 고깃덩어리에 불과한 것이 된다. 그런데 파헤쳐 내려가 보면 그곳에는 성기와 배설기가 동거하고 있는 것을 알 수 있다.

그러면 성기 쪽은 아름답고 배설기 쪽은 더러운 것인가 혹은 정신분석학의 전위기제가 작용하여 배설기가 성기를, 성기가 배설기를 전위하여 변태적 착오를 안 일으킨다고 할 수 없을 것이다. 예부터 남자의 엉덩이에 비해 여성의 그것은 크다고 한다. 적장을 향해 '내 엉덩이나 핥으라' 소리치며 걸어붙인 아키나의 엉덩이는 유명하게 회자되고 있다.

볼륨(Volume, 체적)이 커도 '엉덩이가 가볍다', 또는 '엉덩이가 빠르다', '엉덩이를 판다'에 이르러는 큰 엉덩이라고 함부로 칭찬할 수는 없다. 남녀의 둔부 각도는 즉, 선골 경사도 위에 제시된 그림과 같다. 남자는 6°~30°, 여자는 17°~43°여서 평균하여 남자는 18°, 여자는 30°으로 되어 있다. 이것은 후술하는 골반의 경사에 의한 것이다.

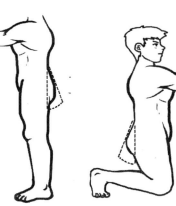
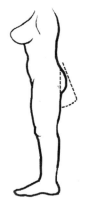
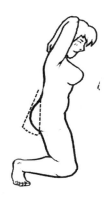

남자 –   남자 –   여자–   여자–
서있을 때 18°   앉았을 때 25°   서있을 때 30°   앉았을 때 39°

화복과 일본 여성의 엉덩이

구미 여성이 일본 여성보다 엉덩이가 큰 것은 누구나 인정하는 바이다. 어느 산부인과의 보고에 의하면 평균 10.6cm 크다고 한다. 물론 구미 여성은 키도 크므로 따라서 엉덩이도 큰 셈인데, 엉덩이의 크기가 실제보다도 크게 느껴지는 수도 있다.

종래의 일본 여성의 엉덩이의 크기는 그 폭에 있어서 어깨와 같다고 말하고 있었다. 즉, 가는 허리를 조여진 곳으로 하고 누에고치모양을 그리면 어깨폭과 엉덩이 폭이 꼭 고치 부픈 곳에 상당한다는 것이다. 구미 부인의 생체는 누에고치형 을 그리면 엉덩이 폭이 누에고치에서 삐져나와 버리는 것이다. 구미 여성은 또 엉덩이 크기를 과시하려고 하여 둔부 안에 공작을 하던가 하는데, 일본 여성은 거꾸로 둔부를 작게 보이려고 바랜 무명으로 졸라맨다든가 한다.

일본 여성은 큰 둔부가 품위 없는 것으로 보고 되도록 둔부를 적게, 둔부의 선을 수양버들처럼 우아하게 보이도록 한다. 폭이 넓은 허리띠로 둔부를 가리는 것도 둔부의 품위 없는 크기가 눈에 안 띄게 하려는 노력의 표현으로 보인다.

골반의 경사도

정식하게 말해서 둔부는 성감의 유인기관인 동시에 생식 기관이기도 하고 임신 기관이기도 하다. 따라서 생태의 미관을 손상하지 않는 한도에서 큰 것이 바람직하다. 적자생존의 법칙에서 보면 둔부는 클수록 건강한 것이다.

이 법칙에 반하여 굳이 버들허리의 미를 내세우는 것은 일종의 퇴폐미로서 배척하지 않으면 안 된다. 그렇다고 하여 호텐토트(Hottentot)처럼 필요이상의 과대를 자랑하고 그것을 미로 찬미하는 것도 일종의 퇴폐미라고 하지 않으면 안 된다. 둔부의 기초 조건이 되는 것은 골반이다. 골반이 작고 삐뚤어져 있으면 아름다운 둔부의 미를 발할 수 없다. 둔부의 미를 논하는데 있어 기초적 조건에 되는 것은 골반의 경사도이다. 즉, 골반 입구의 평면과 수평면을 그리는 각도가 건강체에 있어서는 55˚~70˚ 사이에 있다.

이것은 해부학적으로 선골갑각과 치골결합부를 연결한 선이 수평면과 그리는 각도이다. 이 각도의 여하는 둔부 그 자체의 모양은 물론 전신의 체모에 영향을 미치는 바가 큰 것을 알아야 한다.

얼굴도 아름답고 용모와 자태도 좋은데 앞으로 굽히고 걷는다든지 뒤로 젖히고 다닌다든가 하는 여성은 대개 골반 경사도가 해부학적 배치를 이탈하고 있다. 또한 둔부의 모양이 유난히 나와 있다든가, 앞으로 밀려나온 경우도 있다.

둔부의 미

둔부의 미는 살집이 풍부한 것, 그리고 윤곽에 긴장미가 있는 것이다. 허리는 배 쪽에서 보면 좌우의 장골익 에서 온화하게 내려온 경사면이 서혜부의 골짜기를 만들고 한쪽은 합하여 치골결합부의 행운의 보조개를 있는 삼각형이 그려지고, 또 최하부의 늑골이 척추와 결합하는 점을 연결하면 「미카엘 능형(菱形)」이 되는 셈이다.

일본 여성과 서양 여성을 비교한다면 일본 여성은 엉덩이의 갈라진 금 즉, 둔열(臀裂)이 적다고 한다. 나는 나이 값도 못하면서 둔부에 매혹되어 오래 머물러 버렸는데 둔부의 참된 미는 동(動)의 가운데 있는 것을 잊어서는 안 된다. 생(生)은 동(動)이고 동은 미이다.

나는 길가는 여성의 엉덩이의 움직임에, 또 배트를 쥐고 선 여성 야구 선수의 움직임, 무용가의 율동에 끝없는 미를 발견하고 연구해 왔다. 나는 보행 운동에 선전(旋轉)운동을 발견하고 쾌재를 부르고 있다.

프랑스에서 새로 나온 돗게(Dogge)의 명저「주기와 율동」을 보면 생명의
근원은 「주기와 율동」에 있고 '선전(旋轉)'에 있다고 말하고 있다. 나는 특
히 여성 특유의 보폭이 짧은 보행과 허리의 운동에서 선전 운동을 발견하고
마음을 든든히 하고 있다.

우리들은 예부터 종종걸음으로 일처리를 잘하는 여자를 높이 평가해 왔는데
종종 걸음의 여자 선수일수록 선전운동이 뚜렷이 보이는 것이다.

미국의 브레에크 박사는 보행시 둥근 엉덩이를 곡선 적으로 동요하는 여성
은 성격도 유연하므로 처(妻)로서 좋고, 딱딱한 엉덩이는 좋지 않다고 충고
를 주고 있다. 그러나 '이런 여성이 남편을 엉덩이로 깔아뭉갠다고는 말하지
않았다 '고 한다.

엉덩이의 정용법

엉덩이를 아름답게 하는 일은 직접적으로는 골반과 하지에 관계하는 것이라
고 볼 수 있을 것이다. 따라서 엉덩이를 아름답게 하는 바른 정용법은 먼저
평상과 경침에 의해 골반의 경사도를 해부학적 배치로 바르게 위치를 교정
하고, 붕어, 모관, 합장합척, 등배 운동을 이행하는데, 특히 합장합척 운동
에 주력을 쏟도록 한다.

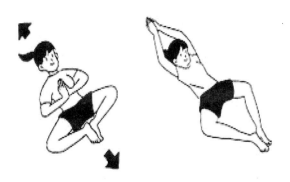

합장합척운동

내가 개발한 악하현수기(顎下縣垂器)16)는 가장 효과적이고 리이벤슈타인(Li ebenstein)운동법, 각력법 등은 직접적으로 위효(偉效)를 나타내는 것을 알아주었으면 한다. 이것에 대해서 더욱 부기하여 두는데, 내가 제시한 이상의 방법에 의할 때는 반드시 불감증, 냉감증 등이 낫는 것이며, 또한 손쉬운 무통안산법(無痛安産法)이 되는 것 등이다.

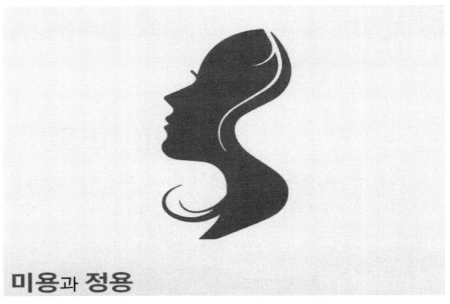

미용과 정용

「우리의 궁극적인 목적은 완전한 용자(容姿), 젊은 외관, 아름다운 얼굴, 매력적인 인격, 그리고 진실한 행복을 결합하는 일이다. −하버드 그라함 (Harverd Graham)」 라고 말한다. 미용은 결국 전인적인 것의 표현이며 「마음과 몸의 건강」 을 빼고는 생각할 수 없다.

---

16) 악하현수기는 저자가 개발한 양쪽의 턱과 귀뒤의 유양돌기를 아래로 부터 떠받치도록 하는 모양의 장치이다. 흔히 어린이의 귀밑을 잡아 번쩍 치켜들고 「서울 구경」 시킨다고 하는 방식이다. 효능은 척추를 펴지게 해서 이를 교정하고, 요추의 고착을 막고 다리를 튼튼하게 한다. 보행부자유, 좌골신경통, 척추타박 및 경부임파선 종창, 편도선 비대, 기침 등을 근치하는 위효를 지닌다고 말한다.

| 제4장 |

얼굴의 미용

『우리들의 생활상, 여성에 있어서는 건강이 미용보다 우위에 있는 것이라고 굳게 믿고 있다. 참된 아름다움은 건강에서 태어나는 것이며 그것이 정용이 되는 것이다. 』

1. 총론

건강과 미모

나는 거의 30년 동안 독자적인 의학적 입장에서 건강법을 말해 온 경험에서 우리들의 생활상, 여성에 있어서는 건강이 미용보다 우위에 있는 것이라고 굳게 믿고 있다. 아니 **참된 아름다움은 건강에서 태어나는 것이며 그것이 정용이 되는 것**으로 믿고 있다.

나는 앞에서 일반인들에게는 간과되고 있는 여성의 나체미에 관해 생물학적 기능적 입장으로부터 논하여 왔다. 다음에 얼굴의 미용과 정용에 대해 말하기로 한다.

얼굴의 미에 관해 미술가는 형태미를 중심으로 하고 의학자는 건강미를 중심으로 하고, 미용가는 안면미(顔面美)를 중심으로 하여 논한다. 나 자신도 또 머리를 해부학적 입장으로부터 여러 가지로 연구하여 이것을 건강미와 형태미에 연결 지어 검토해 보았으나 결과는 너무도 전문적이므로 여기서는 개요를 말하는 선에서 그치기로 한다. 얼굴의 형태미는 연구가에 따라 설을 달리하는 경우가 많고 거기에 미학적은 오늘날에는 과학적 기초 위에 확립되어 있지 않으며 다시 미용가들은 각자의 설을 주장하여 그 귀일(歸一)하는 바를 모르는 상태이다.

자유의지와 얼굴의 미

여성뿐이 아니라 남성도 아름답게 되고 싶다는 소원을 갖고 있다. 그런데 얼굴의 미추는 타고난 것이며 우리들은 자유의지로는 어떻게 할 수 없는 것으로 되어있다.

우리들은 신의 섭리 하에 미추를 초월한 생물학적 법칙 하에 태어난다. 인종적 특징, 사회적 경향, 가계적 유전 등의 철칙 하에 제약되어 이 세상에 태어난다. 그리고 각자 타고난 얼굴은 이미 각자의 개성을 대표하며 우리가 자신의 미의식을 갖기 전에 얼굴은 이미 결정되어 있는 것이다.

이 코가 낮으므로 높은 코와 교환하고자 원해도, 또 이 입술은 너무 두꺼우므로 좀 엷은 입술과 바꾸고 싶다고 해도 손쉽게 바꿀 수 없는 운명에 있다. 그런데, 나는 각자의 자유의지로 안면(顔面) 그것을 각 국부의 형태를 이상적 형태에 접근시킬 수 있는 것, 적어도 어느 정도 교정하고 수정하여 아름다운 모습으로 할 수 있는 것이 가능하다는 것을 주장하는 것이다.

내가 여기에 정용론 을 말하는 까닭은 각자의 의지에 의해 얼굴 모양을 아름답게 할 수 있다는 본뜻에 기본을 두는 것이다. 타고난 선천적인 얼굴을 이상적인 형태로 바꾸어 참된 건강미를 발휘케 하는 데에 나의 정용론이 있다. 나의 이 목적 달성 때문에 창안한 것이 미용기이고 인체선전의 이다.

그러나 실은 미용기와 인체선전의의 주요목표는 생체의 기능미의 발현이고 건강미의 구현이 정용 그것의 기초로 되는 것이기는 하나 오늘날 유행하는 정용 그것은 아니다. 나는 앞에서 생물학적 기능미로서의 건강미, 시대와 유행미를 구별하여 말했는데 이제부터 유행미에 관해서는 미용가 들에게 일임할 것이다.

유행이라면 아무래도 천박한 느낌을 주지만 오늘날의 사회는 미용은 여성의 단정한 옷차림의 하나로 에티켓으로 되어 있다. 우리는 미용을 무시할 수 없는 현실 속에서 생활하지만 퇴폐적 미용에는 찬성할 수 없다.

2. 화장품에 대한 지식

화장품 상점 앞에 서면 아름다운 병이나 여러모로 연구된 용기가 진열대에 가득히 장식되고 있어 부지부식 중에 상점의 아름다움에 매혹 된다. 그리고 그들의 많은 것에는 카다카나의 가로로 된 이름이 붙여 있다. 따라서 이제부터 화장을 시작하려는 여성에게는 무엇이 무엇인지 모른다는 것이 사실이다. 나는 과학적 입장에서 화장품을 해설하여 참고로 제공하려 한다. 미용은 그 과정상 둘로 분류된다.

하나는 살갗을 곱게 정리하여 화장을 하기 쉽게 하는 소위 준비 과정이고, 또 하나는 정식의 화장으로 소위 미안과정이라고 하는 것이다. 준비과정에 사용되는 화장품은 기초화장품으로 불리고 미안과정에 사용하는 것은 마무리 화장품으로 불린다.

기초 화장품

기초 화장품 즉, 살갗을 아름답게 정돈하는 화장품에 화장수, 유액, 크림 등이 있다. 원래 기초화장품은 수분과 유분으로 되어 있는 것이다. 물과 기름은 빙탄불상용(氷炭不相容)이라는 말대로 옛적부터 화합하지 않는 것으로 되어 있지만 오늘의 화장화학의 진화는 물과 기름을 유화상태로 만드는 것이 가능하게 된 것이다.

그런데 물과 기름을 조합하는 데에 두 종류가 있다. 하나는 수중유적형(水中油滴型)이라고 하여 우유처럼 기름방울이 수중에 떠있는 상태의 화장품이며 화장수는 물론 대개의 유액은 이 형에 속한다. 배니싱크림도 크림으로서는 이 형에 속하고 있다. 이 형은 수분이 많으므로 살갗에 바르면 산뜻한 기분을 주므로 사람들이 좋아한다.

또 하나의 형은 유중수적형(油中水滴型)이라고 해서 기름의 층중에 물방울이 함유되고 있는 상태의 화장품이어서 크림류는 이 형이다.

(1) 화장수

화장수에는 산성의 것과 알칼리상의 것이 있고 산성의 대표는 아스트린젠트(Astringent, 수렴제)이고 알칼리성의 대표는 콜론(colon)이고 벨쯔수(Belz水)이다. 양쪽이 모두 알코올과 글리세린을 함유하고 있어서 피부를 긴장시키고 살갗에 윤기와 부드러운 탄력성을 주는 것이다.

화장수에 어째서 알코올을 사용하는가 하면 피부의 표면으로부터 열을 날려서 시원하게 하고 또 살균도 되기 때문이다. 우리의 살갗의 성질은 보통 지성, 건성, 중성의 3가지로 나눠지는데 지성의 피부는 아스트린젠트형의 산성 화장수가 좋고, 건성은 콜론형의 알칼리성 화장수가 좋다.

(2) 유액

유액(乳液)은 투명한 화장수보다도 삼투도가 강한 유지난 고급 알코올을 함유하고 있는 것이며 화장수와 크림의 중간적 존재이다. 크림의 찰기가 질은 사람들은 즐겨 사용하고 있다. 외국에서는 크림이 세력을 잃게 되고 유액이 환경 받게끔 되어 왔다. 남성의 면도 후, 여학생의 옅은 화장 등에 환영되고 있다.

(3) 크림

크림(cream)은 지방성의 크림과 무지방성의 크림으로 갈라진다. 지방성 크림은 콜드크림이나 크린싱크림처럼 동물이나, 식물 혹은 광물 등의 지방을 원료로 한 것이다. 무지방성 크림은 배니싱크림 종류로 스테아린(stearin)산이나 세타놀(Cetanol)을 주원료로 한 것이다.

크림은 피부에서 삼투도가 가장 강한 것이며 기초 화장료로서 피부를 부드럽게 하여 윤이 나게 하고 또 외기를 차단하여 피부가 거칠어지는 것을 막기도 한다. 크림의 이 삼투성을 이용하여 호르몬(hormone)이나 비타민 등을 배합하여 영양크림 등의 이름을 붙여 시판되는 것도 있다.

ㄱ) 콜드 크림

최근 콜드크림이 만능크림으로 애용되고 있는데 대체로 다음 네 개의 목적에 사용되는 것이 좋은 모양이다. 즉, 세면용 및 크린싱용으로, 유성 화장의 밑바탕으로, 그리고 영양으로서의 목적이다.

우리들은 양질의 비누를 쓰고 있으므로 얼굴의 때나 더러운 것이 완전히 벗겨지는 것으로 생각해서는 잘못이다. 비누로 풀리지 않은 불검화성(不臉化性)의 때나 더러운 것은 비누만으로 떨어지는 것은 아니다.

거기에 코드크림을 바르면 크림 속의 광물성의 유납이나 유화제 등이 살갗과 때의 사이에 스며들어가 때를 살갗에서 떼어내는 역할을 하는 것이다. 이 때 크림 속의 동식물성의 기름은 체내에서 분비되어 피부에 축적되고 있는 낡은 지방분과 교대하여 진피에 양분을 주기도 한다.

우선 콜드크림을 잔뜩 찍어 얼굴 전체에 바르고 천천히 서두르지 말고 마른 거즈로 깨끗하게 닦아 내도록 한다.

외출한 경우나 기차여행 등으로 비누세수를 할 수 없는 경우가 간혹 있는데 그 때는 콜드크림을 바르고 거즈로 깨끗이 닦아낸다. 그리고 그 위에 화장수를 발라서 다듬는 수도 있다. 바쁘다고 하여 아침에 비누로 얼굴을 씻고 그대로 있는 것은 얼굴의 피부에 난폭한 일이다.

더구나 그 때의 비누가 좋지 않은 것이던가 하면 피부를 거칠게 하든가 부스럼 같은 원인을 만들게 된다. 젊은 여성에게는 한번은 콜드크림으로 얼굴을 닦도록 하는 것이 바람직하다.

이 크림은 유성 화장의 밑바탕으로도 이용되며, 그 중에 영양용이나 마사지용의 성분을 넣고 있는 것도 있어서 각각의 용도에 사용된다. 일부 여성들은 콜드크림에는 광물성 유납은 전술한 바와 같이 독특한 작용을 콜드크림이 갖게 하는 것이므로 광물성 유납이라고 해서 한마디로 해롭다고 할 수 없다.

ㄴ) 영양크림과 호르몬크림

콜드크림에 닮은 것에 영양크림이 있다. 다른 점은 콜드크림의 광물성 유납 대신 동식물성 원료만을 사용한 것이 영양크림이다. 그 크림은 피부 내부에 그 성분인 올리브유, 아몬드유, 라놀린(Lanolin) 등이 잘 스며들어 가게 되어 있다.

단 이 경우 그들의 식물성 유납이 완전히 유화되어 있는지 여하에 따라 피부의 영양으로 되는지 여부가 결정된다. 영양크림의 바른 사용법은 취침 전에 세수하고 크림을 충분히 살갗에 배도록 문질러 두는 일이다.

외국제품의 나이트크림이든가 에잇트 아우어(eight hour)[17] 등도 영양크림이다. 콜드크림의 유용성의 난포 호르몬을 반죽하여 넣은 것이 호르몬 크림이다. 난포호르몬은 여성을 아름답게 하는 호르몬인 데서 소문나게 되었다. 거기에 이 호르몬은 크림 가공이 쉬운 점이 화장품 제조업자에게는 손쉽게 만들어질 수 있다.

호르몬은 여성답게 한다고는 하지만 호르몬을 보급하여 좋은 연령과 또 특별 보급을 필요로 하는 여성 등이 있는 것이며 누구든지 마구 사용해서 좋다는 것은 아니다. 대체로 30세쯤 되어서 호르몬의 분비가 좋고 피부의 광택이 없어진 사람에게 호적(好適)한 셈이다.

그러나 실제로는 체내에서 지급하도록 생체를 젊어지게 해야 한다는 것을 생각해야 할 것이다.

최근에는 온몸이나 특수한 부위에 바르는 호르몬 크림이 판매되고 있다. 여성 호르몬은 다른 호르몬과 달라서 피부를 여과하는 율이 높은 데서 크림에 이용된 것이지

---

17) 에잇트 아우어(eight hour)-8시간 크림

만 이것도 식품으로서 보급하던가, 아니면 호르몬은 자기의 체내에서 만들어지는 것이므로 체내에서 만들어질 만한 공작을 강구하는 일이 중요하다.

ㄷ) 배니싱크림(vanishing cream)

전술한 바와 같이 이 크림은 무유성(無油性)크림이라고도 하며 보통 스테어린(stearin)산과 스테어린산 비누 및 글리세린, 거기에 수분이 들어 있다. 근래에는 글리세린 대신에 스쿠알렌이든가 에틸렌 글리콜(Ethyen glycol)이든가 프로필렌 글리콜(Propylen glycol) 등의 합성물이 사용된다.

이 크림의 목적은 피부의 표면에 스테아린산의 화합물의 엷은 막을 만들어 외기의 영향으로부터 직접 피부를 보호하는 데 있다. 피부로부터 불감증산이라 하여 항상 수분이 증발하고 있는데 크림 중의 수분과 글리세린이 이를 보급하여 살갗의 건조를 막는 동시에 피부에 유연성을 준다.

이 크림은 엷은 화장의 밑바탕으로 사용되는 이외에 세수한 후 화장수로 살갗을 긴장시킨 다음에 이 크림을 바르고 그 위에 가루백분을 펴고 그것을 화장수나 유액으로 가볍게 누른다.

전쟁 후 베니싱크림도 콜드크림 같은 것이 나타났는데 원래는 진주색의 광택이 있는 것이 진실한 배니싱크림이다. 주원료는 스테아린산인데 전쟁 후에 나타난 것이 스테아린산 대신에 세타놀(Cetanol)을 사용하여 만든 것이다. 그러나 양자 모두 사용 목적이 같고 근본적인 상위(相違)가 없으므로 각자의 기호에 따라 이용된다.

ㄹ) 클린싱과 파운데이션

원래 비누는 알칼리성이며 약한 피부에는 맞지 않는다. 더러운 것을 떨어뜨릴 때 살갗에 필요한 지방분 까지도 떨어뜨려 버리고 그 위에 헹구는 일이 불충분하면 도리어 살갗을 거칠게 한다. 클린싱 크림은 비누의 결점을 보충해 주어 더러워진 것을 떨어뜨리는 동시에 살갗에 지방분을 주도록 만들어져 있다. 그 때문에 클린싱 크림은 도시는 물론 시골에서도 대환영이다.

콜드나 클린싱에 사용하는 광물유의 연구가 진보하여 인체에 해가 없을 뿐 아니라 살갗을 맑게 하는 화당유(化糖油)[18]가 잇달아 발표되어 왔다. 그리고 이 에스테틱 오일을 크림에 이용하고 거기에 분가루를 섞은 파운데이션크림이라는 것이 있다.

---

18) 에스테틱 오일

파운데이션은 기초의 뜻이므로 화장 바탕 크림이라고 할 것이다. 분가루가 잘 붙고 잘 펴지기 위해서 전술한 것처럼 광물성 유지가 원료로 되어 있고 도 클린싱의 경우처럼 피부에 스며들지 않게 되어 있다. 그러나 그중에는 피부를 자극하는 제품도 있으므로 주의를 요한다.

마무리 화장품

(1) 분(白粉)
미안술에는 분은 불가결이다. 그리고 마무리 화장품으로서의 분은 기초 화장품보다 많이 피부에 바르게 되는 것이므로 그 중에 독소라도 함유되어 있으면 큰일이다. 따라서 약국 처방에 있어서도 분속에 포함 된 납이나 비소 등의 유독물에 대해서는 특별한 규정이 만들어져 있다. 분을 바른다는 것은 말하자면 피부를 분으로 가리는 것이 되므로 위생상으로 보면 분을 발라 그대로 두기만 하는 것은 좋지 않다.

ㄱ) 가루분(粉白粉)
오늘날 분하면 모두 가루분인데 발라서 흐트러지지 않고 피부를 거칠게 하지 않는 그리고 입자가 고운 것이 최상의 것으로 되어 있다. 그러나 입자가 지나치게 잘면 털구멍이나 땀샘으로 들어가 구멍을 막게 되므로 너무 작은 것도 좋지 않다.

가루분은 품질로 보아 셋으로 분류한다. 중질성(重質性)과 경질성(硬質性) 그리고 중간성의 세 가지이다.

중질성은 붙기는 잘 붙지만, 잘 펴지지 않는데, 기름기 많은 살갗이나 짙은 화장에 맞는 특징을 갖고 있다. 경질성은 잘 펴지는데 잘 붙지는 않고 거친 살갗이나 옅은 화장에 맞는 특징을 갖는다. 이 양자의 중간성의 것이 시판되고 있는데 경질성 계통의 것이 많은 모양이다.

ㄴ) 물분(水白粉)
화장수에 분을 배합한 것이며 화장수가 증발하고 분이 뒤에 남는다는 것이 특징이다.

ㄷ) 반죽분

물분을 농축한 것이며 오늘날에는 특수한 여성이나 짙은 화장을 필요로 하는 경우 등에 쓰인다.

ㄹ) 유성분(油性白粉)

옛날 도로란(Dohron)화장이라고 하던 것으로 오늘날 경향은 변했지만 유성분은 일반에게 환영받고 있다. 이 주에도 유동제인 것, 반유동제인 것 혹은 고형에 가까운 것 등 종류도 여러 가지 나와 있다.

유성이므로 분이 차분히 살갗에 오르므로 화장의 마무리가 빛나 보여 「빛나는 화장」 이라고 불렀다. 유성분은 얼굴의 입체감을 부각하고 땀이나 수분을 튕겨 내므로 화장이 흐트러지거나 하지는 않지만 과용하면 피부에 박을 친 것 같은 갑갑한 느낌을 주게 된다. 이 종류에 반 액체의 액체 파운데이션, 가루분과 콜드크림을 혼합한 것 같은 팬스틱(pan-stick), 또 가루분에 소량의 동식물성 유지를 혼합한 팬케이크(pancake) 등이 있다.

(2) 입술연지

입술 연지는 여러 가지 동식물성 유지를 주체로 하여 거기에 광물성 유납(油蠟)과 유성 염안료를 혼합한 것으로 그 성분 중 동물성 유지는 입술에 영양을 주고 광물성 유납은 막을 만들어 외기로부터 입술을 지켜준다.

따라서 입술연지는 입술이 거칠어지는 것이나 트는 것을 막는 역할을 하는 것이다. 최근 입술 연지계의 산성 에오진(eosine)을 사용한 유성 염료로 된 것이 등장하였다. 산성 에오진은 머어큐롬과 같은 계통의 약품으로 소독력을 갖고 있다. 이 산성 에오진이 든 입술 연지가 붉은 색으로 변하여 입술을 빨갛게 물들인다. 그래서 변색 입술 연지라고 부르기도 한다.

(3) 볼연지

볼 연지는 가루분의 원료에 안료를 섞고 고무액과 같은 점액질의 것을 넣어서 반죽하여 섞어 굳힌 것이다. 표면에 부스럼이 생기든가 발라서 얼굴이 지는 것은 피해야 한다. 또 거칠고 좋지 않은 것을 바르면 연지독이라고 해서 볼에 염증을 일으키기도 하고 얼룩을 남기든가 하는 일이 있다.

(4) 눈썹연필(Eye-Pencil)

눈썹연필의 주성분은 질이 좋은 탄소로 이것은 지방분을 흡수하는 성질을 갖고 있다. 원료는 소나무의 수지 등의 유연이나 오동, 코르크 등의 숯이다. 눈썹연필은 되도록 질이 좋은 것을 골라서 이것을 가볍게 그릴 것이다. 때때로 눈썹에 순식물성 기름을 먹이는 것은 바람직하다,

(5) 향료

향료는 화장에서 빠질 수 없는 것이다. 향료에는 천연 향료, 합성 향료 및 조합 향료 등이 있는데 전자는 단일 향료로 불리고 뒤의 둘은 복합 향료로 불리는 경우가 있다. 천연 향료 중에서 식물 향료로서는 재스민, 로즈, 은방울꽃, 제비꽃, 라벤더, 감귤나무(橙)꽃, 히아신스, 시클라멘 등 무수히 많다. 이것 등은 식물의 꽃에서 채취하는 것도 있지만, 그 중에는 잎, 줄기, 대[幹], 뿌리, 씨, 열매에서 채취하는 것, 혹은 수지(樹脂)에서 채취하는 것도 있다.

동물향료로는 사향, 영묘향, 헤리향, 용연향 등이며 비교적 그 종류는 적은 편이다. 합성향료는 동식물 향료의 원료를 인공적으로 가공한 것과 순화학적 원료를 합성한 것과의 두 동류로 나눠진다.

오늘날 화장에 깊은 관계가 있는 것은 조합 향료이며 이것은 천연 향료나 합성향료를 적당히 뒤섞어서 하나의 향기를 갖게 한 것이며, 마치 미술가가 회화를 제작하고 소설가가 소설을 창작하듯이 향기를 창조하는 것이다. 예를 들면 풍경에서 받는 인상, 말의 여운, 감정의 테마를 향수로 표현하는 것이다. 따라서 그 종류도 일일이 셀 겨를이 없을 만큼 많은 것이다.

향료는 그 사람의 기호에 따라 또 용도에 따라 달라 지게 되므로 가능하면 수가 많을수록 바람직한 것이다. 그러나 하나의 독특한 향료를 몸에 지니고 그 향기가 있는 곳에 반드시 그녀도 있게 된다면 이것 또한 좋을 것이다.

3. 얼굴의 전체 관계로 본 화장

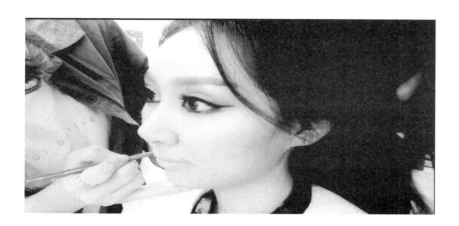

얼굴의 형태

얼굴의 모양이 커서 곤란하다는 사람을 가끔 만나지만 키에 비교해서 과연 큰지 어떤지가 문제이다. 전술한 바와 같이 전신상의 7분지 1이면 오늘의 여성으로서는 큰 편이 된다. 그리고 실지로 크다면 머리를 되도록 짧고 작게 다듬으면 키가 커 보이고 따라서 얼굴도 작게 보이는 것이다.

또 얼굴이 큰 사람은 얼굴을 다 들어나게 하지 말고, 가볍게 뱅(Bang)을 내린다든가, 얼굴에 웨이브(wave)를 배합한다든가 하는 것도 얼굴을 작게 보이게 하는 요령이다. 얼굴이 작아서 곤란하다는 상담을 갖고 오는 수도 있다. 그래도 작다고 말하더라도 8분지 1 정도의 것일 것이다.

그렇다면 마음껏 화려한 화장을 하는 것이 바람직하다. 또 머리를 작게 하여 얼굴을 전체적으로 들어나게 하면 얼굴이 뚜렷하게 되어서 크게 보인다. 다음의 얼굴 모양에 따른 기본적인 화장법을 언급하기로 한다.

● 둥근 얼굴 – 볼 양쪽에 짙은 페이스트(paste)를 발라서 부푼 것을 죽인다.

● 모난 얼굴 – 턱의 선을 짙은 색으로 죽여서 즉, 턱의 선을 부드럽게 하는 것이다.

● 장방형(長方形) – 턱의 양 옆에만 짙은 색을 바른다.

● 마름모꼴 – 양 볼이 불룩 나간 곳을 짙은 색으로 가리고 턱 끝에 맑은 색을 바른다.

● 하트형 – 턱의 양쪽에 엷은 색을 바르고 부풀어 보이게 하여 캄플라즈(Camoufl age)하는 것이다.

● 삼각형 – 볼에서 턱의 선에 걸쳐서 짙은 색으로 선염19)한다.

얼굴의 입체감

일본인의 얼굴은 구미인에 비해 아무래도 평면적으로 된 경향이 있다. 그래서 젊은 여성들은 평면적인 얼굴을 입체적으로 보이려고 고심하고 있다. 한때는 아이 섀도우나 볼연지로 음영을 그려 그것으로 입체감을 내기도 했는데, 오늘날 젊은 사람들은 아이 섀도우나 볼연지를 싫어하는 경향이 있고 그 대신에 분을 몇 가지 준비하여 놓고 그것으로 얼굴에 음영을 만들어 내는 모양이다.

그리고 몇 가지의 분을 얼굴의 정중선을 중심으로 좌우로 향하여 색을 바꿔가는 것이다. 또 각 부분의 화장에 변화를 주어서 그것으로 얼굴 전체의 입체감을 내게 하는 동시에 작자의 얼굴이 갖고 있는 개성을 발휘하도록 머리를 쓴다.

얼굴의 피부와 화장품의 선택

얼굴 피부의 성격과 화장품은 긴밀한 관계가 있으며 그것이 조화되고 합치되지 않으면 뜻밖에 상황에 놓여 실패하게 된다. 다음에 그 일람표를 제시한다.

---

19) 선염(渲染) ; 잔한 색에서 그러데이션을 사용해서 점점 연해지게 그리는 것.

피부의 명칭	피부의 특징	화장수	밑바탕 크림	분(白粉)
지방성 피부	얼굴이 기름기가 많아서 언제나 번쩍인다.	아스트린젠트	배니싱 유액	입자가 굵은 분
건성 피부	살결이 바삭바삭해서 분이 잘 안 붙음	기름이 든 유액(乳液)	콜드 식물성	입자가 작은 분
지루성 피부	얼굴이 가름기가 많은데 거칠어져 있다.	아스트린젠트	배니싱 유액	입자가 굵은 분
중성 피부	지방성과 건성의 중간	아스트린젠트 식물성 화장수	콜드 유액 배니싱	입자가 굵은 분
붉은 얼굴의 피부		유액(乳液) 식물성 화장수	콜드	적당히 피부에 맞는 분

얼굴의 빛깔

예부터 흰 살갗은 7가지의 결점을 덮어준다고 할 정도로 미인의 조건으로 되어 있다. 또 다이쇼연대(1911~1926)에 「7일간 발랐으면 거울을 보시오, 볼라보게 살갗이 희게 된다.」 라는 표어로 화장품을 판매하여 큰 이익을 본 상인도 있다. 여성의 누구나 흰 살갗이 되고 싶어 하는 소원은 자부심에서 스스로 고백하지 않을 뿐이지 예나 지금이나 버려지지는 않는 모양이다.

오늘날의 화장품이라 해도 근본적으로는 색을 희게 할 정도로 신묘한 힘을 갖고 있는 것은 없을 것이다. 그러나 피부의 흐린 기운, 얼룩이나 먼지, 때를 제거하여 투명도를 높이고 거칠고 푸석한 피부에 윤기를 주어 피부의 투명도와 윤기를 주는 점에 있어서 색을 희게 보이게 하는 힘을 갖고 있다.

그 이상 근본적으로 색을 희게 하는 것을 화장품에서 구하는 것은 어렵다고 생각해야 할 것이다. 그러나 비타민C와 색소의 연구가 진행되어 오늘날 근본적으로 희게 하는 것도 불가능한 일은 아니라는 암시를 갖게 된 것은 기뻐

할 만한 일이다.

머리의 위치를 바르게 하라

거리를 걸으면 얼굴도 머리도 막 미용원에서 나온 것처럼 아름답게 다듬어 진 여성을 만나는데 머리가 바른 위치에 놓여 지고 있는 여성이 적은 데 놀라게 된다. 젊은 여성들은 외국영화의 팬이므로 외국 여배우들의 화장만이 아니고 자세 특히 머리를 바른 위치에 지탱하고 있는 자태를 십분 배워 주었으면 하는 것이다.

미국의 어느 영화감독이 「영화 여배우는 각각 여러 가지 특징이라고 다른 인격을 지니지만 공통의 특징이라 할 만한 것도 갖고 있다. 그리고 그것은 머리를 바른 위치로 지탱하고 있는 것, 그리고 미에 대한 큰 힘이다. 이것은 결국 조용하고 수수한 면이 있는가 하면, 평온하고 쾌적한 힘을 주는 것이다.」라는 말을 한 것을 기억하고 있다. 근래에 젊은 여성들은 즐겨 귀걸이를 하는데 귀걸이는 원래 자세를 바르게 하여 머리위치를 바르게 하기 위한 것이었다. 즉, 귀걸이는 직립한 경우, 어깨의 중심에 들이기 위한 귀걸이 이었으나 오늘날의 여성들은 본래의 의미를 잊어 버리고 일종의 미용 목적으로 사용 되어지고 있다.

4. 눈(眼)

눈의 해설

우선 눈의 해부학적 명칭부터 해설하기로 한다. 눈알의 중앙에 있는 동공 즉, 눈동자는 알고 있는 바와 같이 둥글고 검다. 검다고 하나 사실은 아름답

다고 하는 편이 적절하다. 인종이나 개인에 따라 눈동자의 색은 다르다. 홍
채도 눈동자와 같이 개인에 따라 도 건강상태에 따라 각기 다르게 되어 있
다. 구미인은 금발 백면 벽안을 사랑하지만 일본인은 검은 빛이 띄는 둥근
눈을 사랑한다. 이것은 인종적 관계에서 오는 것이다.

눈의 검은자위가 작고 흰자위 즉 공막이 많으면 눈이 차게 보이고, 공막, 즉
흰자위는 물기가 있어 빛을 띄므로 희게 보인다. 동양에서는 예부터 화룡점
정이라 해서 눈망울을 그려 넣으면 그 그림에 정신을 넣는 의미로 해석하고
있을 만큼 눈동자가 중요시 되어 왔다. 어린이나 미숙한 화가가 초상을 그리
면 위 눈꺼풀과 아래눈꺼풀을 같은 모양의 곡선의 호(弧)로 그리는데 잘 음
미하면 상하의 눈꺼풀은 다르게 되어 있다.

위 눈꺼풀이 주(主)이고 아래눈꺼풀은 종(從)이다. 따라서 약화를 그릴 때
는 위 눈꺼풀이 그려져 있으면 그것으로 충분하다. 그런데 반대로 아래눈꺼
풀만 그리고 위 눈꺼풀을 생략하면 약화가 안 된다.

쌍꺼풀을 지목하여 눈의 미관을 첨가하는 것이라고 하는데 일본인에게 쌍꺼
풀은 적은 편이다. 원래 위 눈꺼풀은 눈앞에 내려지는 막이어서 거기에 지방
조직이 많으면 한 꺼풀이 되고 그것이 적으면 쌍꺼풀이 되는 것이다. 문제는
위 눈꺼풀의 지방조직 다과에 의해 결정되는 것이므로 일본인은 지방조직이
비교적 많으므로 한 꺼풀로 되는 것이다.

외국 영화 등을 보고 여배우의 쌍꺼풀에 동경하여 쌍꺼풀의 성형외과 수술
을 하는 여성도 간혹 있는 모양인데 수술한 눈꺼풀 같은 것은 극히 부자연한
것이다. 쌍꺼풀은 얼굴을 입체적으로 보이게 하는 특징을 가지고 있지만, 일
본 여성의 한 꺼풀의 눈은 얼굴을 맑고 고요하게 보이게 하는 장점이 있는
것을 잊어서는 안 된다.

속눈썹도 또 위 눈꺼풀 쪽이 주이고 아래쪽이 종이다. 속눈썹 자체는 눈을 보

호하는 기능을 갖는 것이므로 **빽빽**하고 길수록 좋고 또 길수록 아름답게 보인다. 긴 속눈썹은 표정을 뚜렷하게 하며 눈에 윤기를 주는 것이다. 단, 체모의 관측으로 보면 긴 속눈썹은 선병질(腺病質) 체질자일 경우가 많다고 한다.

눈의 표정

눈은 입만큼 말을 한다고 할 정도로 눈은 입 이상으로 말을 하는 것이다. 눈은 마음의 표정이고 사랑의 방송기이고 육체의 표현이기도 하다. 눈의 진단만으로 전신의 질병의 소재 장소를 감정하는 방법도 있을 정도이다.

놀랄 때는 눈썹과 위 눈꺼풀을 올리고 슬플 때는 내린다. 또 황홀경의 경우는 눈썹을 올리는데 위 눈꺼풀은 약간 내리는 기분이 된다. 중국 조식의 비무가에 장목결자(張目決眦)하고 노발이 천관(怒髮穿冠)한다는 구절이 있는데 이는 '격노하여 눈초리가 찢어지고 머리칼은 일어서서 관을 들어 올린다'는 뜻이다. 일반적으로 위 눈꺼풀이 내려오면 정신적으로 심사, 숙고, 명상, 우울, 경건, 비애 등의 표정을 나타내고 육체적으로는 피로, 수면을 말해준다. 이와 거꾸로 올라가면 주목, 응시, 흥분, 격노, 위협의 표정으로 되는 것은 누구나 경험으로 알고 있을 것이다.

아래눈꺼풀의 피부에 색소가 증가한 때는 히스테릭한 증상의 징후라고 하므로 이것도 간과 할 수 없는 것이다. 전술한 바와 같이 아래눈꺼풀은 원래 종인 것인데 그러나 아래눈꺼풀이 위로 밀고 올라간 때는 아래눈꺼풀이 주가 되어 희열이나 홍소(哄笑) 등의 표정을 나타낸다.

다음에 안구의 위치와 표정에 관해 도쿄예술대학 미술부의 니시다 교수가 예술적 입장에서 연구하고 있어 다음에 그 요점을 게재한다.

1. 양 안구가 차분히 안 열의 중앙쯤에 고요히 정지하고 있을 경우- 평정, 온화, 유연, 한가

2. 양 안구가 위쪽을 보는 경우 – 희망, 호연, 발랄 등인데 거꾸로 절망, 추억 등의 경우도 있다.

3. 양 안구가 아래쪽을 보는 경우 – 정사묵고(靜思黙考), 겸손경신(謙遜敬神), 비애우수, 의기소침, 피로 곤핍

4. 양 안구가 안쪽 눈꼬리 쪽으로 접근하여 갈 경우 –절실, 핍박, 집중, 열중

5. 양 안구가 바깥쪽 눈꼬리 쪽으로 벌어져 갈 경우 – 단 이것은 특수한 사람의 경우인데 미적 효과가 상당히 크다. 가벼운 외사시(外斜視)이다.

6. 두 분이 공동으로 왼쪽 또는 오른쪽을 보는 경우 –정면성을 피하는 곁눈질의 효과를 갖는다. 따라서 겁나(怯懦), 음험(陰險), 협량(狹量) 등으로 되고 회피, 우회 등도 되며 때로는 재빠른 지능의 움직임을 보인다든가 신랄한 상태를 표현한다든가 한다. 이성간의 추파도 이 부류에 든다.

7. 양 안구가 공동으로 한쪽의 외상방을 보는 경우 – 바로 위를 앙시하는 것을 피한 경우로 온화한 것이나 유한 것을 가질 때와 회피나 암울함을 나타낼 때가 있다. 우아섬려로 되는 때도 있고 우약교야로 떨어지는 수도 있다.

8. 양 안구가 공동으로 한쪽의 외하방을 보는 경우 – 비굴, 벽요[20], 외축, 수치, 준순[21], 주저 등 외애 모멸, 교만, 과현 등의 경우도 있다.

눈의 운동법

자기가 그림과 같은 큰 차바퀴(車輪)의 중심에 있는 것이라고 상상하고 이 운동을 시작하는 것이다. 우선 자세를 바르게 하고 머리 위치를 똑바로 한다. 최초 1회의 방향 즉, 왼쪽을 머리를 움직이지 않고 힘차게 올려보고 2, 3회 눈을 깜박이고 원래 위치로 시선을 돌이킨다. 이렇게 하기를 6회 반복한다. 다음에 2의 위치로 시선을 향하게 하고 2, 3회 깜박인 다음 원래의 위치로 돌이킨다. 이 역시 6회 반복한다.

---

20) 벽요(僻拗) ; 삐뚤어진 고집
21) 준순(浚巡) ; 머뭇거림

이것을 차례로 8까지 실행하는 것이다. 이 운동은 다년간 게을러서 사용하지 않던 눈의 근육을 활동시키는 것이 되어 눈의 기능을 민첩하게 하는 효과가 있다. 허리우드의 여우(女優)들에게 실행되고 있는 훈련법이다.

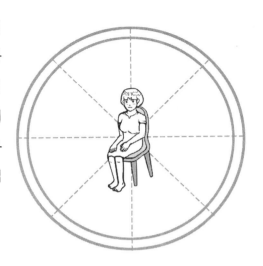

눈과 안경

안경은 얼굴 모양에 따라 결정되어야 할 것이지만, 전술한 바와 같이 눈은 심신의 창문이므로 그 사람의 교양이나 직업 등에 일치하고 적합한 형의 것을 선정하는 것이 필요조건이다. 예를 들어 여학생이 테 없는 화사한 안경을 쓴다든가 하는 것은 어떨까 하는 생각이 있다.

일반적으로 보스턴(Boston)형은 모든 사람에게 맞고 짧은 얼굴에는 타원형, 긴 얼굴에는 폭스(Fox)형, 둥근 얼굴에는 뉴마운드(New-mound)형과 웰링턴(Welington)형 얼굴이 큰 사람에게는 웰링턴형 하고 말하는 것이 합당한 것처럼 생각된다.

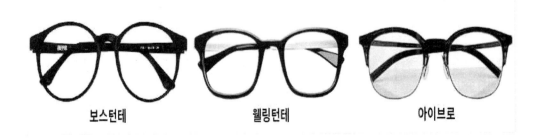

보스턴테   웰링턴테   아이브로

그러나 안경 형도 형이지만 테의 색조도 연구하지 않으면 안 되며 눈썹의 모양에도 관계가 있는 것을 고려에 넣지 않으면 안 된다. 어느 쪽이든 사기전에 거울에 비춰보고 연구해서 결정해야 하고 일시적인 유행에 현혹되지 않는 것이 좋다.

주의하지 않으면 안 될 점은 코가 낮은 사람은 안경의 유리를 연결하는 소위 브리지가 조금 높직한 한 것을, 코가 높은 사람은 좀 나즈막한 것을 고른다. 얼굴이 둥글고 애교가 있는 사람은 폭스형이나 웰링턴형으로 얼굴 전체에 긴장미를 띄게 하고, 뼈가 솟아 보이는 얼굴의 사람은 불루라인(blue-line)형이나 뉴마운드(New-mound)형으로 얼굴에 온화미를 더하게 하고, 얼굴이 큰 사람은 짙은 색의 테로 얼굴에 긴장미를 갖게 한다. 또 모난 얼굴에는 보스턴의 테 없는 것을 하는 것들을 참고로 하면 좋을 것이다.

5. 눈썹

눈썹의 해설

눈썹은 얼굴의 형태미에서 말하자면 중요한 역할을 가지나 생활기능으로 보면 적은 것이다. 눈을 보호한다고 하지만 기껏해야 이마에서 흘러내리는 땀을 막는다든가, 눈에 떨어지는 먼지를 막는 정도이다. 눈썹의 형태미는 그 위치한 모양에 따라 좌우 된다. 위치라고 해도 눈 위로 이마와 위 눈꺼풀의 경계에 있는데 이 위치는 상하에 따라 형태미가 변하게 된다.

눈썹이 나는 데는 일정한 방향이 있어 이를 모류(毛流)라고 한다. 모류에는 상당한 개인차가 보이는데 대개는 이마쪽에서 외하방으로 향하는 흐름과 위

눈꺼풀쪽에서 외상방으로 행하는 흐름이 서로 만나는 데가 눈썹이 제일 짙은 그리고 털이 밀생하는 부위로 되는 셈이다.

또 눈썹의 안쪽 끝을 눈썹머리[眉頭]라 부르고 바깥쪽 끝을 눈썹끝[眉端] 또는 눈꼬리 라고 부른다. 눈썹의 형태는 눈썹 그 자체의 모양에 의해서도 변하지만 눈썹이 나고 있는 기초의 골격이나 근육에 따라서도 변한다. 눈썹의 기초 즉, 눈썹이 나는 둔덕이 높아져 궁형을 이루는 데서 이것을 미궁이라고 부른다. 미궁의 고저도는 유아, 여성, 동양인이 낮고 성인, 남성, 구미인은 높다. 원숭이나 유인원의 미궁은 상당히 발달해 있다.

일반적으로 눈썹의 색이나 밀도는 두발과 일치하는 것처럼 생각되나 반드시 같지는 않다. 두발이 하얗게 되어도 검은 눈썹인 사람도 있고 미설이라 해서 눈썹이 새하얗게 되어도 수염은 새까만 사람도 있다.

구미인의 눈썹은 미궁이 높이 돌출하고 거기에 위 눈꺼풀에 지방이 적으므로 바로 눈썹은 높은 이마와 낮은 위 눈꺼풀의 모서리를 들어내 보이게 된다.   그런데 일본인은 미궁이 낮으므로 이마와 위 눈꺼풀의 경계선상의 눈썹도 전체적으로는 평면적이 된다.

눈썹과 표정

카부끼[22]를 보면 용장호강(勇壯豪强)한 것으로 분장한 배우는 반드시 눈썹을 꼬리가 올라가게 一자 모양으로 그리고 있다. 이 외상방으로 끌어 올리는 눈썹은 구미에서는 그다지 볼 수 없는 것이다.   그런데 동양에서는 남성미의 눈썹은 모두 꼬리가 올라가게 되어 있다.

이것을 거꾸로 꼬리를 낮추면 저능, 비외(卑猥), 이완한 것으로 된다. 카부키

---

22) 카부키(歌舞技) ; 에도시대에 발달된 일본 고유의 연극

가 아니더라도 표정에 있어서 눈썹꼬리 즉, 미만을 낮추면 비애, 우수를 의미하게 된다. 여성미의 눈썹은 예부터 초승달처럼 가늘고 굽고 긴 것이 좋다고 하여 왔다. 버드나무 잎사귀 같은 유미(柳眉), 낫처럼 굽은 눈썹인 곡미(曲眉) 등이 그것이다. 그런데 유미를 거꾸로 서게 하면 격노가 되고 양미(楊眉)라 하여 눈썹을 올리는 정도면 의기가 솟는 표정이 되고, 신미(伸眉)라고 해서 눈썹을 펴면 격정이 사라져 마음을 놓는 표정이 된다.

양쪽의 눈썹이 가깝게 핍박하고 있으면 즉, 미간이 절박하고 있으면 긴박한 느낌을 주고 그런가 하면 너무 떨어진 경우 얼간이 모양으로 간격이 안 맞는 얼굴이 된다. 적당하게 떨어져 있는 것이 여성에게는 바람직하고 거기에는 여유와 온화의 표정이 빚어진다. 굵은 눈썹은 남성적이고 가는 누썹은 여성적이라고 한다.

옛날에 어느 시대 여성들은 눈썹을 밀어내고 이마에 먹으로 그린 적도 있었고 오늘날에도 이 풍습이 일부 여성 간에 시행되고 있다. 아마도 옛적의 여성들은 위 눈꺼풀의 평면적이고 풍만한 특징을 강조하기 위해서 일부러 밀어버리고 눈썹을 올려서 그린 것으로 생각된다.

그런데 오늘날의 여성들이 눈썹을 밀고 먹으로 그리는 것은 외국영화의 영향에 의한 것일지 모른다. 할리우드 여배우들은 인종적으로 지방조직이 엷은 위 눈꺼풀을 평면으로 보이기 위해 눈썹을 아래에서 위로 밀어 올려 화장한다. 그것을 흉내 내어 오히려 어중간한 결과는 되지 않았으면 좋겠다.

눈썹은 다른 감각기관과 달라서 기교적 화장으로 어느 정도 미화할 수 있는 것이다. 그 때문에 많은 여성들에게 깎기기도 하고 그려지기도 하고 강제로 옮겨지기도 하는 것이다.

눈썹의 화장은 먼 옛날부터 있었다고 하는데 중국의 사물기원(事物起源)에 의하면 진의 시황제 시대에 시작된다고 다음과 같이 적혀 있다. 「진의 시황의 궁중(宮中) 남김없이 홍장취미(紅粧翠眉)나라, 이것이 부인의 화미(畵眉)의 시작이다.」

중국에는 남편이 처의 눈썹을 그려주고 그것으로 유명해진 이야기가 한서에 나와 있다. 장창이 장안의 태수가 되었다. 부인은 태수부인으로의 위의(威儀)가 없으므로 장창은 부인을 위해 눈썹을 그려 주었다.

그런데 그 눈썹이 대단히 아름다워 장안에 소문이 났다. 너무나 평판이 높으므로 관리[有司]가 상주(上奏)하여 천자가 장창을 불러 하문한 바 장창이 말하기를 「규방내의 일은 부부의 사사이다. 눈썹은 남편이 그려주는 정도는 문제가 안된다. 부부간에는 그 이상의 일도 많이 있다 ' 는 대답이었다.」

국도(國都)의 태수가 처의 눈썹을 그려주어 위의를 갖추게 하고 더구나 그것도 도처에 소문이 되었다. 하문에 답하여서 규방의 사사라고 하는 점은 대단히 흥미 있는 이야기이다. 아마도 눈썹소동으로는 제일가는 소일 것이다.

태수의 눈썹이 어떤 모양이었는지 알 방도가 없지만 보통 눈썹의 모양과 표정은 다음과 같이 생각된다.

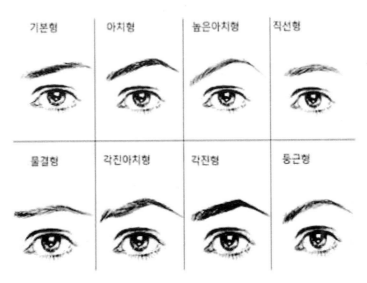

눈썹의 여러 가지 형태

눈썹은 형태로 보아 직선형, 곡선형, 초승달형 등으로 나눠지며 직선형은 현실적이고 냉성이며 진실하고 정신적으로 외곬인 것을 의미한다. 곡선형은 상상적이어서 애정과 우아 및 지적인 정서를 의미하며, 초승달형은 흔히 말하는 예술적이고 우아, 초월 등을 의미하는 것이다.

근래에 젊은 여성들은 눈썹의 선을 비스듬히 올리기도 하고 내리기도 한다. 상생사선은 힘있는 숭고한 웅장함을 생각하게하고 하행사선은 비애를 표현한다. 때로는 익살, 정조(情調)에 빠지는 것으로도 된다.

6. 코

여러 가지 코

인간의 미추는 얼굴에 의해 정해진다고 하면, 꼭 반대론이 제기 될 것이다. 그러나 정직하게 말해서 얼굴이 아름다운 사람을 보고 혐오를 느끼는 사람은 없을 것이다. 그런데 얼굴을 연구해 보고 이마, 눈, 코, 입, 귀 하고 생각해 보면 눈과 입은 항상 변화시켜서 직접적으로 생활기능을 수행하지만, 코와 귀는 정적이다. 그런데도 코는 얼굴의 중앙에 진좌하고 있어 눙, 코의 모양이 얼굴 생김새라고 할 정도로 상대방의 주목을 끄는 것이다. 그런데 코는 입체적 존재이므로 정면으로부터 그 개성적 특징을 관찰하기는 곤란하다. 따라서 코의 화장이 여성들에게 여러 가지로 연구되는 것이다.

일단, 여기서 코의 해부학적 명칭을 들어 보기로 한다. 코의 미추는 주로 그 형태에 따르는데 그것은 인종, 성별, 연령에 의해 달라 지게 된다. 다음에 상식적인 방법에 따라 코를 분류해 보자.

1. 곧은 코[直鼻] −콧마루의 선이 직선적이고 이렇다 할 결점도 없고, 비근 부위가 덜 내려앉은 코이다. 구미인에게 많은 코이다.

2. 매부리코 − 비근부의 함몰이 좀 심하고 비골에서 비연골로 가는 부위가 단을 이루고 있는 코로 소위 단코[段鼻]라든가 로마(Roma)코로 불리며 로마인에게 많다고 한다.

3. 유다야코 − 유태인 특유의 코로서 일반에게 알려져 있는 코이다.

4. 파도형코[波形鼻] − 매부리코와는 반대로 코끝의 연골부가 돌출된 코이다.

5. 사자코 − 코의 밑면이 앞을 향해 벌어지고 있는 코로 보통 말하는 책상다리 앉음새의 모양이다.

6. 낮은 코 − 흑인들의 코로 비근부가 근단으로 함몰한 낮은 코이다. 안된 말이지만 일본인에게도 이 부류에 드는 사람이 상당히 많다.

7. 경단코[團子鼻] − 모서리가 적고 둥근 느낌이 많은 코로 많은 일본인은 이 부류에 든다.

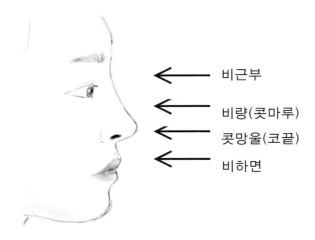

비근부
비량(콧마루)
콧망울(코끝)
비하면

코의 미추

코의 미추는 코의 형태에도 따르지만 코의 고저에도 크게 관계하고 있다. 너무 높으면 교만해 보이고 너무 낮으면 미천해 보인다. 대체로 말해서 비근부가 코의 미추를 결정하는 큰 조건으로 된다. 보통은 양쪽의 눈시울을 연결하는 수편선이 되는 곳이 비근부이며 제일 움푹 들어가 있다. 비근부가 눈시울이 연결된 선보다 위쪽에 있을 때는 코는 볼품이 좋고 아래쪽에 있을 때는 평평하게 보인다.

비량(鼻梁) 즉 콧마루가 날씬한 아름다운 얼굴이라고 하는데 확실히 콧마루가 똑바로 선 것이 미모의 조건으로서 필요하다. 그리고 이 콧마루는 질병의 감정상 중요한 역할을 다하는 것이다. 마주보고 이야기할 때에 콧마루가 똑바로 보이는 사람도 막상 그 사람의 뒤로 돌아가 머리위로부터 콧마루를 음미해 보면 아마도 열이면 열사람 모두 똑바른 사람은 없다.

콧마루는 체모 관측상 간과 할 수 없는 질병의 지표로 되는 것이다. 다음에 얼굴의 미추에 콧망울이 관계가 된다. 보통 콧망울이 작은 편인 코가 높아서 아름답게 보인다. 평범한 코일수록 콧망울이 크게 돋보인다.

7. 입술

입술의 해설

인종에 따라 얼굴이 다른 것은 누구나 알고 있으며 그것은 상식적이다. 구미인은 희고 동양인은 누렇고 니그로는 검다는 색상으로부터의 판단이 주로 된다.

인종적으로 본 얼굴의 구별은 옆모습으로 볼 때 입술에 나타나게 된다. 즉 코의 첨단에서 턱의 끝으로 일직선을 그으면 구미인의 입술은 선 안으로 되지만 흑인의 입술은 선 밖으로 밀고 나온다. 그리고 일본인의 입술은 대체로 그 선상에 오게 된다.

물론 일본인 중에 흑인의 입술과 비슷한 것도 있지만 그것은 대개 치열의 부정에서 오는 것이 많은 것 같다. 입술이 들어가 있는 유형과, 모양과 입이 크고 입술이 두껍고 거기에 돌출하고 있는 유형도 있다.

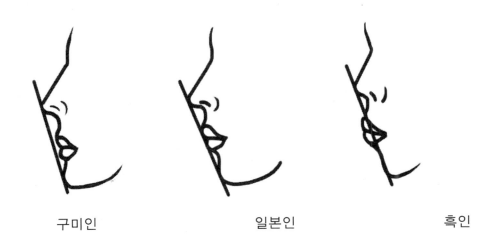

구미인   일본인   흑인

입을 정면에서 보면 유아의 입의 폭은 콧망울의 폭과 거의 같고 두 눈의 안쪽 눈꼬리 보다도 좁게 되어 있다. 그런데 어른의 입의 폭은 콧망울의 폭보다 넓고 두 눈의 홍채의 안쪽이거나 혹은 두 눈의 동공간의 폭에 거의 같게 되어 있다. 이것은 유아에 있어서는 저작(詛嚼)기관이 입이 포유(哺乳)의 관계로 다른 기관보다 늦게 발달하기 때문이다.

입이 큰 사람일수록 저작력이 왕성하여 생활력이 강한 것처럼 보이지만 그러나 그것이 입술의 돌출 정도에 관계되고 다시 두뇌발달에도 영향을 주게 된다.

입술이 돌출되어 있으면 저작력은 성하지만 두뇌활동이 둔해진다면 적자생존의 생물학적 법칙에서 비판하여 그다지 좋다는 이야기도 있다.

또 입술의 빛깔은 투명하여 꼭두서니빛[23]을 하고 있는 것이 아름답기도 하고 또 건강적이다. 입술의 점막이 막하의 선혈을 들여다 볼 수 있을 정도가 되지 않으면 안 된다.

입술의 표정

중국에서는 고래(古來)로 「주순호치 풍육미골 (朱脣晧齒 豐肉黴骨)」 이라고 해서 입술은 빨갛고 이는 희고 살집이 좋아서 뼈가 보이지 않는 것이 미인이 라고 일러 왔다. 그런데 아무리 주순의 미인도 입술이 젖혀지면 즉, 반순하 면 불평을 뜻하는 표정으로 된다.

또 입술은 웃음(笑)의 기본으로 된다. 소위 입술을 봉오리 벌리듯이 하면 웃 음이 된다. 그러나 웃음은 입술만으로는 불충분하고 눈도 함께 웃지 않으면 안 된다.

미국의 유명한 무대 감독 이델레(Idelee)는 모회사의 판매원을 모아서 시험 한 결과 「전부가 억지웃음이다. 입만의 웃음이다.」 라고 비평했다고 하는데 정말로 핵심을 찌르는 언설이다.

일본의 여성은 봉건적인 교양과 취미 관계로 남의 앞에서 입을 크게 벌리고 웃는 것을 품위가 없는 천한 동작이라고 하여 조심해 온 결과 참된 웃음을 잊고 있는 사람도 있다. 그렇다고 해서 이나 치열을 전부 드러내고 포복절 도하는 것도 그다지 좋다고 할 수 없다, 그러나 언제나 입술에 웃음을 머금 게 하는 생활은 누구나 바람직한 일이다.

예부터 여성의 입술은 실제보다도 작게 소극적으로 표현되어 그것이 가련, 섬약(纖弱), 고상, 조심성 등의 부덕을 표현하는 것으로 인식되었다. 작고 귀엽게 오므라진 입이라는 등 하여 빨간 입술을 연지로 물들이면서 그 모양

---

23) 꼭두서니빛 ; 검은기가 있는 빨간 빛

을 극단으로 작게 보이게 하는 화장법이었다.

그러나 봉건사상에서 해방되어 외국의 여성 들을 앙게 된 후의 일본 여성의 생활은 근본적으로 달라졌다.

특히 화장에 있어서는 외국영화의 영향을 간과 할 수 없다. 입술의 모양과 표정의 관계를 표로 나타내면 다음과 같다.

입술의 모양	표정	입술의 모양	표정
굵고 크다	감정적	약간 작고 균형이 잡혀 있다.	지적(知的)
비교적 굵고 크고, 혈색이 좋고 무드럽다.	정열적	작고 엷고 굳다	냉정적

8. 이[齒]

치형과 치열과 치궁

먹던 양갱의 한 조각으로부터 먹은 사람의 인종, 성별, 연령, 이마나 입의 특징을 유추할 수 있다면 그런 일이 있을 수 있냐고 의심하는 사람이 있을지 모른다. 경우에 따라서는 담배꽁초로부터 범인의 용모의 일부를 알 수도 있을 것이다. 그런데 어째서 그러한지 알아보기로 한다.

나는 치과의사가 아니므로 치아의 장해를 고치자는 생각은 없다. 나의 관심은 치형과 치궁에 쏠려 있다. 치아의 모양은 특히 가장 눈에 띄는 위턱의 앞니 두 개의 모양은 대체로 정면에서 본 그 사람의 윤곽을, 앞이마에서 횡단한 모양을 거꾸로 세운 모습에 일치한다고 한다. 따라서 옆으로 넓은 얼굴인 사람의 앞니는 옆으로 퍼지고 좁은 얼굴인 사람의 앞니는 좁은 모양으로 되어 있다.

치열은 일열로 반원을 그리고 있는데, 이 반원 즉 치궁도 얼굴 모양에 따라 다르다. 좁은 얼굴인 사람의 치궁은 V자상에 가깝고 폭넓은 얼굴의 치궁은 U자상으로 되어 있다. 얼핏보아 이상한 것처럼 생각되나 해부형태학상 이것은 당연한 일이다.

너무 얼굴이 좁으면 턱뼈의 폭도 자연히 좁혀져 앞니(門齒)의 줄설 자리가 부족해서 첫째 앞니와 둘째앞니가 겹쳐져 나게 될수도 있다.

또 치열이 정돈이 안 되어 윗니가 너무 나오면 뻐드렁니가 되고 아랫니가 너무 나오면 수용구(受容口)가 되고 약간의 뻐드렁니나 수용구는 괜찮을 수 있으나 지나치면 입의 미를 덜게 될 것이다.

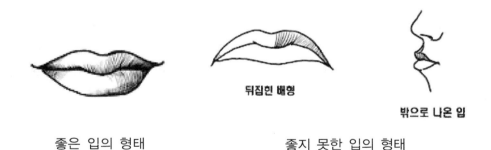

좋은 입의 형태　　　　　　　　좋지 못한 입의 형태

치열 등이야 아무렴 어떠하겠는가, 그저 입만 다물고 있으면 모를 것 아니냐면서 안심하고 있는 사람도 있지만 거울을 잘 보아야 할 것이다. 뻐드렁니의 치열은 감출 수 있다고 해도 입가의 돌출된 모습을 다 숨길 수는 없을 것이다.

호치와 음식물

중국에서는 명모호치(明眸皓齒) 또는 주순호치(朱脣皓齒) 라 하면서 호치(皓齒)를 미인의 조건으로 하는 것이다. 호(皓)는 결백정영(潔白精瑩)의 의미로 결국 희고 청결한 이를 말하는 것이다.

그러나 이의 빛은 결코 순백한 것이 아니고 얼마간 노란빛이나 푸른빛을 띠고 있다. 그러나 법랑질로 싸여 있으므로 청결하게만 하여 두면 정영한 것이며 구슬에 흡사한 미를 간직하고 있는 셈이다. 그러나 흰 것도 젊었을 때뿐이며 나이를 먹는 데에 따라 황갈색을 띠게 된다. 따라서 중국인이 말하는 호치 중에는 연령적으로 젊다는 의미도 포함되어 있는 것이다.

호치가 미인의 특징이라고 하여 하루에 세, 네번 닦는 사람도 있는데 이래서는 모처럼의 법랑질도 마멸되어 뜻밖의 장해를 가져오게 될 것이다. 인간의 이가 나이를 먹을수록 변색되는 것은 조리한 음식을 과식하기 때문이다.

생식만 이행하고 있으면 이 같은 것은 닦지 않아도 호치를 유지 할 수 있는 것이다. 야생의 짐승은 조리한 식사를 하지 않으므로 이를 닦지 않아도 호치이고 또 그들 사이에 치과의사가 있다는 소문은 들은 적이 없다.

외국 영화를 볼 때마다 느끼는 것이지만 배우들의 이가 아름다운 점이다. 그것에 비하면 일본 배우의 이등은 문제도 안 된다. 언젠가 입을 벌렸는데 들쑥날쑥한 이가 보여서 흥미가 깨진 영화도 있었다.

그 부정렬한 이 사이에에선 전에 먹은 식사의 지게미나 전날의 지게미가 달라붙고 거기에 무수한 세균이 번식하여 취기를 발산시키지 않나 생각하면 입도 함부로 못 맞추게 되는 것이다. 큰 구멍이 뚫린 충치, 조화가 없이 마구선 이 등은 결국 현대인의 그릇된 사상들의 결과라고 나는 믿고 있다.

9. 이마

이마의 해설

이마의 모양은 인종에 따라 다른데 일반적으로 구미인은 입체적이고 넓고 높으며 일본인은 평면적이고 좁고 낮다. 말하자면 일본인의 이마는 비좁게 생겼다. 또 남자와 여자, 어른과 어린이에게서는 후자는 같이 이마의 앞쪽이 얼만큼 튀어 나와 있다.

이마의 전체적인 윤곽은 머리카락이 나온 언저리에 따라서 좌우 된다. 일본 여성에게 흔히 보이는 이마의 정중선의 발제(髮際)가 V자형으로 갑(岬)을 이루며 나와 있는 것을 기러기 이마로 부른다. 그 모양이 기러기가 나는 모습을 하고 있기 때문이다.

또 정중선에서 후지산처럼 발제가 온화하게 그려져 있는 이마를 후지산이마라고 한다. 또 후지산이마와는 반대로 이마의 양모가 깊숙이 만입한 이마도 있고 남성의 이마처럼 모난 이마도 있다. 다시 이마를 동적 입장에서 관찰하면 주름의 존재를 간과 할 수 없다.

원래 이마는 피부의 밑에 직접적으로 골격이 감촉되는 곳이며 이점에서는 다른 부분과 달리 이마의 형태적 화장은 극히 곤란한 곳이다. 또 이마는 해부학적으로 특이한 성능을 갖고 있다. 생체의 많은 근육은 양단을 골격에 부착시키고 있으므로 골격의 운동과 근육의 운동은 거의 불가분의 관계에 있는 것이다.

그런데 이마의 많은 근육은 피하근 이라고 하여 피부에서 피부로 끝나게 되어 있으므로 피부만의 운동으로 피하근은 운동하게 되는 것이다. 즉 이마의 피부가 상하로 운동함으로써 그 운동에 대해 직각의 방향으로 주름이 그려지게 되는 것이다. 이것은 얼굴 전체의 피하근에도 통하는 해부학적 법칙이다. 이마의 주름이라면, 일반적으로 이마에 그려지는 가로의 주름만을 말하는데 또 한 가지 이마에는 눈썹 사이 미간에 생기는 八자 주름도 있다는 것을 잊어서는 안 된다.

이마의 표정
후지이마나 기러기이마는 화복에 니혼가미(日本髮) 기모노에 머리에장식한는가채)를 한 일본 여성에게서는 특히 조화되는 것이라고 하여 환영되었던 것인데, 양장의 여성이 높이 평가되는 오늘날에는 옛날처럼 환영되지 않는 이마로 되어 안타까운 기분이 든다.

크고 넓은 이마는 이지적인 느낌을 주기에 충분하지만 여성 일반으로 볼 때는 너무 찬 것 같은 감이 있다. 물론 이점을 십분 알고 있기 때문에 젊은 여성들은 두발을 이용하여 이마를 아름답게 하는 데에 지혜를 짜는 것이다.

이마의 가로 주름은 주의, 주목, 공포, 경악, 긴장, 위혁(威嚇) 등이 표정에 나타나고 있다. 카부키 의 분장가 는 이 이마의 주름을 능숙하게 그려서 무대 효과를 올린다.

눈썹도 이마의 피부도 같이 위로 밀어 올리고 있는 모습 눈을 감고 있는 특수한 표정의 사람을 전차 등에서 간혹 보게 되는데 이것은 대부분 졸음을 이겨내려는 모양새이다.

눈썹사이의 미간에 나타는 주름인 八자는 정신적 비애, 우울이 가장 깊은 경우의 표정이라고 하지만, 그러나 재채기 하기 전에도 나타나므로 주의가 필요하다.

10. 뺨

뺨의 해설

뺨은 누구나 잘 아는바와 같이 위는 광대뼈에서 아래는 아래턱뼈에 이르는 사이 얼굴의 측면을 말하는 것이다. 그리고 뺨의 형태는 광대뼈와 아래턱뼈의 모양과 이들 양 골격 간에 모든 근과 지방조직에 의해 결정되는 것이다. 특히 뺨의 형태미는 뺨의 지방조직에 좌우되므로 이것을 뺨 지방체라고 하여 중요시하고 있다. 광대뼈는 눈 아래의 바깥쪽으로 비스듬하게 부풀어나가고 다시 그것이 옆쪽으로 돌아서 가는 다리처럼 되어서 귀 구멍(耳孔)의 위까지 펴져 있다. 광대뼈가 돌출된 곳이나 또 가는 다리로 된 곳에도 근육이나 지방이 붙지 않는다는 점을 주목하지 않으면 안 된다.

따라서 야위면 뼈가 나와서 앙상하게 보이며 그런가 하면 살이 쪄도 근육도 지방도 붙어있지 않으므로 그곳만이 도리어 우묵하게 들어가 보인다. 따라서 아무리 살이 쪄도 궁가[宮家, 御所] 의 인형처럼 이마에서 뺨에 걸쳐서 통통하게 살이 찌는 일은 별로 없게 된다. 뺨 지방체의 언저리는 혈색이 투출하여 불그스름하게 연분홍색을 나타내는 수가 있는데 이것은 어릴수록 아래쪽에도 나타나며 자라면서 아래쪽의 붉은 빛은 엷어지게 된다.

뺨의 특징으로서 보조개와 검협구(瞼頰溝) 및 비순구(鼻脣溝)를 들 수 있다. 보조개는 소근의 부착점이 죄어들어 생기는 것이며, 사람에 따라 위치가 달라지나 대체로 구각[24]의 사상방(斜上方)이 정위치로 되어 있다.

---

24) 구각(口角) ; 아귀를 이르는 말이다

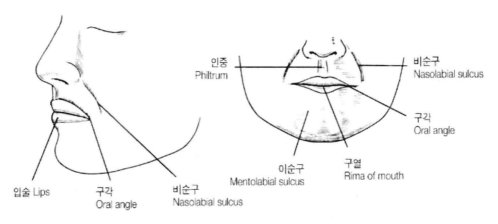

[구각과 비순구의 위치]

검협구는 아래눈꺼풀 밑에 반달 모양으로 나타나는 홈인데 노인의 경우 특히 나타타며 중년을 지난 풍뚱한 부인 등에서 현저하게 보인다. 비순구는 콧망울에서 구각의 밖을 돌아서 그려지는 홈으로 별로 나타나지 않는 사람도 있지만 검협구보다도 나타나는 비율이 많고 홈도 깊게 드려진다.

뺨의 표정

중국의 패편(牌篇)에 「얼굴에 뼈가 솟은 것이 있어 권골이라 부르며 권세를 주관한다.」 라고 하였다. 이 후 동양에서는 권골륭륭(顴骨隆隆)라는 숙어가 만들어져 남성미의 표상으로 되어왔다. 그러나 여성의 경우에 풍협(豊頰)이라고 하여 풍만한 뺨이 미인의 표상으로 되어 있다.

오늘날에는 남성이라도 너무 권골이 솟아난 것은 좋다고 하지 않는다. 권골이 높으면 얼굴 전체가 앙상하게 보여 온화한 느낌이 없고 안정감을 손상시킨다. 뺨이 야위어 살이 빠지면 뺨이 함몰하고 함몰이 그늘을 만들게 되므로 얼굴의 표정이 변하게 된다.

옛부터 뺨이 움푹 파진 것은 소화기관에 장해를 갖고 있는 것이라고 하는데 결국 소화기관이 비수(脾髓)에 관계되고 그것이 뺨의 지방체에 영향을 끼쳐

오는 것을 말해 주는 것이다. 검협구는 이완성을 빚어내며, 비순구는 과도하게 나타나면 우울한 얼굴을 보인다든가 화난 얼굴로 보이게 한다. 비순구는 원래 콧망울에서 구각으로 새겨지는 것이므로 끝쪽이 벌어지는 八자형으로 되는 것이 당연하지만, 끝이 너무 넓어지면 입을 세게 다문 느낌이 되든가 미소 지으려는 듯한 느낌을 주든가 한다.

거꾸로 끝 쪽이 오무라지면 양쪽의 홈이 세로로 평행하는 것처럼 되어 우울한 인상에 가깝게 된다. 보조개는 애교의 표상이라고 일컫는데 사랑에 빠진 자를 비웃는 반어에 불과하다.

구미의 여성 중에 특히 사교계에 웅비하고 있는 여인 중에는 빰에 뷰티 스폿(beauty spot, 美點)이라는 점을 그려서 사교계의 시선을 모으고 만족 해 하는 여성도 있다. 더구나 이것이 일본 화류계에서 유행된 일도 있다.

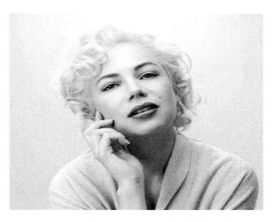

빰에 뷰티 스폿(beauty spot, 美點)을 넣은 여성

빰을 담홍색으로 칠하는 것은 구미에서도 동양에서도 하는 것인데 담홍색을 빰에서 위 눈꺼풀까지도 발라 올리는 것은 중국과 일본의 여성에게 한하는 미장법이다. 그래서 일본인이 몽키(monkey)로 불리는 것은 아니겠지만, 미용적으로 생각(一考) 해 볼 문제이다.

11. 턱

턱의 형태와 표정

턱(顎)은 일반적으로 아래턱 전체를 의미하고 아래턱 옆의 쑥 나온 곳을 하악
각(下顎角)이라 부른다. 어린이에 있어서는 아래턱의 발달이 빈약하므로 하악
각도 나타나지 않고, 따라서 어떻게 보아도 귀엽게 보인다. 어린이는 물론 어
른도 살이 찌면 아래쪽이 죄어져서 이중턱으로 된다.

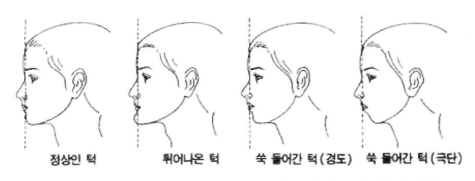

정상인 턱　　뛰어나온 턱　　쑥 들어간 턱(경도)　　쑥 들어간 턱(극단)

하악각의 각도와 턱의 형태 −턱이 짧으면 전체가 불안정하게 된다

하악각이 쑥 나오면 엄한 느낌을 주고 하악각이 전혀 나타나지 않으면 부드
럽고 원활한 느낌을 준다. 이중턱이 풍만한 느낌을 주는 것은 칠복신(七福神)
중의 포대화상(布袋和尙)이나 혜비수(惠比須), 대흑천(大黑天)의 모습이 이를
말해주고 있다.

그러나 턱이 너무 짧으면 얼굴 전체가 불안정하게 된다. 그런가 하면 너무 길
면 찬 느낌을 주게 된다. 앞쪽이 크게 움푹 패인 턱은 우성인자라 하여 유전
되는 것이라고 전해지고 있다

| 제5장 |

미용과 정신

『자신의 안모의 특징을 알고 살리기 위해 그리는 미용, 자신의 정신생활에 합치하기
위해 그리는 미용, 자기가 이상으로 하는 미용에 합하는 정용이 새 시대의 화장이다』

1. 미용과 정신생활

가문보다 양육이라는 속어가 있지만 이것은 유전의 힘보다도 생활환경의 힘이
인간의 인격 형성상 강력한 것을 말해주는 것이다. 정말로 생활환경은 여실히
인격에 나타나고 얼굴에 나타나게 되는 것은 누구나 알고 있을 터이다. 아무리
지분[25]으로 진하게 단장을 하여도 그 사람의 몸에 붙이고 있는 정신이나 교양
이 지분(연지와분)을 뚫고 나타나게 되는 것이다.

높은 정신생활을 갖는 사람에게는 치레를 하지 않은 살결이 아름답고 지분은
방해라 도리어 여긴다. 얼굴 모양이 그다지 갖춰져 있지 않아도 높은 교양이나
정신생활이 그 안모를 미화하는 것이다. 흔히 말하는 인격이 빛을 내는 것이다.
이것은 어떤 이유에 의하는 것일까? 우리들의 생체는 200조~400조 개의 세포
로 되어 있다. 그리고 그 세포에는 각각 사이코이드(psychoid)라는 것이 있다
고 한다. 이 사이코이드가 높은 정신생활이나 교양에 의해 승화되고 그것이 이
윽고 피부 표면에서 방사되므로 높은 인격이 물질적인 단장을 초월하여, 남에
게 아름답게 느껴지게 되는 것이라고 나는 해석하고 있다. 물론, 높은 정신생활

---

25) 지분(脂粉) ˙ 연지와 분

을 속에 간직하고, 다시 거기에 합당한 단장을 했다면 그 사람의 아름다움은 더 한층 빛이 나리라.

나는 연지, 분으로 단장을 하는 동시에 정신적 단장을 잊어서는 안 된다는 것을 말하는 것이다. 나는 아무렇게나 연지, 분을 바르고 왔다는 화장에는 찬성할 수 없다. 자기 자신의 안모의 특징을 잘 알고 그 특징을 살리기 위해 그리는 미용, 자신의 정신생활에 합치시키기 위해 그리는 미용, 다시 나아가서는 자기가 이상으로 하는 미용에 일치하도록 만드는 정용(整容), 이것이 새 시대의 화장으로서, 나는 젊은 여성에게 바라는 것이다.

인체미의 점수

최근 미국의 영화계에서 인기배우를 선정하고 그것을 채점한 결과가 발표되고 있다. 그것을 100점 만점으로 하여 그중의 50점은 지성에 돌려졌던 것이다. 또 육체적 면의 채점 50점은 다음과 같이 각 국부(局部)에 배분되고 있다. 머리카락 6, 눈 10, 입 9, 이 2, 가슴 4, 허리 2, 둔부 5, 손 5, 다리 7, 합계 50점이다.

	지성미 점수	신체의 미 국부별 점수	
부문별점수	50점	머리카락	6점
		눈	10점
		입	9점
		이	2점
		가슴	4점
		허리	2점
		둔부	5점
		손	5점
		다리	7점

[표 ; 미국의 영화계에서 인기배우를 선정한 기준]

세계적인 건강법인 **니시의학**의 진수

피부의 整容을 말한다

—

PART **2**

—

피부편

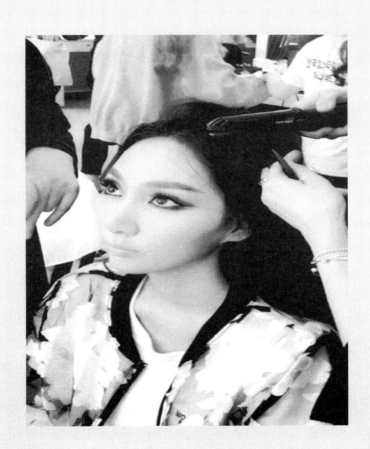

1. 6대 법칙과 4대 원칙

6대 법칙 제창의 이유

나는 니시의학에 의한 보건요양의 6대 법칙, 니시의학 건강법을 창안하기까지에 몸으로 실천하고 연구한 건강법은 무려 362종류에 이르고 있다. 그들 중 어떤 것은 의학적으로 전혀 불합리한 것, 심한 경우에는 해부학 상으로 전혀 조리에 맞지 않는 것도 있다. 또 어떤 것은 미숙한 눈에는 그럴 듯하게 보이는데, 이것을 실천해 본즉 반드시 부작용이 나타나게 된다.

그것이 소위 명현이면 용납할 만한 점도 있는데, 완전한 부작용이었다. 어떤 것은 1주일 후에 어떤 것은 1개월 후에 나타나게 된다. 나는 그 원인을 탐구하여 생각도 미치지 않는 곳에 그 원인이 숨어있는 것을 발견하고 놀란 적도 있다. 그러나 그들의 하나하나는 반(半)의 진리를 갖고 있는 경우는 많은데, 그 반의 진리 때문에 전체로서의 일자(一者)가 깨어진다 라고 하면, 그것은 참된 건강법의 가치는 없는 것이다. 그리고 이들의 대개는 질병의 원인을 한쪽으로만 치우쳐서 보는 것에 기인한다.

어떤 것은 근육만 건전하면 건강체로 될 수 있다고 생각하고, 또 어떤 것은 발만 건전하게 되면 건강체로 될 수 있다고 생각하는 것 같은 것이었다.

나는 362종의 건강법 그 자체를 연구하는 동시에, 한편 그 창안제의 이력까지도, 즉 가정의 사정은 물론 경력이나 종교, 취미나 친구관계 등에 이르기 까지 가능한 상세하게 조사하였다. 이렇게 함으로써 건강법과 창안자와의 관계를 통일적으로 연구하여 변증법적으로 바른 결론을 내리려 한 것이었다.

그리하여 그 결과는 창안자의 거의 전부가 누구나 과거에 건강하지 못했던 것, 그 건강하지 못했던 것을 극복하기 위해 여러 가지 연구를 연구하고 실천하여,

다행히 그 결과 건강체로 될 수 있었던 것, 그리고 또 자기가 경험한 것만을 절대적인 것으로 과신하여 이를 선전한 것 등등이 창안자에서 공통된 것이라는 점을 알게 되었다.

그런데 여기에서 문제가 되는 것은 그들이 왜 건강치 못했던가 의 원인이다. 어떤 이는 신경통이고, 어떤 사람은 코의 질환, 호흡기 병이었다. 따라서 그들 각자가 불건강자 에게는 효과가 날지도 모르겠으나 그것이 일반 전체에 적용되는 것이라고 생각하는 것은 성급하고 극히 경솔한 생각이라고 하지 않으면 안 된다.

그래서 나는 동서양을 불문하고, 인류전체가 이것을 실행하여 보건 요양의 진수를 체득할 수 있는 방법으로서 6대법칙이라는 것을 내놓은 것이다. 다음은 그림으로 설명한 6대 법칙과 운동법이다[26].

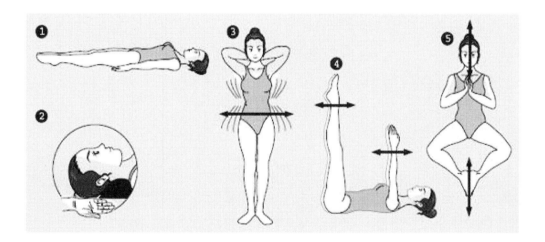

니시 건강법 6대 원칙

① 평상: 딱딱하고 평평한 바닥(침대)에서 잔다.

② 경침: 딱딱한 나무 베개(반원통 모양)에 수건을 목에 베고 눕는다.

③ 금붕어 운동: 두 팔을 목 뒤에서 깍지 끼고 똑바로 누운 뒤 발끝을 당긴 채 금붕

---

26) 출처: 중앙일보] [Family건강] 암 치료 보완법 니시

어가 유영하듯 허리. 엉덩이 부위를 좌우로 흔든다(1회 1~5분).

④ 모관 운동: 누운 상태에서 두 손과 두 발을 하늘 쪽으로 올리고 손과 발을 흔들어 준다(모세 혈관 자극, 1회 1~2분).

⑤ 합장.합척 운동: 똑바로 누워 두 손바닥과 두 발바닥을 마주 댄다, 이어 두 손은 머리 위로, 두 발은 발 쪽으로 뻗었다가 되돌아오는 동작을 2~3분 반복한다.

목표를 전인류로 한 점에서, 평상(平床) 등은 남방의 어떤 종족에게는 이미 상용되고 있지만, 그러나 자리에 눕는 방식은 다르기 때문에 감히 이것을 제 1의 법칙으로 내세운 것이다.

건강의 기본은 무엇인가?

보건요양의 방법으로서 6대 법칙을 내놓았는데, 그러면 우리들의 건강은 무엇에 의하여 유지되는 것일까? 이 문제에 관해 나는 동서고금의 의서는 말할 것도 없고 무병장수법이나 건강법을 연구하고 검토하여 본 결과, 다음의 17가지로 분류하기에 이르렀다.

제 1은 근육 주의 - 종래 학교에서 실시하고 있던 체육이다.

제 2는 골격 주의 - 오스테오파시나 자세교정법 등은 이 류(類)에 속한다.

제 3은 피부주의 - 일광욕, 공기욕, 냉수욕, 냉수마찰, 건포마찰 등이다.

제 4는 척수주의 - 카이로프랙틱이나 지압요법 등이 이 부류이다.

제 5는 장(腸) 주의 - 매치니코프 등이 주창자이다. 단식요법도 이 류(類)에 속한다.

제 6은 세균주의 - 세포만 구축하면 이 지구상에 질병은 없어진다는 설이다.

제 7은 식양(食養) - 식양만으로 건강이 완전히 유지된다는 설.

제 8은 호흡주의 - 심호흡, 복식호흡 등이다.

제 9는 신경주의 - 침구(鍼灸) 등이 이 부류이다.

제 10은 정신주의 - 정신요양으로 암시요양도 이 류(類)에 속한다.

제 11은 종교주의 – 크리스천 · 사이언스나 꾸우에이즘 등, 일본의 신흥종교에는 이의
    아류가 많은 듯하다.

제 12는 약제주의 – 현대 의학자가 대부분 이의 미신자이다.

제 13은 음수(飮水)주의 – 물만 마시고 있으면 무병장수는 틀림없다고 하는 주의이다.

제 14는 자연주의 – 내츄라파시를 비롯하여 황한의학자의 일부는 이를 믿는 자이다.

제 15 눈(眼)주의 – 틸 박사의 주장이며 눈은 정신과 내장기관을 나타낸다고 하는 표어
    하에 제창되고 있다.

제 16은 코주의 – 포니에 박사의 주장이다.

제 17은 발주의 – 나는 20년 전부터 발은 만병의 기본이라고 주장하여 왔다. 최근 카이
    로포지가 구미에서 유행하게 되었는데, 카이로는 손, 포지는 발이며 손으로 발의 병
    을 고친다는 뜻이다.

이상과 같이 분류되는데 이중 어느 것이 건강문제의 진실을 파악하고 있는 것일
까? 가령 어느 것이고 모두가 참(眞)되다고 하면 모순과 당착에 빠지는 것이 된
다. 혹은 어느 것이라도 17분의 1의 진리를 포함하고 있는 것일까?

나는 건강의 기본은 피부와 영양 및 4지(四肢)와 정신의 네 가지에 걸려 있는 것
을 주장하고 이를 건강의 4대 원칙으로 부르고 있는 것이다. 이를 약칭하여 피
(皮), 식(食), 지(肢), 심(心)이라도 하고 있다.

4대 원칙 제창의 이유

현대 의학에 있어서는 생체를 해부학, 생리학, 면역학 및 심리학의 네 방면에서
관찰하고 각각 이들에게 **물리적, 화학적, 세균적 및 정신적**의 각각의 면을 해당
시켜 이 사면관(四面觀)에 의해 건강이 지탱된다고 한다. 보건치병의 방법으로서
는 일면의 진리를 꿰뚫고 있다, 나는 이 사면관(四面觀)을 니치의학의 6대 법칙
에 준하여 다음 표와 같은 도형을 만들었다.

생체	해부학	물리적	미국식	척주운동	…	교감신경	잠재의식	각자 (覺者)
	생리학	화학적	영국식	복부운동	…	미주신경		
	면역학	세균적	독일식	생수음용	………………		현재의식	
	심리학	정신적	프랑스식	정신사념 (思念)	………………			

『등과 배를 함께 움직이고 물을 마시며, 잘 된다고 생각하는 사람은 건전한 사람이다.』 위의 사면관 혹은 6대 법칙은 보건 요양의 방법으로서는 확실히 요점을 맞추고 있지만 건강의 기본으로 되는 것은 아니다. 나는 **건강의 기본은 피(皮), 식(食), 지(肢), 심(心)의 4가지 요인에 있는 것**이라고 확신하고 있다.

나는 언제나 일반적인 생리 해부의 교과서에 따라 생체를 다음의 12개의 계통으로 분류하여 설명하고 있다. 이것은 골격, 근육, 혈액과 림프, 혈과과 림프관, 호흡기관, 소화흡수기관, 비뇨기관, 내분비, 생식기관, 신경계통, 감각기관, 언어성대(言語聲帶)의 12개이다.

물론 이들 12개의 각 계통이 건전하고 생체 그 자체가 일자(一者)로서의 조화와 통일이 완전히 유지되고 있으면 확실히 건강한 것이다. 그러나 이들의 각 계통은 우리들의 뜻대로 되는 것은 아니다. 스스로 즐겨서 병을 앓는 사람은 없을 터이지만, 언제나 병원은 성황을 이루고 있다. 이것은 각 계통도 기관(器官)도 우리의 자유의지로는 마음대로 되는 것이 아니라는 것을 말해 주고 있는 것이다. 물론 생체를 우리들 자유의지로 마음대로 하는 것이 니시의학이 추구하는 목적의 하나이기는 하나 그에 관해서는 후술하기로 한다.

나는 건강의 기본으로 피(皮), 식(食), 지(肢), 심(心)의 네 가지를 선정한 이유는 물론 생리학적이나 해부학적으로도 상응할만한 이유와 근거가 있기는 하지만 더

욱 더 정신물리학적 입장에서 네 가지는 우리의 의지에 의해 자유로이 된다는 것
도 충분히 감안되고 있다.

피부의 경우 한기를 만나면 두껍게 입고, 더우면 얇게 입어 쾌적하게 조절할 수
가 있다. 또 피부를 건전하게 하기 위해 온욕, 냉욕, 냉온욕도 자유로이 할 수 있
을 것이다. 식사는 전혀 자유로운 의지로 미식(美食)이건 조식(粗食)이건 좋을
대로 할 수 있는 데에 있어서 도리어 '식(食)은 명(命)이다'라고 할 정도로 식
에 대한 자유의지가 생명까지 좌우하는 결과가 된다.

다음에 사지는 전후좌우는 물론 상하로도 움직일 수 있고 각 관절에 의해 굽히고
펼 수가 있다. 또 걷거나 뛰거나 차를 타는 것 역시 마음대로이다. 마지막으로
정신인데 신앙의 자유, 언론의 자유, 결사의 자유 등은 확실히 정신의 자유이다.
그러나 정신도 육체에 의해 좌우 되는 것을 잊어서는 안된다. 정신과 육체와의
일치 이것이 또한 니시의학에 의해서 완성되는 것이다.

네 가지 요인의 상호관계

나의 피, 식, 지, 심 은 일부의 사람들처럼 피부만 건강하면 병에 안 걸린다든지,
정신만 건강하면 병에 걸릴리가 없다는 등의 논의와는 다르다. 피부의 건강을 주
장하며 냉수마찰이나 건포마찰에 열중하여 끝내 폐에 암을 만든다든가, 식양(食
養)만을 주장하던 식양가가 전시의 기근을 벗어나지 못해 그 모습을 사라진다든
가 하는 것들은 건강의 기본이 어디에 있는지 이해하지 못하고, 소위 일변도(一
邊倒) 미신자 였기 때문이다.

술을 마시면 얼굴이 붉어지고 다리가 휘청거리며 기분이 명랑해지는 데 이것은
피부와 사지 및 정신의 불가분 관계를 말해준다. 또 산책을 하면 배가 고프고 살
갗이 땀으로 끈적이며 정신은 상쾌해 진다. 이 역시 사지와 피부 및 정신관의 관
계를 나타내고 있다. 목욕 후 피부에 찬바람을 쐬면 보통 사람은 감기에 걸려 몸

에 열을 내며 식욕은 감퇴되고 기분은 우울하게 된다. 투루에타 박사는 발을 다치면 신장을 상하게 되고 심할 때는 정신 이상까지도 가져 온다고 주장하고 있다.

이같이 네 가지는 일상생활에서 불가분의 관계를 이루고 있는 것이다. 이 네 가지의 위화(違和)가 여러 가지 질환이 되어서 나타난다. 나는 피부와 영양 및 사지를 연결한 정삼각형을 밑변으로 하고 정신을 통활자로서 정점으로 한 정삼각형의 사면체(四面體)를 건강의 상징으로 여긴다.

이를 상세히 말하면 평상, 경침, 붕어 모관, 합장합척, 등배 운동을 정삼각사면체의 6개 모서리로 하며, 밑변을 각 요인의 활동면으로 하고, 다름 3면에는 비타민, 호르몬, 효소를 배치한 정삼각사면체, 그리고 여기에 내접한 구(球)와 외접한 구가 만드는 가운데의 빈 구체를 가지고 참된 건강의 상징으로 하는 것이다. 그리고 이 구체가 기하학적으로 바르고, 생물학적으로 조화와 통일을 지니는 것이 이상(理想)이다.

생체는 언제나 운동을 한다. 그 운동에 의해 실로 형태적으로 바르고 기능적으로 조화와 통일이 유지된다. 거기에 참된 일자(一者)의 상태가 완성되는 것이다. 일자(一者)이기 때문에 거기에는 지성과 물질 및 힘이 바르게 조화되어 통일된 생명체가 되어야 한다.

피부의 새로운 견해

나는 여기서 피부에 관해 설명하기 전에 최신 피부과학에 관해 하버드·T·벨만의 『피부와 그 손질』 안에 있는 새로운 견해를 간략하게 게재한다.

『우리의 살갗색은 건강의 바로메타이다. 건강은 언제보아도 매력이 있으며 건강이야말로 인격의 협력(協力)인 자석(磁石)이다.』

『피부는 1개의 기관이다.』 이렇게 말하면 크게 놀랄지도 모른다. 그 이유는 피부는 마치 외포(外包)같은 것이며 신체의 제 기관과는 전혀 관계가 없고 신체를 그 안에 집어넣은 포장에 불과하다고 생각하는 사람이 다수이기 때문이다.

그러나 피부가 기관인 것은 심장이나 신장, 간장, 폐가 기관인 것과 아주 동일한 것이다. 피부는 기능을 한다. 즉 활동도 하며 생산도 하는 것이다. 뿐 만 아니라 피부야말로 모든 기관 중에서 가장 생산적이며 근면하게 많은 일을 하는 기관이다. 피부는 다른 기관보다 많은 일을 하며 많은 종류의 일을 수행한다. 피부는 기름이나 땀, 머리카락, 손발톱을 생산한다. 피부는 흡수하고 불용물(不用物)을 배설하며 또한 호흡도 한다. 공기 중에 여러 가지 해로운 요소에 대하여 신체를 보호하고 체온을 조절하기도 한다.

피부는 상표(上表) 부분을 침범하는 그 자신의 질병도 갖지만 신체의 다른 부분을 앓을 때는 거의 항상 피부도 앓게 된다. 어떤 상태로든 언젠가 피부에 영향을 미치지 않는 질병은 거의 없다. 그럼에도 불구하고 피부식(皮膚食)이라는 것을 섭취하지 않는다. 피부는 다른 기관과 마찬가지로 혈액에서 영양을 섭취하는 것이다.

제 아무리 좋다고 과장 광고를 해도 피부를 설득하여 여기에 향기 있는 지방을 공급한들 피부를 살릴 수는 없다. 그러나 명심해야할 것은 피부가 하나의 기관이라는 점이다. 그렇다면 피부의 건강과 신체의 건강은 서로 의존한다는 사실을 납득할 수 있을 것이다. 얼굴은 시나 노래 이외에서는 혼의 거울이라고 말하지 않을지 모르나 얼굴이 몸의 거울인 것은 확실하다. 살갗색은 신체의 건강을 증명하는 고지판이다. 얼굴의 피부는 자신의 기능을 갖는 하나의 기관이므로 다른 신체의 기관과 조화를 이루며 활동하는 것이다. 그래서 신체의 기능이 정상이고 피부의 기능도 정상일 때 피부색도 정상이 된다.

건전한 피부는 영양과 건강을 위해 필요한 좋은 혈액의 공급에 의존한다. 불량한 피부는 혈액의 성질이 불량하다는 것을 가리키는 것이다. 이같이 피부는 신체내의 어느 것인가의 기관 또는 계통의 기능부전에 영향을 받는다.

부정식(不正食)은 소화불량이나 장의 장애를 일으켜 얼굴에 종기나 발진이 되어 나타 날뿐 아니라 필요로 하는 영양도 공급하지 않는다. 이를 해결하는데 가장 좋은 화학물질은 바로 물이다. 건강이나 얼굴의 미를 유지하는 목적에서 물은 어떤 것보다도 뛰어난 것이다.

물은 피부를 깨끗이 할 뿐만 아니라 고무(鼓舞)해 주는데, 기름기, 땀, 먼지, 그을음, 박테리아를 제거하는 힘을 가지고 있다. 피부세포를 고무하여 피부의 세포가 체내로부터 유해물질을 제거하도록 하는 것이다. 물은 피부를 부드럽게 하고, 온화하고 아름답게 한다.

2. 피부의 해부

눈으로 본 피부

인간은 고양이 껍질을 썼다는 말을 듣거나, 얼굴 가죽이 두꺼운 놈이라는 말을 들어도 약간 스치면 상처에서 피가 난다. 피부 중에서 두꺼운 곳은 발바닥이고, 엷은 곳은 눈꺼풀(眼瞼)이다. 얼굴이나 가슴의 피부는 뒷머리나 목, 등 보다 엷고 사지의 굴곡부는 신전부보다 엷다.   그 두께는 피하조직을 **빼면** 표피는 0.3mm에서 3mm 정도이다.

토쿄 긴자 거리에서 보는 여성의 피부는 매끈하여 마치 거울처럼 빛나고 있지만 자세히 관찰해 보면 피부도 지표와 같이 산맥을 그리고 있다.   언덕의 부분은 피구(皮丘)라고 하고 골짜기 부분은 피구(皮溝)라고 부른다. 언덕과 골짜기는 곳에 따라 착잡하게 얽혀 어떤 곳에서는 삼각을, 어떤 곳에서는 마름모, 다각형의 그물눈을 그리고 있다. 이것을 피야(皮野)라고 불리는 것이다. 피구나 피야에는 먼지가 붙어있지만 애인(愛人想思)의 눈은 현미경은 아니므로 상대방의 피부는 요염하고 아름답게 빛나 보이는 것이다.

근육의 운동이나 피부의 구조에 의해 피부표면은 양각한 것처럼 주름이 생긴다. 특히 표정운동에 의해 생기는 눈이나 입 주위, 이마의 주름은 관상가에게 감정의 자료를 제공한다. 애교의 상징이라고 하는 보조개는 피부의 섬유가 뼈나 근육의 일부분과 피부 속 깊은 곳에서 유착해서 표정 운동이 마음대로 부드럽게 움직이지 않아서 생기는 움푹 패인 곳이다.

또 사랑스러운 이중턱은 턱에 피부 지방층이 많기 때문에 생기는 큰 주름이다. 해부학적으로 관찰하면 애교(愛嬌)이거나 애정(愛情)이건 간에 그저 냉냉한 한 조각의 과학적 사실에 지나지 않는 것이고 보면, 인정(마음)은 다른 범주에 속하는 모양이다.

여자의 흰 살결은 일곱 가지 결점을 덮어 준다고 한다. 확실히 오까메[27]든 홋도꼬[28] 얼굴이건 간에 살결이 희면 얼마간 구원된다. 그런가 하면 일곱 가지 결점을 감추려고 흰 분을 번득번득 발라서 그것이 곤약(菎蒻)을 흰 어깨 두부 등으로 묻힌 것 같은 것은 볼 수 있는 꼴이 못 된다.

하지만 초등학교 시절에 상당히 검었던 어린이도 한창 나이 때가 되면 몰라볼 만큼 희게 된다. 도대체 이것은 어떤 이유에서 오는 것일까? 이것은 혼기(婚期)가 되면 내분비가 왕성하게 되며 제 2차 성징이 뚜렷이 나타나기 때문이다.

그리하여 피하조직에 지방이 많아져 그것이 투명으로 보이게 되며 표피의 색소가 완화된다. 거기에 지방이 많아지기 때문에 표피의 잔주름이 펴지며 팽팽하게 된다. 따라서 일정 면적에 색소의 분량이 적어지고 거기에 덧붙여 지방의 흰색이 비쳐 보이는 것이 처녀 시절에 피부가 말끔하고 희어지는 까닭이다. 따라서 중년

---

27) 둥근 얼굴에 광대뼈가 불거지고 코가 납작하면서 뚱뚱한 여자를 이르는 말
28) 한 눈이 작고 입이 튀어 나온 이상스럽게 생긴 사나이 얼굴의 탈

이 지나면 초등학교 시절의 검은 피부로 다시 되돌아 간다.

지방이 비쳐서 보인다고 했는데 이것을 피부의 투명도라 하여 피부색을 검토할 경우 중요시 된다. 피부의 투명도가 높을수록 살갗은 아름답게 보인다.

투명도는 각질층이나 표피의 두께 및 그곳에 함유된 색소의 양, 진피내의 모세관의 분포수 및 그 혈류상태, 글로뮈(동정맥 문합)의 발달 상태와 그의 기능정도 및 피부의 수분 함유량 등에 의해 결정된다. 특히 수분의 함유량은 유전적인 색소의 양과 달라서 인위적으로 좌우할 수 있는 것이며 생수를 마시는 사람이 언제나 푸른 젊음으로 보이는 것은 이 투명도를 높이고 있기 때문이다.

또 니시의학 건강법 실천자는 언제나 피부는 건강이라는 말 그대로 발랄 하다고 하는데, 그것은 모세혈관의 기능을 높이고 글로뮈 를 활성화시킴으로써 투명도를 높이기 때문이다. 노인이 되면 피부색이 생기를 잃고 누렇게 되는 것은 수분이 부족하기 때문이다. 생체에 있어서 수분의 양과 연령과의 관계를 이해하면 피부색의 변천이 스스로 이해될 것이다.

현미경으로 본 피부

피부를 수직으로 절단하여 관찰하면 표피와 진피 및 피하조직의 세층으로 되어 있는 것을 알 수 있다. 그 두께는 나이나 장소에 따라 달라지는데 표피는 0.07~0.12mm 정도, 진피는 엷은 눈꺼풀이 0.6mm, 제일 두꺼운 발바닥에서 2mm에서 3mm 정도이며, 피하조직은 한결같지 않고 가지각색이다.

(1) 표피의 구조

표피는 많은 세포가 돌담처럼 쌓여진 것이며, 그 세포의 형상으로 분류해 보면 상층의 세포는 편평하고, 중층은 방형(方形)에 가까운 원형을 이루고, 하층은 원추상(圓錐狀)을 이루고 있다. 이들 세포의 상층부는 이른바 때가 되어 계속 탈락되어 가고 그 뒤로 중층은 각화하여 상층의 세포가 되어 탈락부를 보충하며 하층은 계속 신생하여 중층을 메워 간다.

그리고 자라나는 상태를 보면 같은 시기에 생긴 세포군은 같은 형을 하고 나란히 서서 점차 상승부로 나아가므로 하층에서 상층까지 사이에는 여러 층의 세포 열 (列)이 가로로 아름답게 줄 서 있는 것으로 보인다. 각 층마다 그 각각의 기능을 다하면서, 그리고 그 층의 진전에 따라서 기능을 바꿔 가는 것이다.

다음에 표피세포를 하층부터 차례로 그 기능이 달라지는 데에 따라 살펴보기로 한다.

제일 밑에 원주상의 세포층을 기저세포층이라고 하며 그 세포의 상층부에는 다소의 색소가 함유되어 있다. 그 색소의 양에 의해서 살갗의 빛깔 배합이 달라진다. 기저세포층의 상부는 대체로 원형에 가까운 세포군을 말피기세포층이라 한다.

이 세포의 외면에는 많은 돌기가 있어서 이것이 인접한 세포 동지의 돌기와 밀접하게 연락하고 마치 다리를 놓은 것과 같은 상태로 되어있어 이를 세포간교(細胞間橋)라고 부른다. 다리 밑의 간구에는 상피 임파액이 언제나 흐르고 있어 이것이 표피의 영양을 맡고 있다. 또 이 림프는 진피의 림프절에 연결되어 있다. 기저층과 말피기층과는 표피 발생의 근원이므로 이를 합쳐 종자층이라고 부른다.

다음의 편평 또는 방추상을 한 1,2층의 세포는 과립층이라고 부른다. 이 세포는 원형질에게 광선을 강하게 굴절시키는 과립을 갖고 있어 이 명칭이 나왔다. 이 과립은 가정칼리(수산화나트륨)나 나트륨 또는 펩신이나 식염수를 만나면 녹아서 에레이딘이라는 물질로 변한다.

다음은 투명층인데, 이 층은 과립층 세포의 원형질이 유상(油狀)으로 풀려서 투명하게 된 층이며 손바닥이나 발바닥의 표피가 두껍게 된 부분에서만 볼 수 있다. 제일 상층은 각질층이며, 편평한 세포의 각질판으로 되며 누런색을 띠고 투명하다. 이 세포의 원형질은 건조하여 섬유로 되어 있다. 그리고 표면으로 접근함에 따라 각질의 막으로 되어 말라 죽은 것 같은 상태로 되어 있다. 각질의 주성분은 케라틴 단백질로 흡수성이 강하며 산이나 알칼리하고도 잘 결합한다.

그런데 종자층의 세포에서 각화하여 때로 되기까지 과정을 보면 세포의 영양불량, 공기, 땀 등의 영향도 있지만 세포 자신의 화학적인 발생기전에 의한다.   그것은 심부에는 산소의 공급이 충분하나 표면에 가까워짐에 따라 산소가 결핍하는데 기인 한다고 보여 진다.

(2) 피부의 부속물

피부의 부속물로는 모발, 손톱, 발톱, 피지샘, 땀샘 등이 있다. 여기에서 건강에 특히 관계가 깊은 피지샘과 땀샘에 대해 개략적으로 다루기로 한다.

(가) 피지샘

피지샘은 기름을 분비하는 샘이며, 모근의 중도에 하나씩 있으며 여기에서 분비된 기름은 피부나 모발에 일정한 습도와 광택을 준다. 그러나 털과는 관계가 없이 눈꺼플, 유운(乳暈), 음부, 기타에도 입을 열고 있다.

그래서 그 분포는 전신에 걸쳐 있는데 특히 많은 곳은 피하지방이 적은 곳이며, 얼굴에서 특히 코 빛 그 주위, 머리, 가슴, 등의 정중선이다. 이곳들은 피하지방이 적기 때문에 추위에 대한 저항력이 적으므로 피지샘에 분비되는 기름에 의해 보온이 된다.

피지샘의 바깥쪽은 털에 이어져 기모근이 있다. 추위를 만나면 기모근이 서서 털구멍을 열고 기름을 분비하여 추위를 막는다. 이것이 소름이다.

피부 샘에서 분비되는 기름은 일종의 독특한 취기를 갖고 있다. 이것이 후술하는 아포크린샘의 분비물과 같이 체취가 된다. 체취는 음식물에 따라서도 다르게 되지만 인종별, 성별, 연령별, 개인별에 따라 다르다.

코가 발달된 개는 후각에 의해 인간을 분간할 수 있을 정도로 사람의 체취는 각기 다르게 되어 있다.

(나) 땀샘

땀샘은 생후 5개월째부터 발생하기 시작하여 거의 전신에 분포된다. 그리하여 이마, 겨드랑이, 콧등, 등에서도 온 몸의 도처에서 땀이 난다. 땀샘은 그 모양의 대소에 따라 에클린샘과 아포클린샘 으로 분류된다. 에클린샘은 보통의 땀샘이며 앞이마, 가슴, 손, 발 등에 많다. 아포클린샘은 그 형태가 커서 큰 땀샘(大汗線)이라고도 하며 보통의 땀샘과 피지샘과의 양쪽 작용을 갖고 반드시 모낭에 입을 열고 있는 것이 특징이다. 그 발생은 사춘기 쯤이며 따라서 이차성징의 하나로 여겨진다.

특히 체취는 피지샘의 분비에 의하지만 아포클린샘의 분비에 의하는 바가 크다. 이 이유는 남녀의 구별이 거의 없고 노인이 되면 이 구별이 없어진다. 체취의 남녀차이는 청춘기에 가장 심하기 때문이다. 아포클린샘은 인간에 있어서 겨드랑이, 배꼽주위, 젖무리(乳暈), 외음부, 항문 주위에 한정되며 여성은 남성보다 많다.

(다) 색소

피부의 부속물은 아니나 피부의 요소로서 색소가 있다. 이것도 세 종류로 분류된다.

문신처럼 외부로부터 주입한 색소를 이물색소라고 한다. 이물색소는 피부본래의 색소는 아니다. 여기에는 외상에 의해 피부에 침착된 것이거나 은(銀)제재의 복용 등에 의해 그것이 혈류를 따라 피부 속에 들어와 침착된 것 등이 있다.

다음에 피부 조직 내에서 혈관으로부터 넘쳐흐른 혈액의 헤모글로빈이 헤모디델린으로 되어 침착한 색소가 있는데 이를 헤모디델린 색소라고 한다. 세 번째 멜라닌 색소는 피부 고유의 것이며 명황색(明黃色), 적황색, 명갈색, 흑색 등의 색조가 있다. 그리고 건강한 피부에 있어서는 기저세포에 함유되어 있다. 단, 흑인의 경우 거의 진피에서 표피층에 까지 이 색소가 보인다. 멜라닌 색소의 화학적 구조는 현재 까지로는 분명치 않으나 대체로 단백질에 가까운 것으로 추정한다. 색소는 빛을 흡수하여 열로 바꾸고, 또 열을 저장하여 생체가 필요로 할 경우 그것을 내어주는 작용을 한다. 이 작용에 의해 세포를 덥혀서 생활기능을 촉진하고 또 발한작용에 협력하는 것이 된다.

3. 피부의 생리

경계로서의 피부

나는 피부의 해부를 너무 지나치게 상세히 말한 느낌은 드나, 피부가 너무나 복잡 정치(情致)한 기능을 갖고 있고, 건강 생활에 긴밀하게 연결되므로 일단 예비지식으로 이해를 깊이 해두는 것이 무리한 사족(蛇足)으로 생각되지 않기 때문이다. 프랑스에서는 **'피부는 모든 병의 거울이다'** 라고 말한다. 참으로 진리를 꿰뚫은 의잠(醫箴)의학잠언이다. 피부는 생체인 일자(一者)와 타자와의 경계면이다. 대체로 피부는 1.5~2m² 일본인은 평균 1.6m²의 면적으로 우주와 자신을 분리하고 있다. 이 경계면의 한 점이라도 깨어지면 그곳으로 출혈한다. 생체는 스스로를 지키기 위해 지혈공작을 베풀지만 조금만 틈을 주면 외계의 세균은 그리로 침입하려고 한다. 마음을 놓을 수 없는 경계면이다.

방어가 어수룩하면 외적은 쳐들어온다. 우리들은 외환(外患)에 대비하는 동시에 내우를 미연에 방지하는 태세, 즉 건전한 피부를 갖는 것이 생명을 유지하여 가는 데에 절대로 필요하다. 그러나 피부는 단순한 경계면만이 아니다. 경계로서의 피부는 공(空)이지만 피부는 생체와 환경의 경계면인 동시에 연락소이다. 그것은 단세포 생물의 생활이 이것을 여실히 가리키고 있다. 단세포 생물의 감각 기관은 분화되어 있지 않으므로 모든 감각을 몸의 표면으로 받아들이는 것이다. 비단 감각만이 아니라 표면으로 영양을 흡수하며 노폐물을 배설한다. 단세포 생물의 생활에서 대부분은 몸의 표면에서 이루어진다고 해도 과언이 아니다.

그리고 이런 일은 단세포 생물에 한하여 그런 것이 아니고 우리 인간 생활에서도 피부는 생체의 대표여서 '내장질환의 거울' 로서의 역할을 하고 있다. 또 우리들 인간생활은 환경에 의해 좌우된다는 것은 주지의 사실이다. 피부는 환경을 비쳐서 이를 생체에 반사하는 역할까지 갖는다. 그것이 이른바 피부의 고백이다. 이런 의미에서 나는 **피부는 생체의 경계면인 동시에 연락소**라고 주장한다. 말자면 피부는 전화기와 같은 것이다. 신경 중추의 중앙전화국으로 전화를 받으며 또 환경의 상황을 중앙전화국으로 보내기도 한다.

피부는 지리학상의 경계와 비슷하다. 고대의 인구가 희박한 시대에서 국가간의 경계는 강인 경우도 있고, 삼림지대일 수도 있고, 사막일 수도 있어 어떻든 막연한 것이었다. 그것은 근대 국가에 있어 하나의 선 같은 것이 아니고 막연히 허리띠 모양(帶狀)을 하고 있었다. 그러던 것이 인구가 조밀해지고 경계가 대상(帶狀)

에서 선상(線上)으로 변해왔다.

그런데 국가와 국가가 한 줄을 그어 놓고 국교를 맺지 않고 변경의 방비에 재력을 쏟는 국가가 융성한 국가가 되는지, 또는 불행한 몰락의 운명을 겪는지는 많은 역사가 에게 의문을 갖게 한다. 그러나 국가의 존립상, 경계를 방비하면서 타국과 유무상통하는 교역을 왕성히 하는 나라는 국운이 융성한다. 나는 피부를 생체와 환경과의 경계로 보고 생체가 필요로 하는 물질을 환경에서 수입하는 동시에 영어물자를 환경에 배출하여 수출하는 것을 원활히 처리하는 데 피부본래의 기능이 있다고 생각한다. 말하자면 피부는 생체와 환경과의 무역을 완전히 다해 기능을 발휘할 수 있다.

그러나 다소 사족이 되나 C.B. 포셋 교수가 내세운 『경계론』의 결론을 덧붙여 읽어주기 바란다.

『좋은 경계대(境界帶), 좋은 경계선이 두 나라 사의의 전쟁기회를 줄이고 방어를 좋게 하는 것이므로 평화를 확립하고 할 때 단독으로 확보할 수 있는 완전한 경계는 없다. 그것은 자국의 경계 내에서 운명을 개척하기 위해 인류집단의 권리의 세계적 인식에 의존하고 타국의 인류집단의 권리를 존중하는 의무의 인식에 주로 의존하는 것이다.』 그런데 이 말은 내 경우 피부에 주력을 쏟고 그것으로 건강을 확립하려 해도 피부단독으로는 확보할 수 있는 것이 아니다. 피부, 영양, 사지, 정신의 네 가지 기능을 생체일자(生體一者)의 입장에서 인식하고 존중함으로써 건강을 유지되는 것이라고 주장하는 것이다.

신경작용

신경은 정말 고등기관이어서 피부 등에는 그런 훌륭한 것이 분포되지 않은 것처럼 여기는 경우가 흔하다. 그런데 피부의 단면을 현미경으로 보면 거기에 많은 신경섬유와 신경종말이 보인다. 그렇다고 놀라운 일은 아니며 발생학적으로 보면 피부와 신경과는 함께 외배엽으로부터 발생하는 것이다. 양자가 긴밀하게 연결된 것은 생리학상 당연하다고 하지 않으면 안 된다. 나아가 정신이야말로 피부로부터 진화한 것이라고 할 수 있는 것이다.

피부의 감각으로는 촉각, 온각, 냉각, 통각, 또 촉각의 변형으로 양각(痒覺), 양각 후의 약각29) 등에 관해서는 새로운 심리학 책과 해부학 책에도 적혀 있으므로 생략한다. 여기서 간단히 피부의 자율신경에 관해 말해 본다. 피부내에서 자율신경의 지배를 받는 것은 피부의 혈관, 땀샘(汗腺), 피지샘, 기모근(起毛根), 음낭이나 음경, 유두의 평활근, 색소세포 등이다. 특히 혈관의 수축과 확대는 루우제씨 세포에 의하는 것으로 이것이 피부에 중요한 역할을 갖고 있다.

약물을 피부말초로부터 자극하면 아드레날린의 경우는 혈관은 수축하고 히스타민30)의 경우는 확대하는데 이것도 자율신경이 관여하는 바이다.

혈액은 평소 피부표면에 모세혈관의 일부를 환류(還流)하고 있을 뿐이며 대개는 피부의 깊은 층 속으로 흐르고 있다. 그것은 운동한다든가 태양광선을 받는다든가 하여 루우제씨 세포를 자극하면 피부표면의 모세관은 동원되어 입을 열고, 혈액은 피부의 모든 모세관을 환류하게 되므로 피부의 색이 붉게 된다.

피부 모세관은 또 뇌척수 신경의 소위 정신작용에 의하여 수축하거나 확대된다. 공포나 경악이 생기면 모세관은 확대하므로 얼굴은 홍조를 띄게 된다. 피부혈관의 산경지배 구분은 다음과 같다. 얼굴, 머리, 목, 상지의 피부는 경부 및 상흉부 척수 촉각의 신경중추, 구간(軀幹)의 피부는 중흉부 척수촉각의 신경중추, 또 하지와 음부의 피부는 상요부 척수 외측의 신경중추에 의해 지배된다.

이 신경과 피부와의 관계를 연구하여 유명해진 사람으로 햇드가 있다. 햇드는 내장에 병이 있으면 피부의 일부에 통증을 느끼는 것이라는 입장에서 햇드씨는 척수신경통과 과민대라는 것을 발표하였으니 참고 바란다. 아울러 피부에 의한 질병 진단법 등에 관해서도 동편을 참고하기 바란다.

---

29) 약각; 간지러움을 느끼는 감각
30) 히스타민 ; 단백질이 분해되어 생긴 유독성분

흥미있는 피부와 신경의 실험

종래의 피부에 대한 관념에 의하면 피부는 몸의 표면에 있는 것만이며 점막은 피부가 아니라고 생각했다. 이에 대해 나는 피부는 점막을 포함한다는 견해를 갖고 있다.

기존 사고방식은 구강에서 인후, 식도, 위장, 항문에 이르는 소화기관의 소위 내측의 피부를 내피(內皮)로 부르고 여기서 구강에서 기관(氣管), 폐포 등의 호흡기관은 내측, 요도, 방광, 수뇨관, 신장 등의 비뇨기의 내측 및 생식기의 내측까지도 모두 이를 내피라든가 점막으로 불러서 피부와 별개로 생각했다. 그런데 수년전 사망한 미국의 생리학자 캐논이 흥미로운 연구를 발표하고 이들에 대해 내피, 점막, 피막 등의 명칭을 붙이는 것은 이상하다고 했다. 얼굴의 피부도, 소화기의 내측 피부도 신경의 작용을 받는 점은 같지 않은가라는 언급을 했다.

캐논은 처형되는 죄수를 이용하여 실험을 한 것이다. 너는 내일 정오 교수형이 된다 라고 말했던 바 죄수의 얼굴은 창백하게 변했다. 캐논은 죄수의 위주머니의 내피는 어떻게 되어 있을까하고 망경으로 들여다 보니 얼굴빛과 같이 창백하게 되어 있었다. 그리고 캐논은 전옥(典獄)에게 신청하여 법적 절차를 밟아 형을 일등 감하기로 하였다.

"너는 나의 실험대로 되는 것을 승낙했으므로 형을 일등 감해서 종신형이 되었다. 그러는 중에 대통령 개선 때마다 감형되어 가므로 10년쯤 지나면 나올 수 있을 것이다." 라고 달랜즉 이번에는 얼굴에 홍조를 띄었다. 그 때 캐논이 위벽을 들여다보니 얼굴과 같이 홍조를 띄고 있었던 것이다.

이 같은 연구에서 캐논은 위의 내벽이나 장의 내벽도 우리들의 손이나 얼굴 피부의 연속으로 같은 성능을 갖고 있는 것이라고 주장하기 시작한 것이다.

우리들은 캐논의 실험을 기다릴 것도 없이 유쾌할 때는 공복을 느끼지만 정신적 고민이 있는 경우 식욕이 느껴지지 않는다. 우리는 **정신작용이 피부 전체를 지배**

하는 것은 경험상으로 이미 알고 있는 바이다. 이런 내용에 관한 과학적 연구는 미국 사이코소매틱메이션(psychosomaticmation, 精神身體醫學)31)의 진보에 의해 착실히 진행되어 왔다.

체온 조절작용

우리가 매일 섭취하는 음식물이나 수분, 또 폐로 마시는 공기 중의 산소, 기타 태양광선 등의 작용에 의해 체내에서는 신진대사가 24시간 내내 이루어진다. 그것이 근육이 되고 혈액이 되어 각 장기를 기르고 골격을 보강하여 일자(一者)로서의 생체를 유지한다.

요컨대 신진대사는 일종의 연소작용 이어서 열을 발생하는 것이다. 이 열중에 약 12분지 1은 기계적 작업에 소모되는데 나머지는 체열로 되는 것이다. 만약 체내에서 발생한 열이 발산되는 일이 없이 축척된다면 사람은 끝내 고열 때문에 사망할 것이다.

발생구분	골격근	1000cal	64%
	간 장	368cal	24%
	신 장	74cal	5%
	심 장	60cal	4%
	호 흡	47cal	3%
	계	1549cal	100

31) 마음과 몸은 실제로 같은 구조 안에 있고, 분리될 수 없는 영육일체의 존재이기에, 이 구조를 현대 의학은 인간을 '사이코소매틱(psychosomatic)이라 한다. 즉, 정신신체의학(精神身體醫學)이라는 용어는 사이코(psycho)의 어원은 마음(mind)을 의미하고, 소매틱(somatic)의 어원은 신체(body)를 의미한다. 정신과 신체, 심신(心身,psychosomatic)이란 마음은 생명의 혈액으로 조성된 육체는 영육일체를 이루는 생명에너지의 빛이 상호 작용한다. 즉 정신적, 감정적, 심적 원인에서 의해서 육체의 질병과 정신적인 질환이 발생하고 또한 사람의 몸에는 생명이 되는 하나님의 빛의 의사가 우리의 육체의 질병을 치유되는 것이다.

테에가아시데트의 설에 의하면 체온의 발생 구분으로 다음의 표가 실려 있다. 이 표는 체중 70kg으로 조용히 있는 사람의 경우이며 신진대사에 의해 1680cal 가 생산되는데 그 중 체열로 되는 것은 1549cal 이라고 보고 있다.

노인이나 중환자가 아닌 한, 보통사람은 골격근에서 생산되는 열량이 더 높은 수량을 나타낼 것은 상식적으로 판단된다. 또한 조직에서도 열이 생산된다.

내분비선 특히 갑상선이나 뇌하수체, 부신에서도 열이 생산된다. 영양소가 장으로부터 흡수되어 각 기관으로 운반되어서 각 장기의 작용을 자극할 때도 거기에 열이 발생하는 것은 추우면서 배고플 때 식사를 하면 따뜻하게 되는 것을 경험할 수있다.

그런데 이상과 같이 하여 발생한 열은 어디로부터 발산되어 가는가? 우리 몸은 겨드랑이에서 체온기를 넣어 재보면 건강체인 36.5° 이내이다. 물론 아침은 낮고 오후에 상승한다고 해도 대체로 35~36.5° 사이에 머무른다. 이 같은 체온조절은 신경의 온열중추가 주가 되어 거기에 혈관중추, 호흡중추, 분비중추 등을 지배하에 두고 적절히 이루어진다. 발산 구분을 표시하면 다음의 표와 같다.

발산구분	열량(cal)	비율(%)
섭취한 음식물을 덥힌다	15	0.6%
섭취한 물을 1,500g을 덥힌다	34	1.4%
흡기(吸氣) 11,500ℓ 를 덥힌다	64	2.6%
호기 중의 탄산가스 800g의 배설을 위해	94	3.9%
호기 중의 수분 360g을 증발시키기 위해	231	9.6%
피부로부터 전도(顚倒), 복사(輻射)에 의한 증발	1980	81.9%
계	2418	100.0

또 루브넬은 피부에서 발산되는 열량은 모든 발산 열량에 대하여 복사, 전도에 의하는 것은 60~65%이고 증발하는 것은 20~30%라고 말한다. 따라서 루브넬

에 의하면 피부로부터 발산되는 열량은 80~95%가 된다. 우리들은 체열을 발생시키는 일도 물론 필요하나 발생한 열을 항상 36~36.6도 사이로 보온하여 두는 것이 더 중요한 일이다. 발생한 열을 건강 온도로 보온하는 방법으로 네발짐승에 있어서는 모피로, 조류는 우모(羽毛)로 인간은 피하 지방에 의해 이루어지는 것이지만 인간은 피하지방만으로 부족하므로 의복을 입게 된다.

물론 동물도 한기가 심해지면 몸을 움추려 외계와 접촉하여 체열을 발산하는 부위를 적게 하고 토끼 등은 긴 귀를 등에 내려 붙이는 등의 재치를 부른다. 새는 기모근에 의해 우모를 세워 보온 공작을 베푸는 것이다.

우리들은 의복에 의해 보온을 조절하지만 그래도 추울 때는 기모근에 의해 소름을 돋게 하여 피지샘 으로부터 지방을 분비한다든가, 음낭이나 유두를 수축시킨다든가, 근육을 진동하여 열의 발생을 촉진시킨다든가, 동물과 같이 외계와 접촉면을 적게 하기 위해 몸을 움츠린다든가 하여 보온에 노력한다.

또 피하지방을 급히는 안 되지만 한 두달이 되면 그것을 축적하여 오므로, 피하지방이 적은 11월이나 12월보다도 1월, 2월 경이 도리어 편하게 느껴진다. 발산하는 방법으로는 24시간 내내 피부로부터 발산되고는 있지만 이것은 가스체로 발산되므로 전혀 우리들에게는 의식되지 않고 진행되므로 전문가는 이를 불감증산 또는 불감증설(不感蒸泄)이라고 말한다.

그러나 이것만으로 부족하면 땀으로 배설하게 된다. 땀에 대해서는 배설작용의 항목에 다루기로 한다. 또한 호흡을 빠르게 하여 조절하기도 한다. 즉, 열성다호흡이다. 이 현상은 개나 토끼에도 보이는 데 고양이에게는 보이지 않는다.

호흡작용

피부에 의한 호흡 작용은 인간의 경우 하등동물처럼 현저한 것은 아니나 그래도 피부로부터 산소를 빨아들이고 탄산가스를 발산하고 있다. 폐호흡에 비하면 탄산가스의 배설은 220분지 1, 산소의 흡입은 180분지 1이라고 한다. 단 피부가 충혈되고 있을 때는 이 비용은 현저히 높아진다.

이렇게 글로 적는 것만으로는 피부 호흡의 실감이 바로 안 오지만 제임스 클라크의 저서 『건강의 실태』에 흥미를 끄는 이야기가 실려 있다.

어느 왕이 연회에 많은 손님을 초대한 때의 이야기이다. 왕은 색다른 취향이 있었는데 손님을 놀라게 할 작정으로 연회장에서 커튼을 친 무대에는 전신에 금가루를 바른 남자를 숨겨 놓았다.

그런데 건배를 들고 "자아, 그러면 이제부터 신의 아들의 무용을 보여 드립니다." 하고는 천천히 담당자가 커튼을 당긴즉, 애처롭게도 금가루의 신의 아들은 의자에 걸터앉은 채 죽어 있더라는 이야기이다.

이것은 전신의 피부호흡이 금가루에 의해 멈춰졌기 때문에 일어난 비극이다. 피부호흡은 평소에는 그다지 주목되는 것이 아닌데, 병에 걸렸을 경우 재인식되는 수가 많다. 화상이나 혹은 도료 등으로 피부의 3분지 2를 막으면 그 사람은 얼마 안가서 괴로워하면서 사망한다고 한다.

장기간 누워 있는 환자 등이 피부에서 발산된 탄산가스나 때로 병의 상태에서 발산되는 일산화탄소나, 기타 유해 가스체가 이불속에 차고, 그것이 빠져 나갈 구멍도 없어서 피부를 통해 재차 흡수되는 경우도 있는 점을 감안하면 병으로 누워 있는 동안의 이불속의 유독 가스를 소멸하는 방법을 고안하지 않으면 안 된다 이같이 피부는 폐의 기능을 갖고 있는 것이므로 폐에 장해를 갖고 있는 사람은 피부의 기능을 활동시킴으로써 폐의 장해를 고치게 되는 점을 절대 잊어서는 안 될 것이다.(풍욕의 항목 참조)

보호 작용

피부는 외계와의 접촉면이므로 여러 가지 장애에 부딪히게 된다. 그러나 피부는 보호와 방어의 임무를 담당하는 곳이다. 타박이나 압박에 대해 진피의 결합적이나 탄력섬유, 피하지방층은 마치 스프링의 역할을 하는 완충 지대가 된다.   또 외상에 대해 피부는 치유력이나 재생력을 갖고 있으므로 어느 정도의 손상은 피부만으로 처리할 수 있다.

예를 들어 피부에 대한 계속적인 마찰이나 기계적인 자극이 같은 곳에 반복 될 때 그곳에 흔히 말하는 못이나 물집이 생긴다. 이것은 마찰이나 자극이 체내에 침입하는 것을 방어하기 위해 피부가 한정적으로 각질을 증식하는 일종의 피부 보호 작용이다. 화학적 장애에 대해서도 피부는 독특한 보호 작용을 나타내는 수가 있다. 즉 각질층은 항상 피지로 축축하게 되어 있으므로 물을 받지 않고 그 침입을 막는다. 물에 대한 저항력이 상당히 센 것이다. 또 이 각질을 이루는 케라틴은 내산성을 갖고 있으므로 강한 알칼리성에 대해 팽화력(膨化力)을 발휘한다. 가스체의 침입도 표피는 그것을 막는 데 지방에 녹은 물질 등은 쉽게 흡수 한다. 이 작용을 이용하여 약제나 화장품이 만들어지고 있다.

특히 피부는 세균에 대해 방어작용 을 갖고 있다. 피부 표면에 산도가 높은 것은 세균의 발육을 저지하는 것이 된다. 이 점에서 일본인 같이 목욕을 매일 하며 알칼리성이 센 비누를 박박 문지르는 것은 고려할 필요가 있다.

나는 냉온욕을 하고 외부에 노출된 부분 이외는 비누를 쓰지 않기로 하고 있다. 그래도 냉온욕에 의한 수축과 확대로 때는 제법 벗겨진다. 그래서 무리하게 산도를 해치지 않도록 하고 있다.

피부에는 체내를 지키는 방어작용이 있어 세균이나 독소에 대한 식균작용이 있다. 피부는 일광에 대해서도 보호작용이 나타내는 데, 장시간 일광에 비추어 홍반이나 색소침착이 생긴 경우는 체내에 나쁜 결과를 막기 위해 색소와 혈색소가 자외선을 흡수하여 체내보호 작용을 하는 것이다. 각질도 장시간 일광을 쬐면 미황색(微黃色)이나 회백색으로 되어 형광(螢光)을 내게 된다. 이 형광도 자외선을 흡수하여 피부를 보호하는 역할을 하는 것이다. 이 형광의 자외선 흡수작용을 이용한 것이 키니네나 에스클린의 햇빛 그을림 방지제로 된 것이다.

분비 작용

(1) 피지(皮脂)

피지는 피지샘에서 분비되는 것으로 모발과 피부를 축축하게 하여 수분의 침입을 막고 보온에 효과가 있다는 점은 앞에서 말하였다.

피지의 분비는 끊임없이 나오는 것은 아니고 일정량에 도달하면 잠시 쉬고 나온 분량이 다 쓰여지면 다시 시작되는 성질이 있다. 그리하여 1일의 분비량은 대체로 2g이라고 한다. 이 분비는 생식샘의 발육과 관계를 갖는 것으로 16세에서 20세까지가 최고이며 코, 앞이마, 턱, 머리, 가슴, 등에 많은 것이다. 또 계절적으로 4월과 9월에 많은 것으로 보인다.

(2) 땀

땀은 피부표면에서 땀샘(汗腺)을 통하여 끊일 사이 없이 분비되는데 보통은 가시체로 되어 발산되므로 육안으로는 보이지 않는다. 이것이 소위 불감증산(不感蒸散)이다. 따라서 보통 땀이라고 하는 것은 이 가스체가 될 것이 액체로 바뀐 것이다. 땀은 인간 특유의 것은 아니다. 전신에서 발한하는 동물은 인간이외에도 말, 양, 원숭이, 당나귀 등이 있다. 개나 고양이는 발바닥에서만, 소는 입술 주의로만 발한 한다. 땀의 성분을 표시하면 다음의 표와 같다.

땀의 성분표
수분 99.00%
식염 0.3~0.7
요소 0.086~0.173%
비타민 및 기타 유기물 0.614~0.173

발한은 보통 온열성의 것인데 정신성의 경우도 있다. 온열성의 발한은 손바닥과 발바닥을 제외한 전신에서 발한하고 정신성의 발한은 감각적인 동기에서 돌발적으로 일어나는 것으로 손바닥, 발바닥, 겨드랑이에서만 발한 한다.

보통의 발한은 혈관이 확대하면서 발한하는데 혈관이 수축하면서 발한하는 경우도 있다. 이른바 식은땀의 현상이다.

발한의 정도와 그 양에 관해서는 땀의 성분과 함께 표로 나타내는 것으로 하고 땀의 성분을 연구하기로 한다. 땀의 성분은 수분과 염분으로 되어 있다는 것은 누구나 알 수 있다. 이 밖에 비타민C가 땀 속에 함유되어 있다.

나는 성인이 하루에 배설하는 땀 속에 7~12mg 이것은 평균하여 1일 10mg의 비타민C가 함유되어 있는 것을 발표했다. 그리고 이 일은 건강상 중요한 문제로 되는 것이다. 여기서 발한량을 정리해 보면 다음과 같다.

발한 정도	발한량	잃는 식염량	잃는 비타민C
약간 땀날 정도	400	2.0	40
꾀 심한 발한(매시간)	1,000	5.0	100
맹렬한 노동 시 발한(매시간)	1,400	7.0	140
2시간의 달리기(走行 7.7Km/h)	2,100	10.5	210
3시간의 달리기(走行 7.7Km/h)	3,900	19.5	390
조정(22분)	2,500	12.5	250
축구(1시간 10분)	6,400	32.0	640
300피트 등산	5,000~7,000	25.0~35.0	500~700
광산노동자(1일당)	10,000	50.0	1,000
여름철 평상근무(기온 27° ~29°)	3,000~3,200	15.0~16.0	300~320
야간 취침 중	300~400	1.5~2.0	30~40
여름철 발한을 느끼지 못할 정도	3,000~4,000	15.0~20.0	300~400

[발한 정도와 발한량]

다음에 우리들은 땀의 성분으로부터 그것의 생체와의 관계를 연구하기로 한다. 우선 수분부터 설명하면 수분이 생체에서 어떠한 작용을 하며 수분부족은 생체에 어떤 결과를 가져오는가는 『6대 법칙』에서 상술하였으므로 여기서는 생략한다. 다만 많은 사람들이 '감기에 걸렸을 때 발한하면 낫는다. 그러니 땀은 노폐물이므로 많이 발한하면 좋다'라고 얕은꾀를 부리는데 이는 터무니없는 잘못된 생각이다. 체온 조절을 위한 발한은 감기 때에 발한과는 틀리다는 점을 알지 않으면 안 된다. 발한의 신경생리를 음미하면 두 가지 경우를 들 수 있다. 하나는 뇌 및 척수에 있어서 발한 중추에 온혈이 흘러 들어감으로써 발한 작용이 일어나는 경우와, 또 하나는 피부 및 점막에 대한 온자극에 의해 반사적으로 발한 작용이 일어나는 경우이다. 어느 경우에도 발한 작용은 전술한 정신성 발한의 경우 이외는 자율신경이 주재한다.

체열이 높아지면 혈관은 확대되고, 특히 피부의 모세관은 총동원되어 혈액 순환을 촉진하여 피부로부터 가능한 열을 발산 한다. 그래서도 아직 열의 발생을 조절해 낼 수 없을 때에 비로소 발한하는 것이다. 대체로 체온이 0.3~0.5도 상승하면 발한 작용이 일어난다.

발한에 의하여 잃는 염분, 이것도 역시 건강 유지에 중요한 요인으로 되어 있는 것이며 발한에 의해 잃은 만큼의 염분은 직간접적으로 위액의 염분에 영향을 미치게 된다. 다시 이 영향은 생체 전체에 파급되는 것이다.

소금은 생체에 있어서 해롭다, 아니 필요하다, 아니 해롭지도 않고 필요하지도 않은 소위 무용한 것이다. 등등의 논의가 예전부터 있어 왔다. 그러나 결국 이들 논의도 발한과의 관계에 있어서만 해결되는 문제이다. 청일전쟁에 종군하여 땀에 흠뻑 젖게 분전한 용사를 다룬 육군 약제관 이시즈카에 있어서는 확실히 식염은 필요하였으므로 『과학적식양장수론』에서 식염의 필요론을 주장하였을 것이고, 비승비속의 생활을 하여 거의 땀에 흠뻑 젖는 일이 없었던 타카마쯔에 있어서는 식염을 해로웠을 것이므로 스스로의 체험에서 저서 『무병장생』에서 식염 유해

론을 제창 하였으리라 본다.

또 한 자루의 붓에 생활을 의탁하던 문예가 무라이에 있어서는 발한할 정도의 노동을 감히 하지 않았던 터인지라 『식도락』에서 무용론을 찬양하였을 것이다.

발한하고서야 식염은 필요하게 되는 것이다. 평소 우리들은 생활에 필요한 염분은 식사로 공급되고 있다.

원래 식염은 학명이 염화나트륨으로 산성회분의 왕자 염소와 염기성 회분의 우두머리 나트륨과의 화합물이며 체액의 회분의 75%를 차지하고 있다. 에너지생산에는 직접적으로 관계를 갖지 않으나 체액 중에 풀려있어서 삼투압을 조절하여 산염기의 평형에 관여하는 중요한 작용을 한다.

요소는 이것이야말로 확실히 노폐물이며, 땀으로 이것을 배설하는 것은 신장의 부담을 경감하는 일이 된다. 최근의 체육의학의 진보는 근육 운동에 의해 만들어진 요산이나 암모니아도 땀 속에 포함되어 분비되는 것을 알게 되었다. 발한에 관하여 특히 주의하지 않으면 안 되는 것은 부인의 월경 시기의 발한 및 사망 직전의 중독환자의 발한은 독을 함유하고 있는 일이다.

피부가 누렇게 되는 칼로티노오시스의 경우 발한제를 써서 치료한다. 발한은 피부를 맑게 하는 작용을 갖고 있다. 또 발한작용이 둔한 사람은 일사병에 걸리기 쉽다고 한다. 비타민C 결핍은 피하출혈의 원인이 되는 것을 여기에서 한마디 덧붙인다. 여하튼간에 발한하는 것은 생체일자(生體一者)의 균형이 깨어지는 일이므로 그로 인해 잃은 수분과 염분, 비타민C를 보급하는 것을 절대로 잊어서는 안된다.

인간의 털구멍은 적도에 가까이 사는 인종일수록 수가 많아서 남양의 현지인에서는 300만, 온대지인 일본인은 200만 전후, 한대지의 러시아인에는 160만, 그리고 극한지의 에스키모인에 있어서는 140만의 털구멍 즉, 땀샘을 가지고 있다. 그리고 이 털구멍의 $\frac{3}{4}$을 막으면 피부호흡이 방해된 결과 몸에 나쁜 가스가 차고 이윽고 생명이 위험하게 된다.

옛부터 전쟁에 진 나라에 한하여 발진티푸스가 유행하는 것으로 되어 있다. 나는 그 원인으로서 패전국에서 경제적 불안으로 생활이 여의치 않아 만족하게 목욕을 하지 못하는 상태가 되고 그 결과 털구멍이 막혀 온다. 그런즉 생체는 피부의 털구멍이 막힌 것을 없애려고 고열을 내어 땀으로 막힌 구멍을 뚫으려 한다. 이것을 발진티푸스의 원인으로 이해하고 있다.

그런데 현대의학에서는 발진티푸스의 원인을 모른다. 장티푸스와 비슷한 증상을 보이므로 아마도 장티푸스와 같은 세균이 원인으로 짐작하는데 오늘날 까지 균은 발견되지 않고 있다. 다만 이상하게도 발진티푸스로 죽은 시체를 조사하면 이가 많이 있어 이가 발진티푸스를 매개하는 것으로 되어 있다. 원인불명의 죄를 이에게 씌우고 있는 것이 현대의학이다.

이상의 분비의 연구에서 피부는 신장의 기능을 하는 것이라는 점을 이해했을 것이다. 따라서 신장에 장애가 있는 자는 피부의 기능을 활동시킴으로써 그 장해를 고칠 수가 있다. 거꾸로 또한 피부의 장애는 신장에 영향을 미치는 것이라는 잊어서는 안 될 것이다.

흡수작용

단세포 생물은 영양물을 피부로부터 흡수한다. 양서동물인 개구리는 물을 마시기보다 몸의 표면으로부터 수분을 흡수하면 생활하고 있다. 그런데 인간의 경우 하등 동물처럼 교묘히 물을 피부로 흡수하는 작용은 하지 않지만 어느 정도의 물질은 피부로부터 흡수한다.

그 흡수의 경로는 세포막을 지나서 될 경우와 세포의 간격이나 피지샘, 땀샘의 구멍을 통해 될 경우가 있다. 가스체는 피부의 표면으로부터 쉽게 흡수되지만, 액체는 각질이 쓰고 있는 지방질을 통과해야 하므로 거의 불가능한 것으로 되어 있다. 그런데 이 각질을 미리 부풀게 해 놓으면 이 불가능도 어느 정도 가능해진다.

일반적으로 피부의 흡수 작용을 높이는 데는 흡수 전에 그 부분을 온탕 등으로 충혈시킨다. 충혈과 동시에 지방분을 씻어두는 등의 준비공작을 미리 한다. 피(皮)의 흡수물로서는 용질입자가 작을 것, 용질과 용매의 화산도가 클 것, 용매 능력이 클 것 등의 사항에 유의하고 접촉면에 즈음해서는 되도록 흡수 시간을 길게 할 것, 또 흡수 시에는 마찰을 가(加) 할 것 등이 흡수 작용을 높이는 조건이 된다.

이런 일들은 특히 화장품 제조상 및 이 이용 상 유의해야 할 문제이다.

호르몬이나 비타민이 피부로부터 흡수되는 것을 오늘날 의심하는 사람은 없지만 20년전이나 그 이전에 내가 고래(古來)의 풍습인 창포탕이나 유자탕은 비타민C의 보급상 지극히 건강적인 습속이므로 크게 부흥시키자는 말을 꺼냈을 때 니시는 또 색다른 것을 내세우면서 이상한 것을 들고 나왔다고 비웃었을 것이다.

창포에 비타민C가 풍부하게 함유되어 단오명절에, 유자는 역시 비타민C가 풍부하므로 동지에, 더구나 전자는 이제부터 발한 계절을 향하여 비타민C를 많이 소모 할 생체를 대비하기 위하여, 후자는 이제부터 계절적으로 음식물로 비타민C를 보급하기 곤란하게 될 생체에 예비하기 위해 같이 욕탕을 하는 것이다.

욕탕에 의해 전신의 피부 혈관은 확대되고, 피지샘도 땀샘도 같이 구멍을 열어 흡수의 준비가 잘된 상태에서 비타민C를 보급하는 것이므로 효과적이라는 것은 전문가가 아니라도 쉽게 이해 할 수 있을 것이다. 아니 창포가 지닌 싱싱한 초여름의 향기를, 또 유자가 갖고 있는 긴장된 초겨울의 피부감각을 욕탕에 잠기면서 만끽하는 것만으로도 우리들에게는 버리기 어려운 계절의 귀한 존귀물(尊貴物)이다.

기타의 작용

이상의 제반작용 이외에 피부는 태양광선과 협력하여 공기 중의 산소나 질소를 흡수 고정시켜 단백질로 만드는 작용이 있다고 인정되어 왔다. 소나 말, 양이 단백질이 거의 없는 당질과 섬유만으로 된 마른 풀을 먹고 비대하고 풍만한 육체를 자랑하고 있다. 육(肉)의 주요 구성분은 단백질이다.

그들은 어디서 단백질을 섭취한 것일까? 이것은 당질을 피부에서 흡수한 산소와 질소 및 태양광선과의 협력 하에 단백질로 합성한 것으로밖에 생각할 수 없다 그들 소나 돼지는 인간처럼 좋은 옷을 자랑하거나 하지 않고 그저 벌거숭이다. 벌거숭이로 있는 것은 피부호흡을 높이는 일이며 또 태양광선을 충분히 높이는 일이기도 하다.

이 외에 피부의 생리적 기능으로서 여러 가지를 든다. 예를 들면 내분비기능, 면역기능, 표정 작용 등이 있다. 부신피질호르몬이 결핍하여 점액수종이 되었을 때 또 갑상선호르몬의 과잉분비에 의해 바세도우씨병이 되었을 때, 생식샘이 이상을 나타내어 온 때 등등의 경우, 피부의 색소 이상이 일어나고, 여드름 등이 나든가 한다.

또 췌장호르몬의 결핍에서 오는 당뇨병의 경우는 피부가 가렵다든가, 절(癤)[32] 이나 옹(癰)[33] 등을 일으키기 쉽다. 이런 점에서 볼 때 피부는 확실히 내장 고장을 고백하는 것이다.

이상 다른 호르몬과 피부와의 관계에 관하여 언급했는데 피부 자신 피부호르몬을 분비한다고 하는 것이 수 십년전 독일에서 발표되었고 그것은 에소피락키시라고 명명되었다. 에소는 대내적, 피락키시는 방어, 엄호의 뜻으로 피부가 대내적 엄호작용물질을 내분비한다고 하는 의미이다.

---

32) 피부에 화농균이 들어가 생기는 악성 종기
33) 세균의 원인으로 생기는 악성 종기

오늘날 피부는 일종의 내분비 장기로 고유의 내분비기능을 갖고 있다는 것에 대한 믿음을 갖게 했다. 확실히 피부를 자극하면 히스타민같은 물질이나, 기타 대사물질을 만들거나, 광선을 쬐면 콜레스텔린으로부터 비타민D를 합성하든가 하는 것이다.

천연두, 성홍열[34], 마진(홍역), 수두[35], 장티푸스 등에 걸리면 피부에 무수히 발진이 보인다. 그리고 이들 병에 한번 걸리면 강한 면역성이 생겨 일생동안 다시 걸리지 않게 된다. 이들 질병에 대한 면역성은 대내적인 원인에도 의하겠지만, 주 주된 요인은 피부의 면역성이 그렇게 한다. 따라서 이들 병에 걸린 경우 되도록 발진이 많은 것이 좋은 결과를 얻을 수 있으므로 환영한다.

또 하나, 인간생활에 있어 가장 중요한 피부의 작용은 표정작용이다. 이쯤에서 묘한 표정으로 웃고 있는 독자가 있는데 그것이 바로 말하는 바의 표정 작용이다. 또 한 가지 잊고 있는 중대한 것은 예약 구독료를 무는 것이다.

이쯤에서 또 사람을 바보 취급한다고 찌푸린 얼굴이 보인다. 그것이 표정 작용이다. 그렇지만 웃는 얼굴도 찌푸린 얼굴도 근본을 찾으면 한 얼굴의 표정이면상(表情二面相)이다. 활동사진으로 불리던 시절에는 얼굴의 표정만으로 관객을 모으던 배우도 영화로 불리는 오늘날에는 전신의 피부의 연기로 관객을 매혹시켜야 되는 토오키의 시대로 된 것이다. 표정 작용도 시대와 함께 변해 간다.

피부심장과 글로뮈

하이베가 혈액 순환론을 발표하고 나서 세계의 의학자들은 혈액순환의 원동은 심장이 아니고 모세 혈관망에 있다고 주장하여 왔다. 그리고 지금부터 수십년 전에 프랑스의 유명한 심장학자 로오부리 박사는 왕로(往路) 순환은 어떻든 간에 귀로(歸路) 순환은 정맥관에 의하는 것이라는 견해에서 인간은 두 개의 심장을

34) 피부에 붉은 반점이 생기는 아이들에게 많은 급성 전염병
35) 작은 마마

갖고 있다는 것을 발표한 것이다.

즉, 혈액순환에는 심장과 정맥관이 관여하는 것으로 정맥관계는 『주변심장』 이라고 불러야 할 것이다. 우리들에게는 심장과 주변 심장의 둘이 있어서 순환기능이 완전하게 된다는 설이다. 그것은 말하자면 하아베와 내 설의 중간을 이루는 것이다. 그런데 그 후에 피부를 『말초심장』 이라든가 『피부심장』 이라는 말로 부르는 것이 의학계에서 유행하게 되었다. 이는 결국 피부에 분포된 모세관이 혈액 순환상 심장 못지 않은 기능을 갖고 있다는 것이 일반에게 이해되어 왔기 때문이다. 내 견해는 피부심장이든 말초심장이든가 하는 의학자는 확실히 의학자 동료의 진보적 분야이긴 하나 한걸음 더 나아가 모세혈관과 밀접한 관계에 있는 피부 글로뮈를 연구하지 않으면 화룡점정이 못될 것으로 생각한다. 이 점 프랑스의 앙리 에르망의 혈액순환의 생리학은 간과할 수 없는 연구라고 본다.

나는 토목기사 출신이므로 지방을 여행하면 특히 전후(戰後)처럼 풍수해가 많은 때는 방수로가 눈에 띈다. 방수로란 강 유역지의 주민을 홍수의 폭위로부터 지키기 위해 강의 본류에서 별도로 옆길의 수로를 파서 홍수의 경우 그 수로로 물길을 끌어서 홍수의 참사로부터 주민을 구하는 인공수로이다.

가까운 예로 도쿄도에 있어서 아라카와 방수로, 오오사카시의 신 요도가와 방수로, 니이가타시의 시나노가와의 범람을 막기 위해 데라도리마시의 동쪽 끝에 방어로가 파여 있다. 또 분수로로 불리면서 방수로와 같은 역할을 하는 인공방수로는 지방에 가면 흔히 볼 수 있다. 이것과 같은 역할을 갖고 있는 것이 혈류의 가운데에도 보이는 것은 흥미로운 현상이다.

그런데 의학자 제군은 이 방수로의 기능을 모르는 데서 혈류의 이런 작용을 하는 기관에 대해 여러 가지 명칭을 붙이고 마구 억측을 하여 그 호칭도 내가 연구한 바로는 40종 이상이다. 그러나 나는 최초의 발견자인 프랑스인에게 경의를 표하여 불어로 글로뮈라고 부르기로 하였다. 글로뮈의 소재와 작용은 다음과 같다. 소동맥에서 모세관으로 넘어가는 바로 앞에서 그 모세관이 소동맥으로 넘어간 곳으로 통하는 맥관이어서 모세관이 무언인가의 이유로 그 관구가 닫힐 때 혈류는 소동맥에서 모세관을 통하지 않고 글로뮈를 통하여 소정맥으로 직접 흘러 들어가는 것이 그 기능이다.

모세관의 수는 전신에 51억개라고 하며 그중 6할인 31억개가 피부에 있다고 한다. 그리고 피부에 있는 글로뮈를 특히 다른 부분의 그것과 구별하여 글로뮈·큐타네로 부르고 있다. 나는 특히 이것을 피부 글로뮈라고 명명하고 있다.

이상 설명한 피부의 여러 가지 작용은 거의 피부의 모세관의 기능에 의존하고 있는 것이며, 따라서 모세관의 방수로 역할을 갖고 있는 글로뮤의 기능이 또 피부의 여러 가지 작용에 영향을 미치는 것은 쉽게 이해 될 것이다.

나는 글로뮈를 일반인에게도 이해시켰으면 하는 생각에서 AVA로 부르기로 했다. 해부학적으로는 무엇이라고 해도 현미경적 해부학이지만 글로뮤는 동정맥 문합(吻合)이다. 아테리오베너스 애나스트모오지스(Arteriovenous Anastomosis)로 아테리는 동맥, 베엔은 정맥, 애나스토모우즈는 문합이다. 즉, 동맥과 정맥의 문합을 말한다.

나는 세 단어의 머리문자를 따서 AVA로 부르기로 한 것이다. AVA의 가장 정리된 연구는 1937년 프랑스의 삐엘·맛슨에 의해 발표된 『신경혈관 글로뮈』이며 최근에 주목할 만한 연구는 1948년 발표된 미국의 심킨 박사 등 3인의 공동연구인 『집토끼·개 및 인간에 있어서 신장 동정맥 문합』이다.

심킨들 은 백금의 그물위에 유리를 녹인 액체를 흐르게 하여 미세한 유리알을 만들었다. 유리알이라고 해도 직경 40μ (미클론)이므로 겨우 육안으로 보일 정도의 크기로 따라서 $1cm^2$에 600만 개나 들어가는 것이다. 이 알을 동맥에 주사하니 소정맥 쪽으로부터 알이 나온 것이다. 모세혈관은 가장 굵은 곳에서 직경 12μ 이므로 유리알이 통과 할 리가 없다. 그런데 소정맥에서 나온 것이므로 소정맥에서 소정맥으로 통하는 통로가 모세혈관 이외에도 있을 터이다. 그리고 그것은 글로뮈이다. AVA라고 부르게 된 것이다. 나는 제 3차 도미시 심킨 박사를 직접 만나

보고 연구의 여러 가지 이야기를 하고 왔다. 당시 45세의 박사는 "나의 실험이 세계 의학계를 뒤 흔들만한 학설에 편승하는 겁니까?" 하고 놀라움을 나타내고 있었다.

이 글로뮈에 대해서는 언젠가 단행본으로서 연구를 정리할 예정이지만, 피부를 논하는 데 즈음하여 글로뮈를 간과할 수 있다는 것은 한마디 첨가하여 두고 싶은 것이다. 이상 언급한 피부의 여러 가지 기능도 결국 글로뮈의 기능에 의하는 것임을 알아주었으면 하는 것이다.

4. 피부의 조직학

상피조직과 피부

일반적으로 피부라고 하면 생체의 표면만으로 한정되어 있다. 그런데 나는 조직학에서 말하는 상피조직 전체를 피부라고 부르기로 하고 있다. 따라서 내가 말하는 피부중에는 위나 장, 호흡기의 상피도 비뇨기관의 상피도 포함되는 것이다. 내가 뜻하는 피부는 생체를 구성하는 기초조직이어서 체표는 물론 이에 연결되는 강(腔)의 내피까지도 포함하는 것이다. 그런데 이것을 발생학 상으로 연구하면 다음과 같이 된다.

체표(종래의 피부) ········ 외배엽(外胚葉)
위, 장, 호흡기의 상피 ········ 내배엽(內胚葉)
비뇨생식기의 상피 ········ 중배엽(中胚葉)

여기서 생물학의 술어를 해설 할 필요에 쫓기게 되는데 그것은 조직이라는 말이다. 어떤 일정한 역할을 가진 같은 종류의 세포가 많이 모여서 이루어진 것이 조직이다. 본편에서는 주로 상피조직을 연구하는 것인데 신경세포가 모여서 이루어진 것은 신경조직이고 근(筋)세포가 모여서 된 것은 근조직이다. 그런데 조직의 세포와 세포와의 사이는 세포간질이라고 불리며 그것은 일부는 세포의 분비물로서, 일부는 원형질 표면의 변화물 로서 이루어지고 있다.

이 세포간질이 소량이어서 세포가 서로 밀착하고 있을 때는 이것을 접합질 이라고 부르고 이에 반하여 세포간질이 다량이어서 세포가 엉성하게 떨어져 있을 때는 이것을 기질이라고 부른다.

상피조직의 밑에 결합조직 및 지지조직이 있는 것은 누구나 알고 있을 것이다. 그런데 상피조직은 주로 세포로서 이루어져 소위 접합질의 성격을 지니는데 결합조직은 세포간 물질이 많고 이른바 기질이 대단히 많은 것이 특징이다. 따라서 결합조직의 성상은 기질에 의하여 지배되는 것이다. 결합조직은 교양(膠樣)조직, 세망조직, 섬유성결합조직으로 분류된다. 상피조직에는 혈관이 없지만 신경은 표피 세포층에 자유종말(自由終末) 또는 촉각반(觸角盤)을 배치하고 있다.

생리학자는 상피조직을 다시 분류하여 외배엽 으로부터 발생한 표피를, 이것은 생체를 보호하는 역할을 갖고 있는 데서 보호상피 또는 피개(被蓋)상파라고 부른다. 또 표피는 물론 그 일부가 내부에 함입(陷入)하여 내장의 내면을 형성하고 있는 부분은 분비작용까지도 하는 데서 분비상피라고 부른다.

또 내배엽으로부터 발생한 장이나 호흡기의 내피는 영양을 흡수하는데서 흡수상피, 밖에서 오는 자극을 받아들여[感受] 이것을 신경에 전달하는 상피를 감각상피, 또 고환이나 난소가 생식세포를 산출하는 데서 배아, 상피 등으로 부른다. 그리고 상피조직은 이들의 보호, 흡수, 분비 등의 기능에 의하여 그 구조도 다르다는 것이 현대조직 학설이다. 그리고 이 학설은 그럴만한 설이다. 그러나 상피조직은 다소 정도차는 있으나 이상의 모든 기능을 겸비하고 있다. 특히 표피는 보호

작용은 물론 피부호흡에 의해 산소를 흡수하며, 땀샘이나 피지샘 으로부터 노폐물을 분비한다. 이상과 같이 연구해본 결과 단세포의 표피의 기능이 회상된다.

피개상피(皮蓋上皮)

상피조직은 형태적으로 연구하면 조금 두꺼운 받침돌이 나란히 있는 것 같은 편형상피, 높은 기둥이 줄지어 서있는 듯한 원주상피, 또 편평상피와 원주상피의 중간을 가는 주사위형[투자형(骰子形)]의 입방상피로 분류된다.

그런데 피개상피는 이상의 세 형태로 완전히 분류되기에는 너무나 복잡하다. 세 형태가 층을 이루고 있는 것이다. 그 층도 단층, 중층, 혹은 단층이긴 하나 각 세포가 기저에 닿고 있으나 표면에도 도달하는 부분도 있는 소위 다열(多列)상피라는 형식의 것도 있다. 이상의 형태와 층을 짜맞춘(組合) 것이 피개상피의 모습이다. 참고 그 각 층과 형태를 짜 맞춘 것과 부위를 표시하면 다음과 같다.

층 명	피개상피명	소 재
단층상피	단층편평상피 단층입방상피 단층원주상피 단층섬모상피	폐포, 고환망 신경보호망 소정세낭, 갑상선세포 위,장, 담관, 담낭, 배아상피 기관지초, 난관,자궁
다열상피	다형원주상피 다형섬모상피	땀샘, 침샘의 큰 도관, 남성요도 콧구멍호흡부, 기관(氣管)
중층상피	중층편평상피 중층원주상피 이행상피	표피, 구강, 식도, 질, 외이도 남성요도 격막부, 결막원개 신우, 방광, 집립선부

[피개상피명과 소재]

이상 비전문가에게는 불필요한 피개상피의 분류를 했는데 그보다 누구나 알고 있는 손발톱이나 털이 피부의 변질이라고 하는 것은 무엇일까 하는 문제이다.

일반적으로 피부라고 부르지만 해부의 항에서 언급했듯이 피부는 표피와 진피로 분류되며 이중에서 표피 자체가 털이나 손발톱처럼 상피조직이 각화된 것이다. 말하자면 상피조직의 변질이다. 상피조직의 변질에는 이밖에 석회침착인 치아의 에나멜질, 점액화인 호흡기나 소화기의 배세포, 지방화인 피지샘, 색소가 생기는 망막색소층, 홍채색소층, 털이나 표피의 가장 깊은 층 등을 들 수 있다.

결합조직내의 세포

상피조직을 연구하는데 있어서 술어와 해설을 전항에서 다루고, 그 때 결합조직을 교양결합조작, 세망결합조직, 섬유성결합조직으로 분류하는 것도 언급하였다. 또 결합조직은 기질이 주여서 기질의 성정이 결합조직의 특징으로 된다고도 했다. 결합조직은 조직사이 또는 기관 사이에 있는 간격을 채우고, 기관을 둘러써서 조직이나 기관을 둘러싸서 지탱하고 보호하는 자로 된다. 따라서 건전한 상피를 만들려면 먼저 이 결합조직을 건전하게 하는 일 필요조건이 된다.

전문적인 술어가 가끔 등장하는데 이도 결국은 상피조직의 건전을 기하기 위해 해명하는 것이다.

교양 결합조직은 점액을 함유하는 기질인 것이 특징이다. 이것은 태생시의 결합조직이므로 태생결합조직이라고도 부른다. 발생의 경과와 함께 그속에 결합조직섬유가 생겨 섬유성결합조직으로 대치된다. 세망결합조직은 임파 기관, 비장, 흉선, 골수 등에 보이는 조직으로 세망세포가 있는 것이 특징이다.

다음의 섬유성결합조직은 모든 기관에 보편적으로 있으며 흩어져 있는 세포의 교원섬유를 주성분으로 하는 기질로 되어 있어 교원결합조직으로 부른다. 나는 언제나 교원질의 여하가 우리들의 건강을 좌우하는 것이 된다고 말해 왔는데 그 이유의 하나는 여기에도 있다.

일단 교원결합조직내의 세포를 조사해 보면 조직 내를 이리저리 뛰노는 유주세포와 반대로 일정한 곳에 있는 고정결합조직세포가 있다. 후자는 섬유성결합조직의 섬유 사이에 널리 산재하므로 섬유세포라고도 부르고 이 세포가 어린 상태에 있는 것은 섬유눈(纖維芽)세포라고 한다. 섬유눈세포와 비타민C의 관계에 대해서는 비타민C편에서 참조바란다.

또 이 세포는 원형질 중에 많은 지방방울 혹은 색소 과립을 가지고 있다. 각각 지방세포와 색소세포로 될 수도 있다. 이 조직 내에 흩어져 있거나 모여 있으며 특히 혈관 가까이에 보이는 것으로 비만세포가 있다. 또 작은 혈관주위에 많은 정지유주(靜止遊走)세포는 섬유눈 세포가 자극에 의해 생긴 것이며 조직구(組織球)라고도 단열(斷裂)세포라고도 불리고 특히 식균작용이 왕성하여 대식세포로도 부른다. 이것도 비타민C와 밀접한 관계가 있는 것은 비타민C편에서 언급하였다. 섬유세포와 단열세포의 중간형이며 작은 혈관이나 모세혈관의 벽에 붙어있는 세포에 외막세포가 있다. 병적기전(病的機轉)의 임파구에서 생기며, 원형질 과립을 갖지 않은 것에 형질세포가 있고 이것은 또 소화시의 장벽, 월경이나 임신시의 자궁벽에 많이 보이는 것이 특징이다.

섬유눈 세포에서 생기는 것으로 최초에는 원형질에 미소(微少)한 지방을 갖고 있지만 점차 지방체를 채워오는 지방세포, 이외에 산호성세포 색소세포 등이 있다. 이같이 교원결합조직에는 여러 가지 다양한 세포들이 있다.

교원성 결합조직

그런데 섬유성 결합조직은 전술한 것처럼 여러 가지의 세포를 포함하는데 주요 성분이 섬유인 데서 이 명칭이 나온 것이다. 그 섬유를 이학적, 화학적, 형태학적으로 연구한바 거기에는 교원섬유와 탄성섬유가 보이는 것이다. 교원섬유는 극히 미세한 섬유로 굵기는 $0.6 \sim 1\mu$ (미클론)이며 온 길이가 같은 굵기를 가진다. 흰색이어서 백색섬유라고도 부르며 하나하나씩 있는 것은 드물고 대개 묶음[束]으로 되어있다. 그 화학적 성질은 초산에 의해 팽창되고 알칼리로 붕괴되며, 펩

신으로 소화되고, 끓이면 교원질을 생기게 하는 데서 이 명칭이 나왔다.

교원질이나 교환 섬유나 전(前)교원질 등도 비타민C와의 관계는 비타민C편으로 양보한다.

탄성섬유는 교원섬유보다 크지만, 때론 전자보다 가늘 수도 있다. 굵은 것으로는 12μ 에 달하는 것도 있다. 전자처럼 묶음으로 되어 있는 일은 없고 파도모양으로 되어있다. 탄력성이 세고 신전성(伸展性)도 높으며 화학적으로는 엘라스틴속(屬)이다. 위액에 의해 서서히 풀리고 취액(膵液)에 의해서 빨리 풀린다.

나는 가까운 장래에 교원질 및 교원섬유에 관해 정리된 저술을 낼 예정이므로 여기서는 더 이상 다루지 않는다. 다만 내가 말하는 피부강화법으로는, 즉 상피조직을 건전하게 하는 데에는 그 기초인 결합조직을 건전하게 하는 일, 또 결합조직을 건전하게 하는 데는 교원섬유를 생리적으로 유지하게 하는 일, 그리고 그렇게 하는 데는 비타민C를 충분히 섭취하여 글로뮈를 확보할 필요가 있다는 것을 여기서 단언하는 것이다.

5. 피부의 발육과 노화

산의(産衣)전의 1시간 40분

태아는 달이 차면 새빨간 나체로 고고의 울음소리로 우렁차게 이 세상에 태어난다. 그리고 최초에 접하는 것은 알몸에 받는 외기이며 최초로 폐에 마시는 공기이다. 그리하여 조산원이나 산부인과 의사는 사랑의 결정인 보배로운 자식의 출산은 큰 대사인 만큼 좋은 징조인 삼잎모양 무늬의 산의(産衣 ; 배내옷)로 감싸버리는데 이는 장래 질병의 한 원인이 되는 것이다.

나는 태아는 출산부터 약 1시간 40분간은 알몸체로 외기에 쏘이도록 하라고 주장하는 것이다. 그렇게 하면 모체 내에서의 혈액순환의 심장 내 통로인 우심방과 좌심방을 잇고 있던 난원공이 닫혀져 새로 시작되는 폐순환이 완전히 이루어지게 되는 것이다. 모체 내에서는 폐순환이 더해지지 않으면 태아라도 생명을 유지할 수 없다. 이 순환계통의 완전한 전환은 난원공의 폐쇄에 의해 완성되는 것이며, 그것이 또 출산 후 한시간 40분간의 나체생활에 의하며 성취되는 것이다. 실행하는데 있어서는 니시 의학의 선배로부터 지도를 받기 바란다.

한편 피부를 보면 태아의 피부는 한 층의 세포가 나란히 서 있는 것만으로 3,4개월이 경과한다. 그리고 이 기간은 또 태아가 스스로 필요로 하는 비타민C를 체내에서 저기가 만들고 있는 기간이기도 하다. 3,4개월을 경과하면 최초의 층의 아래쪽에 다시 새로운 층이 생겨난다. 그리하여 5,6개월을 경과하면 상층은 각화하여 표피의 모습을 갖추고 이어서 과립층도 생기도 피지샘, 땀샘도 발생하게 된다.

갓난아기가 말 그리도 붉은 것은 나서 처음으로 외계와 접하여 혈액순환이 왕성하게 되고 거기에 덧붙여서 피부가 한 층으로 엷고, 색소과립도 적으므로 붉게 보이는 것이다. 붉은 벌거숭이일수록 흰색으로 된다고 보통 말하는 것도 색소과립의 관점에서 이해할 수 있을 것이다.

젖먹이의 살갗은 연하면서 색과 광택도 아름답다. 그것이 성장하여 어린이 시대가 되면 색소도 늘어나고 젖먹이시대의 부드러움은 줄지만, 탄력성은 늘어서 강인하게 된다.

젊은 시절의 피부와 노화

청춘기가 되어 호르몬의 분비가 시작될 무렵이면, 피부의 발육은 완성되어 여성에게는 고선미가 나타나고 남서에게는 늠름한 모습이 보인다. 그러던 것이 여자는 45세 전후부터 남자는 54세 경부터 피부는 쇠퇴기에 들어간다. 물론 그 이전에도 피부의 영양이 나쁘면, 아니 전신적인 건강이 좋지 않으면 노화현상이 나타난다.

피부의 탄력성이 없어져서 주름이 나타나고 피부색소의 변화로 소위 얼룩이 생기기 시작하며 거꾸로 가슴, 배, 등에 흰 반점이 생기는 수도 있다.

전체적으로 살갗의 색이 쇠퇴하는 것은 물론이다. 머리칼이 희게 된다든가 대머리가 된다든가 하며 입술의 색은 탁해지고 주름이 생기게 된다.

손톱, 발톱도 말라서 굳고 두껍게 되며 광택이 없어지고 흔히 세로로의 줄무늬가 나타난다. 이들의 노화현상은 결국 피부 기능의 쇠퇴에 의하는 것이며, 이를 방지하는 데는 어떻게 하면 좋은가 하는 것은 후술하기로 한다.

세포의 위축과 비대, 괴사와 증식

다음에 이상의 사항을 조직학적 입장에서 연구하여 보고자 한다. 생체를 구성하는 약 100조(兆)개에 달하는 세포는 항상 신진대사를 하고 있다. 생활하는 세포는 영양물을 섭취하여 동화작용으로 그 구성을 이루는 동시에 한쪽에서는 이화작용으로 노폐물을 배설하고 또 세포 자신도 노쇠하여 간다. 그리고 아무 이상도 없이 신진대사가 생리적으로 이루어져 갈 경우 생활세포가 수명을 다하는 것이지만, 무엇인가의 원인으로 세포가 장애를 받으면, 세포의 생활기능은 저하된다.

그리고 세포내에 함유 성분에 변화를 일으켜서 거기에 축적이나 침착의 현상이 나타나며, 또 세포가 모여서 구성하고 있는 조직에도 침윤의 현상이 나타나는 수가 있다. 세포가 무엇인가의 원인으로 그 기능이 저하되는 현상을 일반적으로 변성이라고 부른다. 세포의 대사적용이 장해가 오면 세포는 위축되고 더 나아가 괴사하게 된다.

이런 장해에 대해서 세포가 아주 저항도 없이 수동적인 행동을 하고 있는 것을 전문가는 퇴행성 병변으로 부른다. 그런데 장해에 대하여 저항하고 대립하여 가는 수도 있어서 이것은 진행성 병변이라고 부르며, 세포는 비대해지고 증식하는 현상이 특징이다.

피부의 재생

피부에 있어서는 대사작용의 결과 표피가 각화하여 떨어져 나가고 거기서 진피가 아래로부터 재생되어 그것을 보충한다는 것을 언급하였다. 여기서 그 점을 더 알아보기로 한다.

앞에서 세포는 진행성 병변이란 말을 사용하지 않고 재생이라는 단어를 사용하였는가 하면 피부의 경우는 그것이 생리적 현상이며 육아(肉芽)조직이나 창상의 치유 등의 경우에서 병리적 현상은 아니기 때문이다. 이 경우 재생작용이 생리적 현상인데서 생리적 재생이라고 부르며 떨어진 조직세포가 완전히 재생되고 보충되는 데서 완전재생으로 부르는 수도 있다.

완전재생이란 의학적으로 생체 내에서 상실된 조직이 새로이 같은 조직으로 보충되는 일이다. 육아조직이나 창상이 치유된 다음에 가끔 그곳에 반흔이 남는데 그것은 소위 병적 재생이기 때문이다. 다음에 조직의 재생에 관한 주요법칙을 들어본다.

① 하등동물은 재생능력이 높고 고등동물일수록 재생능력이 낮다.
② 나이가 젊은 사람일수록 능력이 높고 고령이 됨에 따라 저하되어 간다.
③ 하등의 기능을 영위하는, 그리고 간단한 구조를 갖는 조직일수록 재생능력이 높다.

상피조직의 재생

재생이 가장 강력한 것은 표피와 중층 편평상피성 점막이며 상해가 있어도 단시일 내에 그것은 상피의 재생에 의하여 덮여진다. 상피의 재생 과정을 보면, 우선 상해부에 가까운 상피 언저리의 기저세포 및 유극(有棘)세포[배종층(胚種層)]가 분열을 일으켜 어리고 약한 상피 세포를 만든다.

이 세포가 점차 상해부의 창면을 덮고 또 분화하여 기저세포, 유극세포, 과립층, 각질층을 만들게 된다. 이상은 피부가 상해된 경우의 재생과정이지만 피부 일반의 표피가 지니는 재생 과정이기도 하다.

다음에 원주상피, 전모상피도 강한 재생력을 갖고 있다. 자궁점막, 위, 장점막 등에 비교적 큰 상해가 있어도 쉽게 같은 상피로 보충되는 것은 이 일을 말하는 것이다. 이 재생은 상해부의 주위 언저리 또는 선와(線窩)의 샘상피가 증식하여 원형, 입방형으로 되어 표면으로 밀려나와 위쪽의 원주상피로 옮겨 가는 것이다.

결합직의 재생

결합조직의 재생력은 지극히 큰 것으로 모든 조직의 재생에도 이 결합직의 재생이 관여하며 만약 그 조직의 재생력이 약할 때는 결합직의 재생력은 그것을 보조한다. 결합직의 재생은 상해자극에 의해 섬유눈 세포의 형성으로 시작된다. 그리고 이것이 다시 교원세포로 된다. 이 교원세포가 재생의 주력으로 되는 것인데 교원섬유가 만들어지는 데에 비타민C가 필요한 것은 비타민C편에서 얼급한 대로이다.

교원세포의 풍부한 결합이 대량으로 생산 될 때 비로서 혈관의 신생 및 혈액세포의 유주 등이 수반되는 것이다. 창상이나 염증의 치유는 이 교원섬유의 풍부한 결합직의 생산에 의하여 가능하게 되는 것이다.

6. 피부와 기후

서열(暑熱)과 한랭(寒冷)

차고 습기가 많은 지방에 사는 사람들은 뜨거운 지방에 사는 사람들 보다 살결면에서는 유리한 입장에 있는 것이다. 습기가 많고 찬 지방의 기후는 피부를 온화하게 하고 아름답게 하는 작용이 있기 때문이다. 습기가 많은 풍토와 고운 살결에 대하여 우리들은 우선 북쪽의 동해면에 면한 일가타, 야마가타, 아키다 등의 미인을 연상할 수 가 있다. 이것을 외국의 예로 보면 비교적 살결이 고운 영국인이라도 마르고 **빡빡**한 풍토에 일하러가서 2, 3년 쯤 지나 돌아오면 정평있는 영국인도 거칠은 살결이 되고 여기저기 주름의 흔적이 보이게 된다.

그러나 어떤 종족이라도 지나친 찬 기운과 뜨거운 기운은 해롭다. 피부는 전술한 바와 같이 땀샘과 피지샘의 분비물에 의해 습기와 기름기를 유지한다. 피부가 정상인 경우 피부의 바깥층은 자극이나 감염을 방어하고 있다.

땀샘이나 피지샘이 너무나 심한 열기와 추위를 만나면 거기에 십분 반응하면서 일할 수는 없게 된다. 태양의 열이든 혹은 화염(火焰)이든 너무 심한 열은 샘[線]을 태워서 파괴시키는 것이다.

또 너무 혹독한 추위는 동상을 일으킨다. 그다지 심한 열기나 냉기가 어니더라도 상해를 일으키는 경우가 있다. 그 어느 것도 피부를 건조시켜 붉게 물들이고 금이 가게 한다. 때로는 껍질이 벗겨지게 될 것이다. 한랭에 의할 경우는 손발이 트게 될 것이다. 여름철 너무 긴 시간 태양의 직사광을 받으면 햇빛에 타게 된다. 한랭한 풍토에 살고 있어서 얼굴이 쉽게 트는 사람들은 외기 속으로 나가기 전에 결코 물을 사용해서는 안 된다. 여성의 경우 보통 때보다 더 기름[油]을 써서 밑바닥을 만들고 나서 화장을 하는 것이 좋다. 또 그때 마른 분(粉)을 화장의 밑받

침으로 쓰는 것은 피하는 것이 좋다. 동상은 그다지 심하지 않을 경우에도 피부 특히 뺨, 코끝, 귀,턱 등 얼굴에서 솟아오른 부분의 피부를 거무스름한 붉은색 또는 자주색으로 변색시킨다. 처음 얼마간은 쏘이는 듯한 통증을 느끼지만, 뒤에는 감각이 전혀 없어지게 된다. 그리고 다시 덥히면 타서 붙는 것 같은 아픔, 또는 바늘로 찔리는 것 같은 통증을 느끼게 된다.

혈액의 순환이 나쁘면 결국 동상에 걸리기 쉬운 것이다. 니시의학에 의해 혈액순환을 촉진하는 동시에 피부의 강화에 노력하면 동상은 완전히 예방 할 수 있을 터이다. 서열은 땀샘에 염증을 일으켜서 발한시킨다. 그리고 때로는 아프고 가렵게 한다. 열은 피부에 있어서는 결코 적당한 것이 아니다. 그러나 태양광선은 적량이면 피부에 대하여 호적(好適)한 것이다. 그래서 적당량이 문제이다.

태양광선과 비타민D

태양광선중에서 건강에 필요한 부분에 대하여는 영양편에서 언급한 바 있다. 그러나 태양광선의 효능 중에서 특히 피부에 유효한 것으로 비타민D가 있다. 우리들의 생체는 태양광 중에 포함된 자외선으로부터 비타민D를 만든다. 피부의 피지샘에서 분비되는 물질을 햇빛이 비타민D로 바꾸는 것이다.

비타민D는 피부로부터 흡수되어 혈액 중으로 들어간다. 피지의 분비물이 피부에서 씻겨 지면 비타민D도 씻겨나간다. 특히 비누를 써서 반복해서 씻을 경우 더욱 그러하다. 그 위에 사용하는 비누가 알칼리성이 강한 비누이다 보니 피지샘의 분비물은 완전히 씻겨 떨어진다. 나는 이런 견지에서 비누로 닦는 온욕을 폐하고 온냉 교호욕을 장려하는 것이다. 그리고 이 때 손발이나 얼굴 등 외부에 나와 있는 부분이나 땀이 나기 쉬운 장소, 음부 등은 비누로 씻지만, 그밖에 부분은 비누를 안 써도 냉온욕에 의한 피부의 수축 확대작용으로 자연히 깨끗하게 된다는 것이다.

태양광선과 얼굴 태우기

태양광선이 바타민D를 만들어 주므로 실외로 나가는 것은 좋은 일이지만 한여름에 밖에서의 운동이나 산책, 특히 해변가 에서 나체상태의 운동은 피부를 타게할 것이다. 젊은 남녀는 도시의 더위를 피해 해변을 찾는다.

그 때 남성은 그렇다 해도 여성은 타지 않기 위해 잊지 않고 타지 않는 약제를 바른다. 그 때에 회사들은 제철이 왔다는 듯 타지 않는 약을 선전 한다. 그러나 과연 선전대로 바르는 약[塗布劑]이 얼굴을 타는 것을 막아주는 지는 의문이 든다. 시험 삼아 발끝에서 머리 꼭대기까지 타지 않는 약을 바르고 해변에 나가 보라. 그렇게 두 세 시간만 바람을 쐬면 약제선전이 사실인지 아닌지 알 수 있을 것이다. 탄다는 것은 태양광선에 지나치게 쬐지 말라는 경고이다. 이 자연의 경고를 무시한다. 타지 않는 약을 바르기보다 타지 않도록 예방하는 방법이 현명하다.

외국에서는 금발 백색 여성보다도 담황색의 여성편이 타는 비율이 적다고 한다. 이것은 피부내의 색소침착 비율이 후자가 높기 때문이다. 피부의 색소가 적으면 적을수록 타는 경향이 높아진다.

태어날 때부터 적도부근에 살고 있는 유색인종에게 탄다든가 하는 일은 별로 볼 수 없다. 역시 같은 일본인이라도 색이 흰 사람은 햇빛에 그을리는 율이 높고 색이 검은 사람이 낮은 것은 전술한 색소의 관계에서 알 수 있을 것이다.

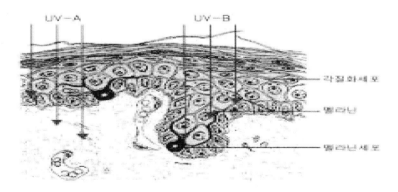

[UV-A와 UV-B의 피부 투과도 비교(UVA는 진피층까지 투과)]

7. 황한(皇漢)의학과 피부

프랑스에서는 '피부는 모든 병의 거울이다'라고 말하고 독일의 부라우후 박사는 '피부는 자연요법사에 있어서 가장 중요한 기관이다'라고 하며 미국의 최근연구는 피부를 '내부질환의 구현(具現)'으로서 취급하는 경향을 보여 왔다. 동양에서 상한론(傷寒論)의 옛적부터 피부의 분비작용인 땀을 중요시하여 치병의 근본으로 한토하화(汗吐下和)의 네 법을 함께 일컬어 왔다. 또 한비자(韓非子)에는 「양의가 병을 다스리는 데는 이것을 주리로부터 공격한다. 이것은 모두 병이 가벼울 때 이를 고치는 것이다.」라고 말하고 있다. 주리(腠理)는 피부이다. 명의는 치병의 목표를 피부에 두고 한다는 말이다.

일본에서도 카마쿠라 시대의 코네무네는 그의 저서 의가천자문(醫家天字文)중에서 피부의 미를 게을리 하면 골수의 요에 미친다(及骨髓矢)라고 신수본초의 1절을 발췌하여 주석을 가하고 있다. 피부에 나타난 근소한 위화를 방치하면 끝내는 골수의 중추까지 침범하게 되어 사망에 이르게 할수 있다고 말하고 있다.

이외에 황한의학서를 펼쳐보면 옛날의 명의들은 오랜 경험에서 체득한 의학적 예지에 의해 경탄할 정도로 피부의 기능과 질병과의 관계를 심혈을 기울인 의서에 각각 적어 놓고 있는 것을 보게 된다. 그것이 메이지 초에 일본의학의 시조로 추앙받는 곤다가 나타나서 그의 저서 의도백수(醫道百首)에 정신을 다음과 같이 선양하고 있다.

『햇빛에 비추이고, 공기를 호흡하고, 지상의 영양[(땅위의 오곡, 조수어개(鳥獸魚介), 소채과실(蔬菜果實), 식염청수(食鹽淸水)]을 섭취하여 이것을 소화흡수하고 그 찌꺼기를 내보내는 일이 바르게 이루어지는 것이 건강인이다.』라고 했는데 기개와 도량이 천지에 충만한 느낌이 있다. 그런가 하면 의학자다운 섬세한 신경을 가지고 다음과 같이 노래하고 있다.

『피부의 털구멍(毛孔)은 노폐물을 배설하는 곳이므로 언제나 막히지 않게 하여 피부를 싱싱하게 정정을 해놓으라...』 털구멍이란 한마디로 피부의 분비작용과 호기작용을 대표시킨 것은 전후의 관계에서 알 수 있다.

피부에 분비작용과 호기작용이 있다는 것은 중국의학에서 예로부터 인정되고 있다. 소문(素問) 생기통천론(生氣通天論)에서 양기가 없어지고 기분이 닫힌다. 주왈(註曰) 기문이란 현부를 말하는 것이다. 『경맥영위의 기를 발설하는 까닭으로 이를 기문이라고 하는 것이다.』 라고 하여 경맥영위의 기 즉, 혈액중의 가스성 노폐물을 배출하는 곳이므로 이것을 기문 즉, 가스가 나가는 문으로 이름을 붙인 것이다. 이것은 호기작용을 기문이 영위한다고 말한 것이다.

또 의범제강(醫範提綱)에 『모규는 증기를 발설한다』 라고 써 있어서 모규는 털구멍이다. 이것은 수증기 즉, 땀을 내는 곳이다. 그러나 옛날 일이므로 그것이 피지샘 이었는지, 땀샘이었는지, 아니면 의외로 아코클린샘 이었는지 모르겠으나 어느 것으로 하여도 분비작용이 있다는 것을 당시에도 이미 알고 있었던 것이다.

8. 피부의 건강 증진법

심리적 증진법

피부는 안쪽인 생체의 대표자이고 정신의 구현자이기도 하다. 따라서 피부만의 건강을 증진한다고 하는 것은 차칫 무의미한 헛된 노고로 끝나는 수가 많다. 생체일자(生體一者)로서 건강이 증진될 때 피부의 건강도 자연히 증진되는 것이다. 위의 견해 하에 나는 우선 보건요양의 6대 법칙을 장려 한다.

지금까지 자주 설명한 바와 같이 건강은 피부, 영양, 사지, 정신의 4대요인에 의하는 것이며 피부의 건강은 다른 3대 요인에 연결되고 있으므로 이를 따로 떼어내 피부만의 건강을 증진한다는 것은 공론에 끝나는 수가 많다.

나는 4대 요인을 중심으로 그 증진법 을 이야기하려 한다.

피부의 심리적인 회춘법 에서 말하자면 자기 나이를 생각하지 않는 정신적 격동을 피하는 일이다. 특히 걱정거리나 분노는 부지부식 중에 피부를 연령이상으로 노화 시킨다. 오늘날 같은 사회의 변동기에 정신적 격동을 피하라는 것은 처음부터 무리한 주문일지 모르나, 니시 철학의 공관(空觀)에 투철하여 그 신념하에 생활하는 사람의 피부는 특히 얼굴이 젊고 싱싱한 광택을 내는 것이다.

정신적 불안은 결국에는 인상을 바꾸게 된다는 것은 폐모관측자가 한결 같이 인정한다. 정신적 불안은 직접적으로 위장에 악영향을 미치고 그것이 피부 전체에 악영향을 미쳐 피부 전체에 반영되며 흐리고 어두운 느낌의 피부를 만든다. 미음의 평화, 명랑한 생활 태도, 이것이 건강을 만들고 맑은 피부를 만드는 것이다. 근래 도착한 미국의 의학저널은 흥미로운 기사를 싣고 있다. 제군이 이[齒]를 치료하려고 치과에 방문했을 때 찍찍하면서 신경을 갈고 깎는 듯한 소리를 들으면서 응접실에서 대기하는 동안은 그만큼 노화되는 시간이디 그러나 그시간 젊은 시절의 사랑을 가슴속에 재생시켜 회상에 잠겨있으면 그 시간만큼 젊어진다는 것이다. 이건은 확실히 회춘의 좋은 예이다.

영양에 의한 증진법

(1) 영양 특히 무기물과 피부

니시의학에 있어서는 영양 속에 식양(食養) 외에 공기와 일광을 포함하여 영양이라고 부르고 있다. 신선한 공기와 맑은 태양광이 피부의 건강증진에 효과가 있는 것은 피부생리에서 당연히 이해되는 일이며 언급을 더할 필요가 없을 것이다.

개론적으로 말하면 알칼리식품은 전신을 상쾌하게 하고 거칠어지고 부스럼 같은 것이 잘나는 피부의 소유자에게는 효과적으로 작용하여 피부의 기능을 높인다. 식염이 우리들의 생활에 필요한 것은 발한과의 관계에서 감안해야 할 점은 전술한 바 있으나, 식염의 과잉은 신장을 해롭게 하고, 피부 세포의 팽화(膨化)를 일으키기 쉬워 부종이나 수포가 생기고, 피부신경을 과민하게 하는 경향이 있다. 그래서 나는 3주간에 하루를 무염일의 설정을 주장하고 있다.

그리고 피부건강에는 유황이 절대로 필요하다. 피부병은 어떤 의미에서 유황을 불태우고 있는 현상이다. 유황천이 피부병에 유효한 것도 이것을 밖으로부터 이용하기 때문이다. 또 과즙은 일반적으로 피부건강에 좋다고 하는데 그것은 비타민류를 많이 함유하고 있기 때문이다. 이외에 과즙은 식염량이 적고 거기에 칼슘, 칼륨, 마그네슘도 다량 함유하고 있어 소염작용이 있고 피부의 감수성을 바르게 하는 작용도 갖는다.

특히 칼슘은 피부의 저항을 높이며 칼슘이온은 소염성이 있으므로 피부병치료에 사용된다. 잔생선, 조개류, 해조류는 칼슘을 많이 함유하고 있어 피부건강증진에 이용되는 것이다.

우유를 계속적으로 사용하면 피하지방이 적당한 정도로 저축되어 살갗의 색과 광택이 좋게 되는 것이라 하여 동서에서 같이 장려되고 있다. 만일 우유를 입수할 수 없는 경우는 버터나 샐러드 오일로 요리한 음식을 먹으면 좋다.

신선한 과일은 살결을 곱게하며 살갗에 방순(芳醇)[36]한 향기를 준다고 하는데 과일은 설사의 원인이 된다.

다음에 주의를 요하는 것은 식사하는 방식이다. 즐거운 기분으로 식탁에 앉아 충분히 씹어야 하며 빨리 먹는 것은 금물이다. 위를 8할 정도만 채운다는 8부식은

---

36) 방순(芳醇) ; 향기롭고 맛이 진한 술(주로 적포도주)을 이른다..wine of superior quality.
　　방순하다 ; 향기롭고 진하다./ 芳향기날방, 醇진할할순

피부의 건강에도 절대적으로 필요한 금언이다. 나는 피부의 근본적인 회춘법 으로 생식요법을 제창하고 있다.(영양편 참조)

피부의 건강증진법 으로서 생수를 마시는 것은 불가결의 조건이다. 그러나 이에 대해서는 6대법칙편 에서 상세히 다루었고 분비작용의 항목에서도 언급하였으므로 생략하지만, 싱싱하고 젊은 피부의 소유자를 만나 그 비결이 무엇인지 물으니 '생수를 마시는 일이다, 그것 만이다.'라는 간단하고 귀한 응답에 접하는 경우가 흔히 있다.

무기물은 비타민처럼 일반에게 잘 알려져 있지만 비타민 못지않게 건강에 중요한 요소임에 틀림없다. 그리고 무기물은 토양에서 얻어지는 것이다. 그런데 귀중한 자연의 산물인 이 땅의 무기물을 무관심하게 다루고 있다.

헤아릴 수 없는 가치가 있는 표토(表土)가 바람에 날아가 버린다든지 홍수로 씻겨 내린다든가 하는 대로 방치되어 있다. 또 거죽흙[表土]을 우리들은 너무 경작한다든가 거름을 너무 준다든가 하여 도리어 거칠어지게 해 온 것이다.

조사에 다르면 대도시의 거죽흙은 대개 빈약하고 고갈된 땅위에 있다고 한다. 따라서 대도시 근처에 채소재배농가가 공급하는 채소나 과일은 겉모습은 훌륭하나 실제는 통탄 할 정도로 무기물이 결핍되어 있다. 철분의 공급원인 시금치나 살구도 거의 중요성분이 없는 경우가 있다.

더욱이 도시사람들은 그릇된 문화에 적어 그렇지 않아도 함유량이 적은 채소나 과일을 지나치게 가공하여 모처럼 남은 무기물을 제거하는 결과를 낳고 있다. 철이나 칼슘뿐만 아니라 다른 무기물까지 함유하는 조당(粗糖)을 가공하여 무기물이 전혀 없는 흰설탕을 좋아하며 그것이 문화생활이라는 생각을 굳히고 있다.

이[齒]는 말쑥한데 피부가 더럽다면 적어도 흰설탕을 금지하고 검은 갈색의 조당(阻擋)의 애용자로 개종(改宗)할 필요가 있다.

칼슘이 필요한 것은 오늘날 의학성 십분 인정되므로 그 고급원인 탈지분유는 빵, 코코아, 요구르트, 케이크 등 다수의 식품에 사용된다. 탈지분유는 대단히 뛰어난 칼슘공급원이며 이를 되도록 이용하도록 해야 한다. 이것은 우유대용으로 하지 말고 우유와 병용해야 한다. 칼슘은 뼈나 이의 형성에 필요할 뿐 아니라 신경이나 피부에도 중요한 것이다[37].

다른 모든 무기물, 특히 철과 같은 것이라도 소량이든 극미량이든 필요한데 되도록 자연대로의 식품으로부터 보급되도록 유념해야 한다. 무기물정제로 약구에서 판매되는 것보다 신선한 음식물, 즉 채소, 장기육(臟器肉), 과일, 우유 등으로부터 섭취하는 것이 현명하다.

(2) 단백질

단백질 즉, 프로테인이라는 말은 「제일 중요한 것」이라는 그리이스 말에서 나온 곳이다. 단백질은 사실은 살아있는[生] 건재(建材)이며 이것으로 뼈, 근, 조직이 만들어지는 것이다.

우리 신체의 피부도 살[肉]도 손발톱까지도 단백질로 만들어져 있다. 이들의 조직은 이것을 완성하는 데 사용되는 도구만 갖추어지면 알맞게 만들어지고 적당히 유지되는 것이다. 이 경우 졸렬한 직공(職工)이 아닌 자연이 그의 완성에 실패 하였다고 해도 그것은 도구가 좋지 않았다고 보아야 한다.

단백질에는 제1급과 제2급이 있다. 제1급의 단백질은 달걀, 우유, 고기에 함유되어 있다. 그러나 가장 좋은 단백질은 비싼 상등육(上等肉)이 아니고 간, 신, 뇌, 흉선과 같은 장기육(臟器肉)에 들어 있다. 콩[大豆], 견과(堅果), 맥아(麥芽), 목화[綿]의 종자 등도 제 1급의 단백질을 함유하고 있다.

제2급의 단백질은 완전한 단백질의 성분을 모두 함유하고 있지 않은 단백질로 불완전단백질이라고 부른다. 완전단백질 즉, 제1급 단백질은 22종의 아미노산을 함유하고 있는 것을 말한다. 제2급 단백질은 콩[大豆], 호밀(라이보리), 젤라틴 등에 함유되어 있다.

---

37) 칼슘은 비타민D가 없으면 대사가 않되므로 칼슘흡수를 위해서 충분한 햇빛을 쬐어 비타민D를 체내에 합성해야 칼슘대사가 이루어진다. - 역자 註

(3) 지방과 당질

지방질은 우리들의 생체에서 말하면 가장 농축된 모습의 에너지이다. 지방질의 칼로리값이 높기 때문에 체중감소를 위한 식이(食餌)에선 지방질을 아주 **빼는** 경향이 있다. 지방질은 쉽게 또 완전히 소화된다. 다만 그 때에 다량의 산소를 필요로 하는 것이다. 어떤 지방질은 지방에 녹는 지용성 비타민A, D, E 및 K를 효과 있게[效用] 하기 위해 필요하다.

피하를 채우고 있는 작은 지방질은 건강을 좋게 하는 데 필요하고, 떠 신경을 덮어 싸는[被覆] 것으로도 필요하다. 이렇게 덮어 싼 것이 없으면 우리들은 정신적으로 언제나 들뜨게 될 것이다.

중요한 지방산은 비타민D의 작용을 도와서 칼슘이나 인을 축척시키며 감염에 대한 저항력을 키우는 데에도 극히 중요하다. 무엇보다도 식양(食養)으로 지질을 공급하지 않으면 피진[38]이 생겨나게 될 것이다.

설탕이나 전분은 에너지가 높아서, 칼로리도 높은 음식물이므로 신속하게 에너지로 변환된다. 따라서 비만증의 원인이 되는 것이다. 그러나 약간의 당은 지방질을 태우는 데 필요하다. 여기서 말하는 당(糖)이란 평상시에 식탁에 놓인 정백 설탕의 뜻은 아니다. 과일이나 야채는 충분히 당을 함유하고 있으며 그 위에 몸은 이 당을 쉽게 사용할 수 있다.

비타민류

(1) 비타민B 복합

금일 비타민에 관해 다소라도 관심을 가진 사람이면 각기는 비타민B의 결핍에서 오는 병이므로 항각기소(抗脚氣素)인 티아민이 함유된 식품을 섭취하면 각기에 걸리지 않는 것으로 알고 있다.

그래서 현재 보건운동의 일환으로 정백하지 않은 쌀(7분도나 5분도 쌀에는 겨가 있고 그

---

38) 피진(皮疹); 피부에 나타나는 발진

겨에는 항각기소가 들어있다) 현미까지는 안 가더라도 7분도미든가 5분도미를 상용하라고 권하고 있다.

구미에서도 정백 밀가루에 티아민을 넣어서 그 영양가를 높이는 방법이 보급되어 있다. 영양학자의 지적에 따르면 비타민B 복합체는 26가지 다른 비타민이 포함되어 있으며 이들의 비타민은 모두 밀의 눈[芽]속에 들어 있다는 것이다.

따라서 가려내지 않은 곡물, 예컨대 체로 치지 않은 귀리 등에 그런 비타민이 모두 함유되어 있다고 한다. 그리고 이들 26종의 비타민은 신ㅇ체내에서 각기 별개의 기능을 다하는 것이다. 그러나 오늘날 이들의 기능의 전부가 규명되지는 않았으나 매년 잇달아 보고되고 있다.

예를 들면 최근에 비타민B$_{12}$는 혈액생성에 필수적이라는 것이 명백하게 되었다. 그러므로 정백미나 흰빵을 만들기 위해 비타민B 복합의 26가지를 제거하여 버리고 나중에 그중에 네 가지만 반환하는 것이라면 그 제품의 영양가가 높아졌다고 할 수 없을 것이다. 이에 관해 영양학자는 말하는 것이다.

여러분은 26달러를 도둑맞았다고 할 때 나중에 도둑이 잡혀서 4달러만 돌아왔다면 그것으로 손해 보았다고 생각하지 만족할 수는 없을 것이다. 정백미에 비타민B 복합소를 넣는다고 하는 것은 바로 이 같은 일이다. 처음부터 복합을 제거 하지 않는다면 도둑을 만나지 않았던 것이 되는 것이다.

미국의 공중위생국 총책임자인 토마스 파르운 박사는 전에 다음과 같이 언급하였다.

『우리들은 우유나 녹차, 비타민A, D를 풍부하게 함유하는 간유(肝油), 비타민C를 함유하는 감귤류가 효력과 이익이 있는 것을 알고 있다. 그럼에도 불구하고 어떤 조사방식으로 조사해도 그 결과가 한결 같이 많은 형태의 영양불량증이 미국인 사이에 퍼져 중대한 사태를 목격한다.

우리들은 음식물에서 대부분의 자연적인 영양소를 제거해 버리고 지나치게 정제한 것을 섭취한다. 그래서 무엇이든 좋을 대로 먹을 수 있는 여유 있는 다수의 미국인까지도 심한 영양불량에 빠져 신체가 보통 이하로 떨어지고 정신도 느리게 둔화되었다. 하물며 가난한 계층의 건강상태에 이르러서는 차마 볼수 없는 것이 있다.』

영양학자가 갈파하고 있는 방에 의하면 많은 경우 인간보다도 현명한 자연은 모든 비타민B를 같은 하나의 음식물 중에 포함시키고 있는 것이다. 여러분이 예를 들어 나이아신 결핍 증상을 일으켜 펠라그라 병에 걸렸다면 비타민B 복합 전부의 결핍증에 빠진 것으로 간주해도 좋은 것이다. 가량 그 주된 결핍이 나이아신 별명 니코틴산이라고 하더라도 그럴 것이다.

따라서 비타민B 복합을 모두 함유하는 음식물, 예를 들어 맥아, 가려내지 않은 고식알, 간장, 우유 등을 먹는 것이 현명하다. 또 합성비타민을 보급한다면 전 비타민B 복합의 합성물을 섭취하는 것이 득책이다. 비타민B 복합은 단순히 피부의 건강유지에 필요할 뿐만 아니라 신체의 다른 기능, 예를 들어 혈액의 생성 등과도 관계가 있다.

(2) 비타민A

피부는 생체 전체의 건강과 긴밀한 관계를 갖고 있으므로, 피부의 건강은 전체의 건강에 영향을 미치는 것은, 새삼 논할 것까지도 없는 일이다. 그렇다고 해도 비타민A와 피부와의 관계를 알아 둘 필요가 있다.

이 비타민은 무색이며 동식물 음식물 속에만 함유되어 있다. 우리들이 녹엽채, 당근, 과일, 기타 황색 및 녹색 식품을 섭취하지 않으면 안되는 것은 우리들의 간장이 황색소로부터 비타민A를 합성하기 때문이다. 비타민A는 당근에서 비로소 단리(單離)된 것으로 카로틴이라고 부른다. 그러나 비타민A는 당근보다 녹채, 예를 들면 파슬리, 상치, 또는 에스카로올 등에 여분으로 함유되어 있다.

우리들은 대개 비타민A를 십분 섭취하고 있지 않으며 특히 겨울철에는 녹채를 먹는 일이 적어지므로 농축한 간유캡슐을 복용하는 것이 득책이라고 말하는 학자도 있다. 비타민A는 발진이나 좌창을 일으키기 쉬운 연소자에게 특히 효과가 있다. 많은 10대 청소년이 말하는 바에 의하면 매일 25,000 내지 5,000단위를 섭취할 때 그들의 피부는 고와지고 아름다움은 유지된다. 부족한 비타민A는 녹색, 과일, 유제품 및 간장 등의 장기육(臟器肉)을 되도록 많이 섭취하여 보충토록 해야 한다.

평소 과식하는 사람이나 영양불량인 사람들로 더욱 장기육을 싫어하고 또 식후 신선한 과일 대신 단 과자를 먹는 습관이 있는 사람은 매일 두 정씩의 비타민A를 복용하도록 유념하라고 하는 학자도 있다. 단 건강과 미용을 위해서는 필요로 하는 비타민A는 천연식품으로부터 섭취하는 편이 현명한 방법이라고 나는 주장하는 것이다.

비타민A는 요리함으로써 쉽게 파괴된다. 첫째로 비타민A는 기름에 녹는다. 광물유(鑛物油)를 섭취하는 사람들이 누누이 비타민A의 결핍증에 빠지는 이유는 여기에 있다. 광물유는 또 비타민A를 재빨리 체외로 구축하므로 비타민이 체내에서 충분히 활동할 기회를 잃게도 되는 것이다.

(3) 비타민C

청소년으로 피부가 축 늘어져 있다는 말은 과문한 탓인지 별로 듣지 못했다. 젊은 피부는 탄력성이 있어서 몸에 꼭 맞는 스웨터 같은 것이다. 피부는 긴장력을 갖고 있다. 그러나 피부가 30세를 지나면 긴장력 을 잃는 경향이 있다.

마치 너무 오래 지나치게 입은 스웨터처럼 탄력성을 잃게 된다. 그래서 모든 여자들이 그 탄력성을 돌이키려고 전력을 다하는 것이다. 마스크나 수렴제나 얼음찜질 등으로 그것을 시도한다. 그런즉 일시적으로는 얼마간 효과가 나지만 그것은 일시적인 것이다.

약초를 덜인 즙과 수렴제를 적절히 기름과 혼합한 것이고 말하는 새 화장품이 몇 개인가 판매되고 있고 또 최신 미국 여배우의 애용 화장품이라고 하는 비싼 화장품도 수입되고 있지만 그것도 일시적으로 목, 턱, 볼의 늘어짐 피부를 팽팽하게 긴장시킬지 모르지만 그것도 전혀 일시적인 경우가 많다. 아니 그보다 그 후의 부작용을 우리들은 두려워 하는 것이다.

외부로부터 피부에 작용을 일으키는 것도 십분 필요하다고 생각하나 그보다 내부로부터 피부에 작용을 일으키게 하는 것이 효과적인 것을 알고 있다. 여러 가지 칠도구 를 갖추고 거울을 향하는 것도 일시적으로는 아름다워서 사람의 눈을 놀라게 할 수 있겠지만, **참된 아름다움, 싱싱하고 윤기 있는 아름다움은 내부로부터 자연히 나타나 오는 건강에 의해서만 구현되는 것이다.**

그런데 그렇게 하는 데는 절대적으로 비타민C가 필요한 것이다. 그런 연유로 바타민C는 피부의 비타민, 화장의 비타민으로 불리는 것이다. 전항의 피부조직학에서 언급한 바와 같이 피부의 건강은 상피조직에 의거하는 것이며 상피조직은 또한 교원섬유에 의거하는 것이며 이 교원섬유는 비타민C에 의해 만들어지는 것이다.

많은 사람들은 체험으로 알고 있는 일이라 생각되지만 지금까지 많이 섭취하던 전분성 음식을 끊고 채소와 과일을 많이 먹도록 하면 피부가 탄력성을 띠게 되고 그 위에 늘어나 있던 것이 팽팽하게 되었다는 말을 듣는다.

턱뼈의 위나 턱의 아래에 축척되어 있던 작은 지방덩어리가 없어지고 피부가 팽팽하게 되어 뼈의 구조가 나타나게 되었다. 그만큼 긴장미가 없던 느낌이 사라지고 현대적인 스마트한 체구가 되었다는 보고도 있다. 그리고 그녀들은 틀림없이 친구들로부터 진정한 얼굴로 『도대체 어떻게 한 것인가요? 완전히 스마트하게 젊어지고...』하면서 감탄의 소리를 듣게 되는 것이다. 결국 친구들을 감탄케 한 재주의 비결은 비타민C이다. 이전에는 비타민C는 괴혈병을 막는 비타민이라고 이야기 해 왔다. 그런데 최근 연구에 의해 건강은 비타민의 섭취량 여하에 달려 있다는 것이 일반에게 알려졌다. 특히 피부의 건강에는 불가결의 비타민이라고 회자되어 왔다.

(4) 비타민D

비타민D는 그 성격상 일광선(日光線)비타민으로 부른다.   그러나 비타민A나 C만큼 직접적으로 피부를 좌우하지는 않지만 골격 구조, 용모, 치아의 건강에 대해서는 중대한 관계가 있다. 비타민D는 피부의 호흡 속도 즉, 산소를 흡수하는 속도를 증고(增高)시키는 것이다. 일반에게 섭취된 음식물은 매일의 필요량을 충족해 갈만한 비타민D를 함유하고 있지 않는데 일광은 이 부족을 보충해 준다. 어유(魚油)에는 비타민D가 풍부하게 함유되어 있다. 많은 음식물은 태양광에 쬐므로서 비타민D가 보급된다. 사람도 이 방법으로 얻을 수 있다.   자연의 또는 인공적인 햇빛을 에르고스테롤에 쬐면 비타민이 합성된다. 쬐는 것은 우유, 캔디, 나트륨, 탄산수 기타 무엇이든지 비타민D가 만들어지는 데는 변함이 없다. 비타민의 기장 좋은 공급원은 일광이며 따라서 신체는 매일 두, 세 시간 여름의 햇빛을 쬐어야 할 것이다. 그러나 겨울에는 카본ㆍ아아크형의 태양등[39] 또는 석영(石英) 튜우브형의 태양등이 같은 효과를 내는 것으로 되어 있다.

여름의 태양에 신체를 쬘 때 비누나 물로 심하게 씻으면 몸의 기름[油粉]이 제거된다. 비타민D는 피지샘에서 분비되며 빨아 들여지는 데 따라 피부로부터 체내로 운반되고 거기에서 혈류 속으로 흘러들어 간다.   일광욕 후에는 수 시간 동안 비타민D가 피부에 남겨져 있다. 몸을 지나치게 씻는 어린이가 반드시 건강치 않은 것도 이 때문이다. 피부에 관여하는 한 비타민D는 혈액을 생기게 하고 내분비선의 적당한 기능에도 필요한 것이다.

(5) 비타민E

---

39) 카본 아아크형의 태양등, 카본광선조사기라고도 한다. 탄소봉을 태워 온파장 광선을 발생시키며 종합가시광선을 비롯 다량의 원적외선과 소량의 자외선을 포함하고 있다.
기적의 종합광선요법(김수경 저, 아트하우스출판사, 2014)에는 카본광선의 위효(偉效)에 대해 상세히 설명하고 있다. / 역자 주

바타민E는 직접적으로 피부의 비타민은 아니다. 그것은 주로 생식기관의 정상적인 기능이나 생식과 관계를 갖고 있다. 실제로 비타민E는 정상적인 생식이나 정상적인 성장이나 뇌하수체의 적당한 기능에서 빠질 수 없는 것이다. 그리고 비타민E는 근위축이나 영양불량에 대해서도 얼마만큼의 성과를 올리고 있으며 또 배아(胚芽)처럼 비타민D의 가장 유력한 자연의 공급원이며, 더구나 비타민E를 비타민B 복합과 함께 함유하고 있을 경우 근에 대해서도 유효하게 작용하는 것이다. 이 경우 비타민E는 얼굴의 윤곽을 팽팽하게 하는 작용을 한다. 맥아는 말할 것도 없이 가려내지 않은 밀속에 들어 있다. 그러나 오늘날 일본에서 시판되는 흰 빵에는 그것이 들어 있는지 여부는 알 수 없다.

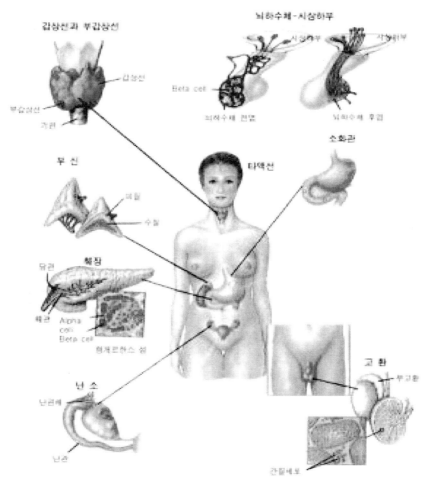

[인체의 내분비계]

피부와 호르몬

오늘날 호르몬에 대해 개설할 필요가 없을 정도로 호르몬의 지식이 일반화되어 있다. 그리고 약 25종류의 호르몬이 연구되어 있지만 그 화학적 구조나 약리 작용 등에 대해서 명확하지 않은 점이 많다.

다만 호르몬은 상호간에 미묘한 관계가 있어서 하나의 호르몬 분비에 이상이 생기면 그것이 다른 각 기관에도 변조(變調)를 가져오고, 그것이 자율신경의 실조를 가져오며 급기야는 전신적인 병변을 일으킨다. 다음에 미용에 관계가 있는 호르몬을 2, 3항에서 말해둔다.

(1) 남성호르몬(고환호르몬)

이것은 남성의 고환실질에서 분비되는 호르몬으로 청년기의 남자의 오줌으로부터 정제된다. 이 호르몬은 산성이나 알칼리성에도 또 열이나 산소에도 저항이 세므로 매복하여도 파괴되지 않는 것이라고 되어 있다.

일반적으로 노쇠한 남자의 생활력을 회복하는 것이며 피부에 대해서도 광택을 주고 백발을 검게 하는 작용이 있다.

(2) 여성호르몬(난소호르몬)

여자가 청춘기가 되어서 이 호르몬을 분비하기 시작하면 비로소 월경이 오고 임신이 되게끔 한다. 즉, 한 사람의 여성으로 성장하는 것이다. 이 호르몬이 분비되면 여자는 전신에 곡선미가 넘쳐흐른다.

여성호르몬은 난포호르몬과 황체호르몬으로 나누어진다. 전자는 참된 여성호르몬이고 후자는 자궁관계 호르몬이다. 피부와 관계가 깊은 호르몬은 난포호르몬이며 신진대사를 높이고 혈액을 좋게 한다. 난소호르몬은 난소자체로부터 추출하는 일이 곤란하므로 임신마뇨(姙娠馬尿) 로부터 만들어 진다.

(3) 뇌하수체 호르몬

뇌하수체는 해부학적 구분에서 그 분비하는 호르몬도 성질을 달리하여 전엽호르몬, 중간부호르몬, 후엽호르몬의 3종이다. 피부관계에서 연구할 때 전엽호르몬은 혈관운동신경의 변조를 바르게 하여 발모 기능을 촉진하는 것이며, 중간부호르몬은 색소형성에 관계가 있고, 후엽호르몬은 피부와 관계가 있는 것으로 짐작되나 후엽호른몬은 피부와 관계에 있어서 앞의 2지 정도로는 깊은 관계가 없는 것으로 되어 있다.

(4) 부신 호르몬

이 호르몬도 해부학적 구분에서 수질 호르몬과 피질호르몬으로 구분된다. 전자는 소위 아드레날린으로 모세혈관을 수축시켜 피부에 작용하고 특히 눈의 결막의 혈관을 수축시켜서 충혈을 없애며 눈을 곱게 한다. 후자도 역시 혈관운동신경의 실조를 바르게 하여 피부색소의 병적인 침착을 고치는 데에 사용된다.

(5) 갑상선

이 호르몬은 체내의 신진대사를 조절하여 피부에 윤기와 광택을 주는 것이다. 이 분비량이 감퇴하면, 피부는 거칠게 되며 비후肥厚 해지고 주름이 늘고 탈모가 많아진다.

(6) 피부호르몬

피부호르몬에 대해서는 전에 다루었으므로 여기서는 생략한다.

기타 피부의 건강 증진법

피부에는 무수히 주름이 있고 그것이 땀샘이나 피지샘의 분비물에 의해 언제나 축축하게 되어 있기 때문에 공기 중의 먼지나 세균이 그 곳에 부착한다. 한편 분비작용에 의해 체내노폐물이 표면으로 분비되어 나오며 노폐한 각질세포가 잇달아 생겨 나온다. 이런 것이 합쳐서 때가 되며 피부를 더럽히게 된다. 이런 때를 떨어뜨려 피부를 청결하게 하는 방법으로 목욕이 있다. 목욕의 목적은 이것만이 아니며 피를 잘 돌게 하여 피부의 영양을 높이는 동시에 혈액순환을 조정하는 목적을 갖고 있다.

그러나 목욕에 대해서는 나는 후술하는 냉온욕과 20분 목욕법을 제창하는 것이다. 냉수욕이야말로 피부의 건강을 증진하는 동시에 생체 자체의 건강을 증진시키는 가장 합리적인 목욕법이다. 피부의 건강증진법으로서, 공기를 이용한 공기욕, 일광을 이용한 일광욕 등이 알려지고 있지만 이런 것을 나는 나체요법(풍욕 또는 대기요법)이라는 독특한 방법을 고안하여 이것은 홍보하여 피부의 건강을 증진할 뿐만 아니라 질병치료에도 이용되어 많은 사람들로부터 감사를 받고 있다.

피부의 건강상 잊어서는 안 되는 것이 하나 남아 있는데 그것은 수면이다. 많은 사람들이 수면과 피부는 별 관계가 없는 것처럼 생각하기 쉬우니 그것이야 말로 짧은 지식이다. 우리들의 생활에 있어 수면이 필요한 것은 누구나 알고 있다. 불면불휴(不眠不休)라고 하지만 생체는 말 그대로 불면불휴가 되면 3일도 못가는 것이다.

피부가 상하는 정도가 아니라 생체 그자체가 견디지 못한다. 시험 삼아 철야한 다음날 아침에 얼굴을 거울에 비쳐보라. 생기가 없을 것이다. 피부에는 광택이 없고 지칠 대로 지쳐있다. 다만 그것이 의식작용 정도로 급격히 영향을 받지 않지만 정도차가 있을 뿐 수면부족의 영향에서 모면될 수 없다는 것은 생리학적 사실이 증명하는 바이다. 충분한 수면은 피부의 건강상 절대적으로 필요한 것이다.

9. 피부를 이용한 특수요법

누가 까마귀의 자웅을 알 것인가?

자웅이란 서로 닮아 분간하기 어려운 비유를 말하는 데 까마귀의 자웅은 실로 알기 어려운 일이다. 독일의 의학을 그대로 믿어 온 현대의학은 옆으로 된 문자로 쓴 이외의 학설은 모두 가치 없는 미신(迷信)요법으로 배척해 왔다.

그러나 현대 의학자가 자부하는 과학요법에 의하여도 치유 할 수 없었던 질병이 이상하게도 민간요법가의 손에 의해 치유되는 많은 사실이 드러나고 있다. 그것은 현대 의학자가 획책한 민간요법 근철법을 저버리고 동양의학, 일본의학 등의 호칭 하에 대두되어 왔다. 더욱이 양심적인 의학자는 민간요법 속에 숨어있는 현대의학이 따를 수 없는 독특한 치료법에 유의하여 이에 대한 연구를 담당하였던 것이다. 그리하여 그 결과는 피부에 대한 자극과 자율신경과의 관계에 미치고 일단 민간요법의 생리적 기초로서 다음의 두 가지 조항을 들었다.

① 은 피부 자극이 지각신경을 자극하여 그것이 척추중추에 도달하여 반사적으로 내장에 영향을 주는 것,

② 는 피부자극이 피부에 분포되고 있는 자율신경에 작용하여 그것이 반사적으로 내장에 영향을 주는 것.

이상의 두 가지 조항이다. 그러나 동양의 옛 의학이라는 것이 생리적 근거가 과연 이 두 가지로 국한되는 것은 의문이다. 이론은 한가한 학자에 일임한다고 하더라도 사실은 이론에 선행하여 인술(仁術)을 대중 속에 삼투(滲透)시켜 가는 것이다. 니시의학은 순전히 동양의학은 아니다. 그렇다고 현대의학도 아니다. 그 중에는 니시의학을 못믿는 자도 있겠으나 내가 보기에는 전인류의 건강이 문제인 것이다.

나체요법(풍욕, 대기요법)

	횟수(차례)	1	2	3	4	5	6	7	8	9	10	11
나체요법표	방개방, 나체로 되는 시간 (초)	20	30	40	50	60	70	80	90	100	110	120
	방닫고 따뜻하게 옷을 입는 시간(초)	60	60	60	60	90	90	90	120	120	120	옷을 입고 평상에 잠시 누워 쉼
	환자가 눕는 체위	반듯이 눕는다.		왼쪽을 위로 눕는다.		오른쪽을 위로 눕는다.		반듯이 눕는다.				
	덥게 한다고 해도 땀이 나지 않을 정도											

[나체요법(풍욕, 대기요법)의 시행표]

▌주의;

① 시각- 원칙적으로 일출전과 일몰 후에 한다. 병약자는 정오경의 따뜻한 시각에 시작하여 매일 30분~1시간씩 앞당겨 점차 오전 5,6시 경에 할 수 있도록 한다.

② 식사 – 식전이면 한 시간 전부터 시작하고 식후면 30,40분 후부터 시작한다. 결국 식사 시간 전후 30,40분을 피하는 것이다.

③ 횟수 – 원칙으로 1일 3회지만 1일 1회라도 혹은 아침, 저녁 2회라도 좋다.

④ 목욕 – 목욕 전에는 상관없지만, 목욕 후에는 한 시간이상 경과하고 나서 한다.

⑤ 기간 – 실행하였으면 30일간은 절대로 쉬지 않고 계속한다. 그리고 2, 3일 쉬고 또 계속하여 3개월에 이를 것. 고질 환자는 3개월을 4회 반복하여 약 1년에 이를 것.

피부의 모세혈관의 수축과 확대 및 글로뮈를 이용하여 피부호흡을 촉진시킨다. 이것으로 피부의 기능은 증진되어 감기 등에는 걸리지 않게 된다. 암이 진행되고 있는 사람이라도 하루 몇 번씩 풍욕을 실행하여 나은 예가 있다. 이는 또 피부를 이용한 전신의 건강증진법이기도 하다.

▌방법– 처음 하는 사람은 제 1일째는 6회 차례까지, 제 2일째는 7회 차례까지, 제 3일째는 8회 차례까지라는 식으로 1회 차례씩 늘려서 제 6일째부터 전체의 횟수 차례를 하도록 한다. 팬티도 드로우즈40)도 벗고 전신을 공기에 쏘이면 한층 더 효과적이다. 입는 옷은 계절의 것보다 얼마쯤 두터운 것으로 한다. 건강체인 사람은 걸상이나 의자를 이용하고 모포를 쓰는 것이 편리하다. 환자는 침구를 벗겼다 씌웠다 해 주면서 시행한다. 옷을 입고 따뜻하게 하는 시간은 적절히 길어져도 좋지만 나체 시간은 엄수해야 한다.

냉온욕

냉온욕도 풍욕과 같이 피부의 모세혈관의 수축과 확대 및 글로뮤를 이용하여 전신의 건강을 증진하는 것이 요점인데, 신경통, 류우마티즘, 두통, 당뇨병, 혈압병,

---

40) 부인용 팬츠)

간장병, 심장병, 감기, 에디슨씨병, 말라리아, 빈혈병, 일반 순환기 질환, 피로 회복 등에 주효하다. 온욕은 체액을 알칼리성으로, 냉욕은 산성으로 유도하는 것이다. 또 온욕은 미주신경을 자극하고 냉욕은 교감신경을 자극하는 것이다. 따라서 냉온욕은 체액을 중성으로 만들고 자율신경을 길항상태로 유지하게 한다. 이 것이 전신의 건강을 증진하는 것이다. 또 냉온욕에 의해 두뇌가 명쾌하게 된다.

▌**빙법** – 냉온욕은 기온에 관계되는 것이며 대체로 위도에 의해 시간을 적절히 해야 한다. 따라서 여름철과 겨울철과의 기온이 다르므로 냉온시간을 조절하는 것은 상관없다.

횟수 차례	냉온	온도	위도(緯度)		
			0~20°	20~40°	40~65°
1	냉	14~15°	3분 ~ 5분	1분	1분~2분
2	온	40~44°	1분 ~2분	1분	5분~7분
3	냉	14~15°	3분 ~ 5분	1분	1분~2분
4	온	40~44°	1분 ~2분	1분	5분~7분
5	냉	14~15°	3분 ~ 5분	1분	1분~2분
6	온	40~44°	1분 ~2분	1분	5분~7분
7	냉	14~15°	3분 ~ 5분	1분	1분~2분

냉온욕(온도, 시간, 위도의 관계를 가리킴)

[냉온욕요법의 온도, 시간, 위도에 따른 시행표]

▌**주의**

① 매독성 간장환자, 위축성 간장경변중인 사람은 풍욕을 3개월간 계속 실행한 다음에 시작한다.

② 미열이 있는 사람은 냉온욕을 하면 치유된다.

동맥경화증의 전신냉온욕법		
냉(C°)	온(C°)	실행기간
30	40	3일~5일
25	41	2일~3일
20	42	2일~3일
14~15	43	익숙해지면 온수를 41~42로 함

또 냉온의 설비가 없는 곳에서는 수도의 호스 등을 이용할 수 있도록 머리를 쓴다. 빨래통을 이용하여도 좋고 그 순서는 발끝, 무릎아래, 배꼽, 왼쪽어깨, 오른쪽어깨, 다시 이 순서로 각 1회씩 9회의 물을 끼얹는다. 호스를 사용할 때도 이 순서로 한다. 요점은 냉욕에서 시작해서 냉욕으로 끝나는 것을 엄수하는 일이다. 처음으로 실행하는 사람이나 병약자는 온욕은 보통대로 들어가고 냉욕은 손목, 발목 부분부터 시작하여 이어서 넓적다리[大腿] 하는 순서로 하고 그리하여 일주일쯤 되어 익숙해지면 전신의 냉온욕을 한다. 또 동맥경화증의 걱정이 있는 사람은 냉온의 차를 적게 하고 점점 보통의 차를 30도로 접근시켜 간다. 이것은 아래 표에 기준에 따른다. 실행횟수는 다음의 표에는 7회까지 적었는데 5회 이하는 효과가 적고 9회 이상은 과다하다.

7승 온랭 찜질법

피부를 이용하여 내부의 장해를 치유하는 방법으로 특히 국부적 동통이 있는 경우에 실시하면 효과가 있다. 관절염, 통풍, 류머티즘, 요통, 배동, 늑간신경통, 복통, 기타 등등 일체에 주효하다.

7승 찜질 시간표										
더운물 찜질	20분	14분	10분	7분	5분	3분	2분	1분	1분	1분
시간						30초	30초	40초		
찬물찜질	14분	10분	7분	5분	3분	2분	1분	1분	1분	1분
시간						30초	30초	40초		

[7승 온랭 찜질요법의 시간표]

▌방법 − 온탕과 냉수를 각각의 그릇에 준비하고 타월 또는 적당한 천을 사용하여 다음표의 시간표에 따라 환부를 찜질한다. 더운물 찜질은 데지 않을 정도면 뜨거울수록 좋다. 위의 시간 중, 적절한 더운물 찜질 시간부터 시작하여, 결국 1분 1분의 교호찜질로 인도

하는 것인데, 나이, 체질, 환부의 위치, 증상의 경중 등에 의하여, 그것은 결정되는 것이며 일률적으로는 단언 할 수 없다.

엽록소

각종의 염증을 없애고 흐트러뜨린다. 예를 들면 인후가 타르, 편도선염, 비염, 치질, 쉰 소리, 여드름, 주근깨, 얼룩점, 모반(母斑)41)등의 피부병이나 피부의 염증 등에 효과가 있고, 또 색을 희게 하는 작용을 갖는다. 내복용으로서 복통, 달국질을 멈추는 데 주효하다.

▮**제법** – 세 종류 이상의 식용 청야채(靑野菜)를 골라 그 잎의 줄기를 뺀 것을 유발(乳鉢)로 짓이겨 올리브유를 떨어뜨려 섞는다. 엽록소 7%, 기름 93%의 비율로 한다. 엽록소를 10% 이상으로 하여 도리어 해롭다. 여름철에는 부패하기 쉬우므로 많이 하더라도 1일분 정도만 만들 것.

▮**용법**– 환부에 바른다. 색을 희게 하는 데는 취침 시에 엷게 바르고 마른 다음 취침한다. 콧구멍에는 탈지면을 찍어 밀어 넣든가, 솜막대를 이용하여 바른다. 자궁내막염에는 곤약막대에 거꾸로 눈(逆目)을 내고, 거기에 제제를 충분히 발라 배어들게 하여 환부에 붙인다. 취침 시만으로도 좋다.

각종 엽록소

① 전과 같이 청야채 세 종류 이상을 짓이긴 것 8%, 바셀린 90%, 도인(桃仁)42)을 검게 구운 분말 2%, 여기에 소량의 캠퍼(Kamfer)를 넣고 개어서 만능 고약을 만들어 두면

---

41) 모반이란 출생 때 존재하기도 하나 주로 소아기 또는 청소년기에 나타나는 피부의 색소반(점)을 말한다. 모반은 멜라닌 세포의 덩어리로 구성되어 있다. 청소년기와 임신 시기에 더 많은 모반이 생길 수 있고, 이미 존재하던 모반이 이 시기에 커지거나 검어질 수 있다. 까만 점 외에도 붉은 점, 푸른 점, 흰 점뿐 아니라 피부의 표피, 진피 혹은 피부부속기관의 기형으로 생기는 점이 있다. 표피에서 유래된 모반으로는 표피모반이 있으며 진피와 혈관에서 유래된 모반으로는 표재지방종모반, 불꽃 모반 등이 있다. 피부 부속기관에서 유래된 모반에는 피지선모반, 면포모반 등이 있다.
42) 복숭아 씨 속에 들어 있는 흰알맹이

대단히 소중하다. 단 치질 등에는 청야채를 9%로 한다.

② 냉온욕의 냉욕용(冷浴用)으로는 청야채를 직이긴 즙 한 컵을 수조[43])에 넣어 섞는다. 단 온욕조에는 적당향의 콜로이드상(狀) 마그네시아 유제(乳劑-스이마그류)를 넣으면 좋다.

③ 인후 카타르 등의 경우 청야채를 간 즙을 3배의 생수에 타서 묽게 한 후 양치질을 하고 그대로 마신다. 이 때 벌꿀을 두 세 방울 넣어서 사용하면 마시기 좋게 된다. 단, 양치질 후 잠시 동안은 식음(食飮)을 하지 말 것.

④ 복통으로 그것이 기생충인 경우에는 간 즙을 그대로 마시고 붕어운동을 한다. 5~10분으로 복통이 멎은 다음 무토르닌 등의 구충제를 복용한다. 딸국질의 경우도 같다.

토란고약 요법

피부를 이용하여 배부의 질환을 치료하는 방법이며, 종기, 동통, 어깨가 엉킨 것, 근염, 육종, 피부암, 유암, 관절을 뺀 것, 중이염, 충수염, 치통 등에 극히 유효하다.

▌**제법** – 재료와 분량은 토란 10, 밀가루 10, 식탁염 2, 묵은 생강 2의 비율로 준비한다. 토란은 껍질째로 약간 탄불(炭火)로 눌을 정도로 구워 껍질을 벗기고 강판으로 간다. 묵은 생강도 껍질을 벗겨서 같이 간다.   그리하여 이상의 네 종류를 위에 적은 비율로 충분히 섞고, 잘 다진 다음에 이것을 솜넬 또는 종이에 두께 3mm 정도로 펴서 환부에 붙이는 것이다.

환부는 열이 있는 경우는 3, 4시간 마다 바꿔 붙이고, 또 열이 없을 때는 한나절 정도로 바꾼다. 피부가 헐어 가려울 때는 토란이 잘못 구워졌든가 피부가 약하기 때문이다. 잘 구워진 토란을 쓰든가, 일시중지하고 환부에 스이마그를 엷게 바른다. 단 너무 구원도 효과가 없어진다.

또 토란고약을 발라서, 도리어 붉게 부어오르는 수도 있는데, 그것은 소위 명현

---

43) 수조(水槽)는 1인 목욕의 것으로 한다.

이므로 중지하지 말고 계속한다. 암 등은 흰알갱이 같은 것이 돋다가 끝내는 종양이 붕괴된다. 종기는 입이 열리면 단연 피가 스며 나올 때 까지 짜서 심을 **빼**고 다시 그 위에 토란고약을 붙인다.

또 인후가 나쁠 때는 나쁜 쪽의 무릎이 나쁜 것이므로 무릎에 토란고약을 바르면 좋아진다. 그 때 무릎의 뒷면, 즉 슬괵부(膝膕部-오금)를 피하여 무릎 관절의 앞면부터 대퇴 하부에 걸쳐서 행커치브 정도의 크기로 하여 전면에 붙이도록 한다. 토란고약이 말라서 떨어지지 않은 때는 생강을 깎아서 삶은 즙으로 닦으면 벗겨진다.

겨자요법

겨자요법은 피부를 자극하여 몸의 표면에 충혈시킴으로써 내부의 울혈을 흐트러뜨려 이른바 세균양식을 몸의 표면으로 **빼앗아** 가서 균을 아사시키는 방법이다. 많은 경우에 인후부, 흉부, 배근 등에 응용되고, 폐렴, 기침[늑막염, 폐결핵, 후두결핵, 감기 등의] 신경통, 어깨가 엉키는 데, 중이염, 충수염, 피로 회복 등에 효능을 나타낸다. 그 방법에는 다음 세 종류가 있다.

(1) 겨자반죽

적당한 용기에 새로운 일본 겨자 또는 약용 겨자 100g을 넣고 섭씨 55도의 뜨거운 물과 같은 양 100g을 따르고 충분히 휘저어 섞는다. 어린이용으로는 자극을 부드럽게 하기 위해 겨자와 밀가루를 반반으로 섞는다. 또 더운물의 온도는 35도 이하든가 70도 이상이면 효력을 감하는 것이므로 특히 주의를 요한다.

수건 또는 바랜 헝겊에 약 3mm 두께로 겨자 반죽을 바르고 환부의 피부에 거즈를 두 장 놓고, 그 위에 겨자 반죽 헝겊을 붙이고 그 위에 기름종이로 덮는다. 2~3분 지나면 때 대로 겨자 반죽 헝겊의 귀를 들어 피부가 빨갛게 된 형편을 살펴서 십분 빨갛게 되었으면 겨자헝겊을 떼고 더운 물수건으로 닦는다. 5분 이내에 빨갛게 되는 것은 효과가 잘 나타난 것이고 증상도 가벼운 것을 가리킨다.

그런데 20분이 지나도 빨갛게 되지 않을 때는 피부를 상할 우려가 있으므로 일단 중지하고 피부에 수산화마그네슘을 바른 다음 4~50분 후에 다시 겨자 반죽을 붙인다.

폐렴 때 등에 빨갛게 되지 않을 경우에는 40분의 간격을 두고 반복하여 빨갛게 될 때까지 한다.

(2) 겨자찜질

어린아기(幼兒)들에는 겨자요법으로 겨자 찜질법이 있다. 우선 한 홉의 뜨거운 물에 차숟갈 하나의 겨자를 넣고 충분히 휘저어 겨자탕을 만든 다음 여기에 타월을 축여서 찜질하는 것이다.

환부에 화지(和紙-일본종이)를 깔고 그 위에 찜질할 타월을 접어 놓고 다시 침구가 젖지 않게끔 두꺼운 종이나 마른 타월로라도 덮는다.

4~5분 지나 빨갛게 되면 찜질 타월을 떼고 더운물 타월의 찜질을 약 30분간 한다. 타월의 온도가 떨어지면 바꿔 댄다는 것을 잊지 말 것,

(3) 겨자욕

냉온욕, 발의 온랭욕, 각탕 등의 경우에 더운 쪽에 겨자를 소량 탄다. 간성[44]의 것, 히스테리, 월경통 등을 완화하는 데 이용된다.

또 어린아기가 인사불성에 빠진 경우에 큰 대야에 겨자탕을 만들고 여기에 전신을 담가서 빨갛게 되게 하면 소생하는 것이다. 이 때의 겨자탕은 섭씨 45도 정도로 하고 더운물 한되에 겨자를 큰 숟갈 하나 정도로 한다.

3종의 진기(眞機)와 피부

(1) 선전의(旋轉儀)

선전의를 타면 누구나 빈혈 증상을 나타내는데 이 빈혈증상이 요법인 것이다. 즉, 이것은 단식요법과 같은 작용을 가져온다. 선전의를 타면 혈액은 모세관을 지나지 않고 글로뮈를 직통하여 순환한다. 그 때문에 빈혈 증상이 일어나는 것이다. 모세관을 혈액이 흐르지 않으므로 빈혈증상이 되고 세포는 단식상태로 방치되어 단식과 같은 효과를 보게 된다. 이 때 체내의 내피조직도 같은 상태에 있다는 것을 잊어서는 안된다.

---

44) 간성(癎性) ; 신경질

이상과 같은 생리적 관계에서 피부는 단식 때와 같은 효과를 보게 되어 기 기능이 부활되는 것이다.

또 선전의를 시행하고 있으면 피부에 좁쌀같이 돋는 것이나 정(疔)이나 절[악성 종기] 등이 나오는 수가 있다. 이것은 체내 독소가 선전의의 작용에 의해 피부에 나오는 결과로 보통의 절이나 정(疔)과는 달라서 뿌리는 얕고 표면은 크고 거의 열을 부산하지 않는다. 이것을 토란 고약이나 냉온욕으로 쉽게 낫는 것이다.

(2) 현수기(懸垂機)

피부에 분포되어 있는 혈관운동신경은 모두 뇌척수 신경에 연결된 것이며 또 피부를 지배하는 자율신경도 척수신경절을 중개하여 뇌척수신경에 연결되고 있다. 그런데 우리들이 현수기를 이용하면 모든 뇌척수 신경은 생리적으로 자극되어 해부학적으로 바른 위치에 정돈되는 것이다. 그리고 이것에 의해 피분은 물론 전신의 모든 신경 계통은 생리적으로 부활하게 되는 것이다.

(4) 미용기(美容機-두뇌명쾌기)

미용기는 ① 머리 및 얼굴의 모세관 운동 ② 신장 미동(微動) ③ 각력법(脚力法)의 세 가지에 주력이 쏟아지는 것이다. 이 중에 제 2의 신장 미동 운동이 신장의 기능을 높여서 그 결과로 피부의 기능을 높이는 것은 전술한 나의 이론에서 쉽게 양해되리라 생각된다.

10. 피부의 제병(諸病)

피진[45]의 술어 해설

니시의학은 병이 나지 않는 의학 즉, 예방의학을 강의하는 것을 주목적으로 하지만 불행하게, 병이 난 경우도 증상은 곧 요법이라는 견해 하에 대처하고 있다.

---

45) 피진(皮疹)-피부의 두드러기

본 강좌의 피부편도 결국 피부를 통하여 전신의 건강을 확립하는 동시에 한편 생체일자(生體一者)의 건강을 확보함으로써 건강한 피부를 만들어 내는 것을 의도한 것이다. 따라서 피부병 등 하는 것을 전혀 제외해야 할 것이나 니시의학에서 말하는 바를 실행하지 않고 자주 증상요인 즉, 요법의 재난을 당하는 사람들을 위해 피부병을 개관(槪觀)하는 것으로 한다.

우선 현대의학에서 일반적으로 사용되고 있는 피진 관계의 술어를 일단 해설하는 것부터 설명하기로 한다. 표피의 속이나 바로 밑에 액체가 차서 표피층으로 밀어 올린 것이 수포이며, 그 속에 장액(漿液), 혈액 등이 포함되어 있다. 때로는 고름이 포함되는 수도 있다. 이때는 특히 농포라고 부른다. 또 피진이 진피의 상부나 유두층 혈관이 충혈 하여 홍색의 반점으로 되어있는 것을 홍반이라고 부르고 홍반 중에서 특히 소형의 것을 장미진이라고 부른다.

머리크기 에서 완두콩 크기로 솟아 오른 것을 구진이라고 하는데 이것은 주로 진피의 염증성에 의한 것이다. 그 큰 것을 결절이라고 한다. 피진중에서 장액이나 농즙이 엉켜서 마른 것을 가피라고 하며 그 중에 혈액을 포함하고 있는 것을 혈기라고 한다.

피부병에 흔히 낙설이라는 말이 쓰이는 데 이것은 상피 세포의 제일 바깥쪽에 있는 각질층의 세포가 탈락한 것으로 그 작은 것은 비강진, 큰 것은 박탈이라고 한다. 각질층 또는 그보다 더 깊은 층의 표피층이 벗겨져서 장액이 스며 나와 축축하게 되어 있는 것을 미란이라고 하여 이것은 나은후 그 자리에 흔적을 남기지 않는다.

그런데 반흔 이라고 하여, 피부의 결손을 보충하기 위해 생긴 결합 조직의 층과 이것을 덮는 표피층으로 이루어지며 보통은 유두체 나 표피의 융기가 없기 때문에 평평하고 매끈하여 빛이 나고 있다.

그리고 미란보다도 더 깊은 부위가 침범된 경우는 이것을 궤양이라고 부르며 나은 뒤에 반드시 반흔이 남는다. 다음에 피진을 개관하지만 이들에 대한 예방 및 치료법에 대해서는 니시의학의 진수를 이해한다면 자연히 납득할 수 있을 것이다.

알레르기성 피부병

피부병에는 여러 종류가 있는데 그중에 알레르기성 피부병이 있다. 이것은 단백질에 대해 과민하게 되어 있는 사람에게 그 단백질이 어떤 기회에 피내로 들어가서 반응을 일으켜 그것이 피부병이 된 것이다.

(1) 양진(痒疹)

한두 살 어린아기에서는 담마진 비슷한 태선(苔癬- 이끼)이 여기저기 발생하고 3, 4세경이 되면 그것이 일정한 장소에 생겨난다. 그 때문에 피부는 두꺼워지고 깨끗하지 못한 흰색 또는 적갈색을 띤 쌀알크기 정도의 결절이 여기저기에 흩어져서 많이 생긴다. 이 작은 결절은 대단히 가려우므로 긁으면 수포나 농포가 되고 또 혈기로 되는 수도 있다. 생겨나기 쉬운 장소는 손발의 외측, 하퇴의 외측이다. 대체로 어린시기에 시작하여 사춘기 경까지는 현저한 증상이 나타나지만 30세 경이 되면 자연히 낫는다. 대개는 여름에 나빠지고 가을에서 겨울에 걸쳐 경쾌하게 된다. 즉 안창(雁瘡)의 글자는 기러기가 오는 때쯤에서 기러기가 떠나는 때에 걸쳐서 경쾌하게 되는 데서 온 병명이다. 원인에 대해서는 아직 명백하지 않다.

(2) 담마진(蕁麻疹)

갑자기 피부가 가려워서 충혈되고, 모기에 물린 것처럼 부어오르나, 급속히 자취를 남기지 않고 없어진다. 발진은 둥근 것, 타원형, 그것을 융화하여 여러 모양으로 된다. 색은 붉은 기미를 떠나 희며 언저리에 붉고 둥근 무리가 있다.

발진은 수 분에서 수 시간 만에 다음으로 발증 하고는 차츰 나아진다. 단, 만성이 되면 수 개월 에서 수년에 이르는 것이 있다. 원인은 피부의 혈관 운동 장해에서 오는 것이며 곤충에 물렸다든가 기후의 변화, 식품, 약품 등도 원인이 된다. 다른 질병과 병발하여 생기는 수도 있으며 신경성 원인이나 정신 과로가 원인이 되는 경우도 있다.

(3) 피부소양증

피부에 별반 피진이 없는데, 급히 심한 가려움을 느끼는 것이다. 그런데 못 견디게 가려워 마구 긁은 상처에서 태선, 습진, 농가진, 모낭염 등이 되는 수가 있다.

처음에는 한 국소에서 일어나는 것이나 그것이 다음다음으로 이동하여 환자를 괴롭히는 수도 있다. 증상에 따라 전신성 소양증과 국소성 소양증으로 갈라진다.   전자는 만성의 신장염, 위축신(萎縮腎), 당뇨병, 간장병, 황달, 혈액병, 내분비 질환, 만성 위장병, 장 기생충, 특히 부인의 임신, 갱년기 등에 보이는 수가 있다. 후자는 중년 이후의 남자에게는 항문 소양증으로 나타나는데 장기생충, 만성변비, 치핵 등의 경우에 병발하며, 음부소양증은 당뇨병에 경우에 일어나는 일이 많다.

(4) 중독진(中毒疹)

이것은 약진(藥疹), 혈청진, 종두진, 식중독진으로 분류된다. 안티피린, 키니네, 프롬, 요오드, 수은, 설파마인, 비소 등을 먹은 다음에 나타나는 피진이 약진이며 각각 다르다. 혈청주사와 뒤에 일어나는 홍진, 종두에 의해 생기는 농포 등은 중독진이다.

식중독진은 식물을 먹은 결과 발생하는 담마진을 말하는 것이다. 이것은 특이 체질이라고 하여 보통인과 다른 체질인 사람에게 일어나기 쉽다.

(5) 소아 담마진양 태선(小兒蕁麻疹樣苔蘚-소아스트로풀루스)

2, 3세의 어린아기에게 보이는 피진이며 특히 늦봄에서 여름에 걸쳐 많다. 발작적으로 발진하여 대단히 가렵게 된다. 담마진과 같은 홍반을 만든다든가, 좁쌀크기의 수포나 결절, 구진을 만들며 수시간 에서 수일 중에 사라진다. 만성의 경과를 더듬는 것이다.

(6) 습진(濕疹)[좁쌀같은 것이 돋는 것]

피부병의 거의 사분지 일을 차지하는 질환이다. 다행히 전염병은 아니나 가려움을 수반한다. 부스럼, 살갗이 허는 것, 진무르는 것 등도 이 종류이다. 원인으로서는 내인(內因)이 있는 사람에게 외래의 자극 즉 외인이 작용하여 일어나는 것이다.

내인에는 선천적으로는 삼출성 체질, 선병질, 흉선임파 체질, 그 위에 후천적으로는 위장병, 신장병, 간장병, 당뇨병, 부인병, 월경 이상, 순환기 장애, 비만 등을 들 수 있으며 그리고 이에 작용하는 외인으로서는 기계적 자극으로서의 허리띠, 목도리, 양말 매기, 물리적 자극으로는 일광직사, 온열적 자극, 화학적인 자극으로는 머리의 염색, 해로운 화장품, 질이 나쁜 비누, 반창고, 비스, 옷칠, 거망 옻나무 등이 있다.

좁쌀이 돋는 것은 내부로부터 나오는 것이며 즉 내인이 주원인으로 된 피부병이다. 증상은 급성의 경우 홍반이 나타나고 가렵고, 만성의 경우 침윤이 비후한 것이 특징으로 되어 있다.

일반적인 경과를 말하자면 홍반기, 구진기(구진성 습진), 수포 또는 농포기, 미란기(진무르는 것), 결가기(結痂基 인설기(鱗屑期)의 과정을 지나서 낫는다.

피부분비이상증

피부로부터의 분비작용에 이상이 생겨 그것에 의한 피부병을 피부분비이상증이라고 하며 그 종류는 다음과 같은 것이 있다.

(1) 지루성 습진

원인이 밝혀지지 않는데 분비 이상이 아니고 기생성이라는 설도 있다. 대체로 두 가지형이 나타난다. 하나는 머리에 산재적으로 일어나며 표면은 지루성의 겨같은 비듬이 생겨 황적색을 나타낸다. 처음에는 머리칼이 있는 부분에 한정되는데 확대하여 전체에 퍼지는 수가 있다. 상당한 가려움을 느낀다.

또 하나는 작은 완두콩 크기의 누런 비듬을 실은 여드름 모양의 구진으로, 머리에 단독으로 혹은 무늬모양으로 나타난다. 발진의 장소는 머리인데 그것이 아래로 퍼져서 이마, 눈썹, 속눈썹, 귀의 앞뒤, 목, 가슴에 이른다. 때로는 목덜미, 견갑간부, 겨드랑이 밑, 배꼽 등에 나타나는 수도 있다.

(2) 비듬[건성지루]

피지샘의 분비이상에 의해 나타난다. 또 자율신경의 이상, 위장장해, 변비, 비만증, 빈혈증 등과 관계가 있다고 한다. 머리카락 부위의 피지샘의 이상 분비와 거기에 각질 형성이상이 더해져서 발생하는 것이며 회백색의 겨같은 낙설이 가득하게 나타난다. 다소 가려움이 있고 그것을 긁어서 습진이 되기도 한다.

이것이 악화하여 지루성 탈모 즉 비듬대머리라고 해서 머리카락이 빠지게 되는 수도 있는데 그것은 중년 후의 경우이다.

(4) 액취증[암내]

큰 땀샘 즉 아포크린샘의 분비 이상에 의해 저급 지방산이 분비되기 때문이라고 한다. 또 일설에는 피지샘의 분비이상이라고도 한다. 사춘기로부터 20세 전후의 남녀에 많으며 구미인은 암내에 성적 매력을 느끼는 사람도 있다고 한다.

액취증은 그 글자가 나타내는 것같이 좌우 양 겨드랑이에서 나오는 악취인 것은 누구나 알고 있는 바이다.

(4) 다한증

뜨거울 때나 운동을 할 때 누구나 땀을 흘리지만 그것을 이상하게 많이 흘리는 사람은 병적 증상이라고 보지 않으면 안 된다. 단 발한의 장소에 의해 범발성(汎發性)다한증과 국소성 다한증으로 분류된다.

가) 범발성 다한증

다음의 국소성 다한증과 달리 전신적으로 다량으로 발한하는 증상이며 발열시, 해열시, 관절루머티즘, 바새도씨병, 결핵의 식음땀, 질병의 회복기의 쇠약, 신경질환, 부인의 성기 질환, 허탈(虛脫) 등이 원인이다. 단, 자율신경이나 히스테리의 경우는 반신 만에 땀을 내는 수가 있다.

나) 국소성 발한증

얼굴 특히 코, 윗입술, 턱 등에 땀이 많다던가 얼굴의 반면만 땀을 내는 수가 있다. 특히 얼굴 반면인 반측 다한증은 같은 가족에게 보인다. 반측다한증은 편두통, 신경통, 중추신경계 질환, 목 부위 교감신경의 외상 등이 원인으로 되는 수가 있다. 또 발한 중추 흥분 때문에 겨드랑이, 손바닥, 발바닥, 이마, 머리 콧등 등에 다한 증상이 나타내는 일도 있다.

(5) 땀띠

땀띠는 원래 땀의 돌기가 간략하게 변한 말로 땀에 의해서 살갗에 생기는 작은 부스럼의 뜻이다. 그런데 분류를 좋아하는 의학은 이것은 다음의 세 종류로 분류하고 있다.

가) 한진(汗疹)

발한이 많은 곳에 생기는 것으로 기장알 정도의 수포의 바닥에 홍색이 보인다. 수포내의 액은 투명하며 때로는 고름으로 탁해져 있는 수도 있다. 보통 1, 2주간으로 낫는 것이지만 때로는 습진으로 되는 수도 있다.

나) 한낭종(汗囊腫)

여름의 한낮 등에 얼굴을 일광에 뜨거운 열에 쬐어서 땀이 나고 그 때문에 땀샘의 출구에 장해를 일으켜서 그곳에 땀기름이 고여 낭종을 일으킨 것이다. 좁쌀크기에서 완두콩 정도의 크기의 것도 있으며 굳은 수포로 속의 액은 투명하다.

얼굴, 이마, 코 등에 많이 생기며 하나씩 단독인 때도 있고 다수가 모여 있는 경우도 있다. 우선 한여름에 생기는 것이다.

다) 한포(汗疱)

다한증인 사람에게 많이 발생하는 것이며 손바닥, 발바닥에 삼씨 정도의 수포로 되어 발생한다. 일반적으로 피부의 표면 가까이에 생기나 조금 깊은 곳에 생기면 홍색의 결절로 된다. 이것이 진행되면 융합하여 부정형으로 되고 다시 깨어져 표피가 벗겨지는 수도 있다. 여기에 세균이라도 침입하면 화농하게 된다.

세균성 피부명

병원균에는 여러 가지 있지만 세균이 주원인으로 되는 피부병을 다루려 한다.

(1) 여드름[尋常性痤瘡]

예전에는 여드름에 포(疱)자를 쓰고 있었는데 주로 얼굴에 나는데서 면자를 위에 붙여서 면포(面疱)라고 쓰게 되었다. 그런데 현대에는 면포의 글자가 일반화되었다. 그런데 면포의 적말[本統]의 뜻은 심상성 좌창의 정점에 보이는 검은 도톨도톨한 것을 말하는것이다.

의학적으로는 피지샘의 배설관의 각질이나 면포(여드름) 때문에 막혀서 피지의 분해가 일어나고 거기에 외부에서 세균이 들어와서 여드름이 생기는 것이다.

이상의 현상은 사춘기에서 20대의 피지분비가 왕성한 사람에게 일어나기 쉬운 것인데 여기에 성호르몬의 분비 장해, 성기 이상, 위장 장해, 간장 장해, 비만, 빈혈, 변비 등이 유인(誘因)으로 된다.

털구멍의 부위에 핀의 머리 크기의 결절이 많이 생기고 그 정점에 도톨도톨한 것 즉 여드름이 생긴다. 이것은 각질과 피지가 섞인 것이며, 짜면 황백색의 액같은 것이 나온다. 이것에 세균이 감염되고 염증을 일으켜 원추형의 작은 구진이 생긴다. 또 그 첨단에 작은 농포를 만들고 염증이 깊어지면 깊은 부위에 응어리를 만드는데 심상성좌창이다. 이것이 나은 자리에는 색소가 침착한 반흔이 남는다. 특히 얼굴의 피지가 많은 부위에 많이 생기고 또 가슴이나 등에 나는 수도 있다.

〈참고〉

여드름의 원인으로 지목되는 피부기생충이 있는데 모낭 속에 기생하는 모낭충(Demo dex)이다. 모낭충은 털진드기목에 속하는 모낭진드기속(Demodex) 기생충의 총칭이다. 가축이나 사람의 머리나 얼굴에 기생하면서, 모낭과 피지선을 뚫고 들어가 피지와 노폐물로 영양분을 섭취한다. 피지분비를 증가시키는 피지벌레인 모낭충에 의해 모공이 커지면서 여드름과 탈모 및 각종 피부 질환들을 유발할 수 있다. 큐쿠이준 박사의 연구에 따르면 인간은 신생아를 제외하고는 누구나 피부 속에 모낭충이 기생하는데 그 개체수가 증가하면 여드름, 주사비, 모낭염 등 피부질환의 발병이 증가하고 모낭충의 개체수를 감소시키면 여드름도 개선된다고 한다[46].

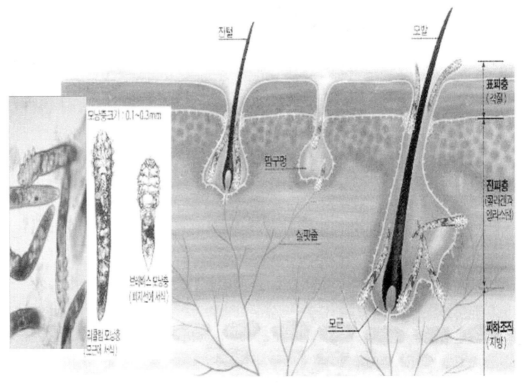

[그림; 피부진드기 모낭충]

(2) 농가진

<hr />

46) 譯註 ; 피부미용과 건강, 이정옥, 아트하우스출판사, 2013

일반적으로 말하는 농포진(膿疱疹)이다. 그런데 이 원인이 포도상구균에 의해 생기는 경우와 연쇄상구균에 의해 생기는 경우와는 다소 다르다.

가) 포도상구균 농가진

얼굴이나 손발의 노출부에 잘 생긴다. 처음에는 붉은 반점도 생기고 그 날 중으로 확대되어 간다. 수포의 내용은 처음에는 투명하지만 하루 이틀 만에 얼마간 혼탁해지고 고름성분이 밑바닥으로 가라앉아 반달 모양으로 된다. 막은 엷어서 깨어지기 쉽다. 이윽고 서서히 피부 내에 흡수되어 피막에 주름이 생기고 그것이 엷은 가피로 되어 수일중에 건조되어 낫는다. 그런데 수포의 중심부는 나아도 주변에 환상(環象)의 수포륜이 남아 그것이 부근의 것과 융합하여 사행상(蛇行狀)으로 되는 수가 있다. 보통 여름철에 5세 이하의 어린이에게 유행하는 것이다.

나) 연쇄상구균 농가진

1년 4계절을 통해 어른이나 어린이에게도 나타나는 전염성 피부병이다. 이것도 얼굴이나 손발의 노출부에 나타나는 전염성의 피부병이다. 처음에는 붉은 반점이 생기고 다음에 농포로 된다. 그리고 얼마 안 되어 두껍고 누런 딱지가 된다. 수포성의 경우보다도 그 주변에 생기는 붉은 무리가 뚜렷하게 된다.

누런 아래의 고름은 주위에 스며 나와 더욱 커지고 가까이의 딱지와 융합하여 큰 병소를 만들게 된다. 그러는 중에 가피는 말라서 탈락하고 1~2주간으로 치유된다. 단 일시적이나 병소의 뒤에 색소침착이 보인다.

(3) 심상성 모창(毛瘡)

얼굴의 굵은 털이 나온 근처 특히 윗입술, 뺨, 턱, 눈썹, 콧수염, 겨드랑이 털, 음모 등의 털구멍에 포도상구균이 침입하여 일어나는 피부병이다. 따라서 옛날에는 수창(鬚瘡)이라고 불렀다. 중년의 남성에게 잘 나타나는 피부병이며 만성적인 성질이 있어 수변에 걸치는 수가 있다. 증상은 굵은 털의 털구멍 속에 털을 중심으로 붉은 색의 작은 결절 또는 농포로 나타난다. 이른바 모낭염 또는 모낭주위염이다. 한 개로 나타나는 수도 또 무리를 이루는 수도 있다. 고름은 말라서 황갈색의 딱지로 되고 그것이 벗겨져 떨어진 때는 그곳에 반흔이 남는다. 한편이 나았구나 하면 또 새로운 모창이 생긴다든지 또는 무리로 나온 것이 농양으로 되는 수도 있다.

(4) 절(癤)과 옹(癰)과 정(疔)

옛날 책에는 절은 작은 딱지 또는 근태(根太)로 옹보다 경한 것이고 옹은 악성의 창 또는 종기이며 대개는 목덜미 또는 등에, 정은 얼굴 부위에 나는 것으로 되어 있다. 현대의학에서는 화농균, 특히 포도상 구균이 원인으로 되어 일어나는 것이라고 한다. 그러나 당뇨병, 신장병, 만성 알코올 중독, 영양불량 등이 유인이 된다.

그런데 피지샘을 범한 것을 지방절종, 땀샘을 범한 것을 한선절종, 그리고 옹은 절종의 집단이며 증상이 심한 것을 말하는 것이다. 그리고 대개는 목덜미 등에 나타난다.

가) 지방절종(脂肪癤腫)

모낭에 붉고 끝이 뾰족한 작은 구진이 나타나 그것이 주위와 깊은 부위를 향하여 퍼져 간다. 그 때 자발통이나 압통을 느끼는 것이다. 붉은 무리가 늘어지고 호도 크기에서 계란크기의 응어리가 되고 이어서 모낭구에 농점이 나타나 뿌리를 내리고 피고름을 배설한다. 대개 2~3주간으로 반흔을 남기고 치유된다.

그러나 같은 절종이라도 큰 것이 되면 열을 내며 전신 장해를 수반하는 것이다. 특히 얼굴에 생긴 것은 정(疔) 또는 면정이라고 하며 목숨을 앗아가는 병이라고 하여 두려워 하고 있다. 면정에서도 윗입술의 것이 악성으로 알려져 있다.

나) 한선절종

피부의 깊은 부위의 조직에 생기는데 표면에 가까워지는데 따라 피부를 붉게 하고 구상(球狀)으로 부풀어 올라 부드럽게 하고 그것이 터져서 근(根)과 피고름을 배설하고 낫는다. 여자의 화농성 액와한선염, 어린이의 보통 말하는 땀띠가 모인 것 등은 일종의 한선(땀샘)절종이다.

피부 사상균증

병원균 중에서 특히 사상균에 의한 피부병은 다음과 같다.

(1) 백선(白癬)

사상균에 의한 전염성의 피부병이며 그 발생화는 장소에 의해 다음과 같이 분류한다.

가) 두부천재성(頭部淺在性) 백선

머리를 불결하게 하고 있으면 잘 걸리는 피부병이며 옛날에 상점 점원 등에서 흔히 볼 수 있던 것이다.

머리에서 회백색의 지두 크기부터 화폐 크기의 둥근 발진이 보이며 그 곳에 회백색의 인설이 나타난다. 그런 발진이 융합하여 큰 범위로 확대되는 수도 있다. 유년기부터 소년기에 많고 학생들 사이에 유행하는 일이 있다. 그러나 청춘기가 되면 대개 낫고 재발하지 않는다. 이것이 깊은 부위로 진행하여 모낭염으로 되는 일도 있다.

나) 마른버짐[안면 비강상 백선]

학생시기에 흔히 보이며 얼굴의 솜털부위에 흰색의 원형발진으로 나타난다. 그 부분만 피부는 탈색되어 흰색의 비듬이 된다. 가렵지는 않다.

다) 작은 수포성(水疱性) 반상(斑狀) 백선

어른의 목, 목덜미, 팔, 어깨, 넓적다리, 하퇴에 나며 처음에는 붉은 반점이 주변에 나고 급격히 작은 구진 또는 수포가 든 모양으로 생긴다. 가운데는 퇴색되어 반금 같은 낙설이 있다.

라) 완선(頑癬)[윤상(輪狀) 습진성(濕疹性) 백선]

다)의 변형이며 발생부위가 음부, 가랑이, 엉덩이에 한하는 듯하다. 대단히 가려운 것이다. 너무 긁으면 습진을 병발하여 만성이 되면 낫기 힘들게 된다. 그리고 암갈색의 축축한 면을 만들어 그것이 둑 모양으로 되고 그 주변에 붉은색 구진 또는 수포를 여기저기 생기게 한다. 여름철의 땀날 때 가장 많고 늦가을이 되면 경쾌하게 된다.

(마) 무좀[한포성(汗疱性)백선]

손발의 손가락 발가락 사이, 손바닥이나 발바닥에 생긴다. 작은 구진 또는 수포가 흩어진 모양 혹은 집합한 모양으로 생긴다. 몹시 가렵고 마구 긁으면 부푼 것이 터져 흰 막처럼 진물러지게 된다. 악화되면 굵게 되어 보행이 곤란하게 되는 수가 있다. 이것도 여름에 악화하고 겨울에 낫는다.

(2) 검정어우러기[전풍(癜風)]

세균중의 실같이 생긴 분절균이 원인이다. 피부가 축축한 것, 예를 들면 땀을 많이 흘리는 스포츠맨이나 식음 땀이 나는 사람 등이 여름철에 걸린다. 땀이 나서 마르기 힘든 목, 겨드랑이, 몸통, 가랑이 등에 나타나고 비교적 몸을 씻는 사람은 담홍색, 불결한 사람에게는 회백색이나 흑갈색의 얼굴이 되어 나타난다.

처음엔 작은 얼룩무늬로 모양은 둥글어 뚜렷한 경계를 나타내나 나중에는 서로 융합하여 지도처럼 부정형으로 확대한다. 비교적 가렵지는 않지만 긁으면 겨같은 껍질이 떨어진다. 땀을 많이 흘리는 것과 온도가 높은 것이 이 균의 발육을 촉진하는 것이므로 주의를 해야 한다.

(3) 황선

황선균 이 모근에 전염하여 일어나는 피부병이다. 특히 남자 어린이에게 볼 수 있는 것이며 사춘기가 되면 낫는다. 처음에 모발을 중심으로 유황색의 작은 점이 표피 각질 중에 생기고 그것이 커져서 피부면 위로 부풀어 오른다. 윗면이 요(凹) 아랫면이 철(凸)인 양주잔 모양이며 딱딱하고 마른 딱지모양으로 되는데 쌀알의 반 정도의 크기에서 팥 정도의 크기로 되며 낡은 것은 회백색으로 된다. 피부가 위축하고 탈모되어 그 자리가 빨간 탈모흔적이 남고 곰팡이 냄새를 발산한다.

내인성 피부병

피부병의 원인이 내인에 의하는 것으로 다음의 질병을 들 수 있다.

(1) 다형(多形) 삼출성(滲出性) 홍반(紅斑)

원인으로는 자가 중독에 의한 혈관신경증이라고도 전염병이라고도 하며 아직 명백하지 않다. 대체로 20세~30세의 청장년에 많고 또 춘추 두 계절에 발생하는 것이 특징이다. 전구증으로 수일간 발열, 두통, 전신의 위화, 식욕 부진, 관절통, 인후통 등이 있어서 감기를 의심케하는 수가 있다. 발진은 양반신에 대칭적으로 나타나는 특징이 있다. 하박, 손등, 하의, 발등 등에 팥크기의 붉은 반점, 또는 구진이 급격히 나타나 피부면에 좀 떠올라서 경계가 명확하고 조금 가려운 기미가 있다. 점차로 중앙부가 빠져 들어가 어두운 자홍색으로 되고 주위의 발진과 유착하여 다양한 모양을 만든다.

이 발진이 1~2주간 황갈색이 갈색으로 되어 흡수되는데 그 사이에 새로운 발진이 나타나서 복잡한 증상을 보이며 3~4주간으로 낫는다. 재발하는 경향이 있다.

(2) 결절성 홍반

현재로는 원인 불멸이지만 결핵과 관계있는 것으로 추측하고 있다. 사춘기의 여자에게 많고 5, 6월경 특히 발생하나 가을에 발생하기도 한다. 3, 4일간 38~40°의 발열, 전신 위화, 식욕 부진, 손발의 관절통 등의 전구증이 있고 발진한다. 좌우양쪽의 하퇴의 앞쪽에 굳은 결절이 발생한다. 완두콩 크기에서 계란 정도의 크기이다. 표면은 미끌미끌하며 다소 피부면 에서 떠오르지만 주위와의 경계는 불분명하다.

발진의 수도 몇 개인데 때로는 몇 십개인 경우도 있지만 다른 것과 융합하는 일은 없다.

수포, 농포, 궤양 등으로는 되지 않는다. 발진부위가 자연히 아프든가 누르면 아플 정도이다. 처음에는 선홍색의 결절이지만 며칠 후에는 암홍색으로 되며 점점 색이 바래서 누런색으로 되고 1~2주간에서 흡수된다. 그러나 잇달아 새로운 발진이 발생하며 빠르면 1개월 늦으면 3개월의 경과를 거치게 된다.

(3) 자반병(紫斑病)

진피 또는 피하조직에 출혈되어 크고 작은 여러 모양의 보랏빛 반점이 나타나는 질병이다. 이것은 증후성 자반병과 원발성 자반병으로 분류된다.

가) 증후성 자반병

혈관이 약해져 일어나는 노인성이나 급성 전염병, 중독, 암 등의 악액질, 외상 등에서 생겨 난다.

나) 원발성 자반병

이것은 자반병의 본질적인 것으로 다음과 같이 분류 된다.

❶ 출혈성 자반병 ; 돌연, 또는 권태, 두통 등의 전구증을 몇 일 경과하고 나서 크고 작은 갖가지 자반이 나타난다. 관절의 통증이나 발열은 없다. 자반은 아무 곳이나 나타나는데 점막에도 나타나며 중증인 때는 폐, 위, 장, 신장 등에도 나타난다. 경과는 2~3 주간으로 낫지만, 중증에 있어서는 고도의 빈혈에서 사망하는 수가 있다.

❷ 혈관성 자반병(모세관 중독증) ; 원인불명의 질환이며 춘추 두 계절에 많고 다소 나이가 젊은 자에게 많이 보인다. 이 중에서 류머티즘성의 것은 수일간의 두통, 권태, 발열, 근육통, 관절통의 전구 증상을 거쳐 대개는 하퇴에 지반이 나타나게 된다.

그것이 대퇴, 상지, 또는 동체(胴體)에도 발생한다. 발진을 수회 반복하며 매회 마다 가벼운 발열, 관절통을 호소하고 수개월에 걸치는 수가 있다.

장성(腸性)의 것은 류머티즘성의 중증의 것이며 위장 장해를 일으키고 드물게는 고열로 사망하는 수도 있다. 단순성의 것은 류머티즘과 비슷한데 일반적으로 경증이며 2~3주간으로 낫는다.

피부색소 이상증

피부의 색소 이상 때문에 피진으로 보여 지고 있는 것에는 다음과 같은 것이 있다.

(1) 주근깨

마치 메밀 껍데기가 얼굴에 흩어져 있는 것 같은 증상에서 명명된 것이 소바카스라는 옛 명칭이다. 그 색깔이나 모양이 참새알의 반점에 비슷한 데서 작란반(雀卵班)이라고 쓴다. 원인으로는 선천적 소인에 의하는 듯하며 자외선에 의해 증강된다. 따라서 봄이나 여름 에는 분명하게 나타나 온다. 하일반(夏日班)이라는 글자도 여기서 나온 것이다. 또 여자 에게 많으며 5~6세 경부터 시작하여 사춘기경에 증가한다. 모양은 여러 가지이며 표면 은 평평하여 피부에서 솟아오르지는 않는다. 생기기 쉬운 장소는 얼굴, 특히 코에서 눈 에 걸친 얼굴의 중심부인데 손등이나 하박에 나타나는 수도 있다.

(2) 얼룩[肝斑]

원래 얼룩은 물든다는 글자, 염(染)을 쓰고 있던 것이나 현대의학은 간반(肝斑)의 글자를 쓰고 있다.   사춘기 이후 여자의 얼굴에 대개는 좌우 대칭적으로 갈색이든가 대흑갈색 (帶黑褐色)의 반점이 얼룩처럼 나타나는 데서 말하게 된 것으로 생각된다.

현재로는 원인불명이며 자율신경에서 온다는 설과 내분비에 관계되고 있다는 설이 있다. 종류로서는 다음의 명칭이 나와 있다.

가) 자궁성간반 ; 지궁의 장해의 경우에 발생하는 것

나) 임신성간반 ; 임신 3, 4개월부터 발생하고 분만하면 퇴색한다.

다) 중독성간반 ; 알코올 중독이나 요오드친키 등의 외용약의 자극에 의해서 나타나는 것.

라) 악액질성(惡液質性)간반 ; 암, 결핵, 말라리아, 노쇠 등으로 악액질의 경우 발생한다.

마) 일광(日光)간반 ; 강한 일광 직사의 경우에 발생한다.

(3) 흰 어우러기[尋常性 白斑]

원인불명이며 영양 신경성, 자율 신경성, 내분비성, 유전설 등이 있다. 유인으로서는 동일장소를 계속 압박한다든가, 외상을 당하든가, 부식제(腐蝕劑)를 바른다든다 하 는 것 등을 든다. 후천적으로 환부의 색소가 없어지고 그 곳에 흰 얼룩[班]이 생긴 다. 그리고 그 주변에 색소가 옮기는 때문이지 빨갛게 된다. 수도 형체도 일정하지 않고 점점 이웃의 얼룩과 합쳐져서 부정형의 것으로 된다. 경과는 만성이며 중년의 사람에게 많이 보인다. 전풍(癲風-검정 어우러기)의 경과 중에 이와 비슷한 증상을 나타내는 일이 있으므로 착오가 없도록 한다.

(4) 감피증(柑皮症-카로틴 색소 침착증)

카로틴을 다량으로 함유하고 있는 밀감, 호박, 당근, 김(아사쿠사 김), 기장 등을 과식하면, 그 색소가 침착하는 것이 원인이 되어 피부가 누렇게 된다. 주로 손바닥과 발바닥에 나타나는데 드물게는 동체나 점막에도 색이 스며드는 수가 있다.

(5) 흑지(黑痣-색소성 모반)

모반의 종류에는 빨강, 검정, 파랑의 3종이 있는데 검정과 파랑은 모두 색소 이상에 의하는 것이지만, 붉은 모반은 일종의 혈관종(血管腫)이다. 검정 모반은 일명 호쿠로[黑子, 짐]로 불리며 이것은 옛날의 하하쿠소에서 온 것이다. 하하쿠소는 파리의 똥을 이르는 하에쿠소에서 전화한 것이라는 사람도 있다.

호쿠로[짐]은 파리똥[하에쿠소]처럼 소위 점(點)을 이루고 있지만 검정모반이 되면 면적은 짐보다 크게 된다. 파랑모반은 검은 색소를 갖고 있는 세포가 피부의 깊은 부위에 있는 데서 파랑색으로 보이는 것이다. 그것이 표피에 있을 때는 검정모반이 되는 것이다.

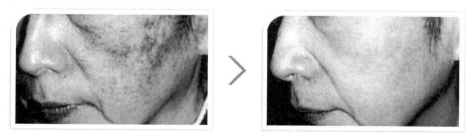

[검정모반(오타씨모반)의 치료예]

비루성 피부질환

세균보다도 더 작은, 현미경으로도 검출할 수 없는 병균을 현대 의학에서는 비루스 즉 여과성(濾過性) 병원체라고 부르고 있다. 이 비루스가 병원이라고 생각되는 피부질환으로 다음과 같은 것을 들 수 있다.

(1) 대상성 포진(帶狀性 疱疹)

여과성 병원체가 원인이라고 생각되고 있는데, 외상, 매독, 척수질증, 기타 비소, 산화탄소, 창연(蒼鉛, Bi) 등의 중독에 의하는 수도 있다[47]. 대체로 봄과 가을에 많고 한번 걸리면 면역성이 생긴다. 증상은 전신성과 국소성이 있다. 전자의 경우는 발열한다든지, 기분이 좋지 않다든지, 발진 장소에 신경통 등의 전구증상이 있다. 그러나 전구증상을 수반하는 것이 보통이며 수반하지 않는 것도 있다. 후자는 자각증이 있는 신경절에서 오는 피부 신경의 줄을 따라서 허리띠모양으로 좁쌀알 크기의 홍반 또는 작은 수포가 흩어져서 생긴다.

수포의 내용은 처음에는 맑게 개어 있는데, 몇 일 지나면 탁하게 되고 또 몇 일 지나면 딱지가 되어 떨어진다. 그리고 반흔을 남기지 않는다. 그리너 수포의 발진이 시간적으로 저마다 다르므로 일시에는 낫지 않는다. 특히 본증의 특징으로는 발진의 부위와 생기는 장소가 신경경로를 따르고 있는 일이다.

(2) 물사마귀

감염 후 2~3개월에 발생한다. 좁쌀알 크기에서 완두콩 크기로 모양은 공기[椀]를 엎어 놓은 것 같고 유백색 또는 담홍색이며 표면은 번쩍번쩍 빛나고 있다. 핀셋으로 양쪽에서 누르면 한가운데의 배꼽에서 흰 기름 모양의 덩어리가 나온다. 오랜 기간에는 화농하고 말라서 낫는다. 한 두 개 발생하는 수도 있지만 수백개가 발생하는 일도 있다. 이것이 일

---

47) 현재 대상포진 [帶狀疱疹, herpes zoster]은 대상포진 바이러스의 감염으로 일어나는 수포성(水疱性) 피부질 환으로 다른 말로 싱글스(shingles)라고도 한다. 이는 수두(水痘)를 일으키기도 하는 수두 · 대상포진 바이러스 (varicella zoster virus, VZV)에 의한 것이며 어렸을 때 앓았던 수두 바이러스가 없어지지 않고 특정 신경 속에 있다가 면역력이 떨어질 때 다시 활동하는 질병으로, 통증이 매우 심하다. 수두 · 대상포진 바이러스는 아무런 증상 없이 신경 세포 안에, 혹은 드문 확률로 척추신경절이나 뇌신경, 자율 신경계 신경절의 위성 세포 안에 숨어있게 될 수 있다. 수두에 감염된 지 수년, 혹은 수십년 뒤에 이 바이러스는 세포막을 깨고 나와 신경 섬유를 따라 이동해 해당 신경에 근접한 피부에 바이러스성 감염을 일으킨다. 이 바이러스는 감염된 신경 부분에 속한 한 개 이상의 신경절에서부터 나와 같은 피부신경절 (하나의 척수신경과 연결된 피부 부위) 내에서 확산되며 통증을 동반한 뾰루지를 유발한다. 보통 뾰루지는 2~4주 후에 낫게 되지만, 일부는 수개월 또는 수년동안 신경통을 호소하는 경우도 있으며, 이를 대상포진 후 신경통(PHN)이라고 한다. 이 바이러스가 어떻게 몸 안에 숨어있게 되는지, 그리고 어떻게 다시 발생하는지에 대해서는 정확히 모르고 있다. −역자 注

명 백사마귀로 부르는 까닭이다. 목, 유방, 견갑부, 음고부(陰股部) 등에 생기기 쉽다.

(3) 사마귀

사마귀는 다음의 3종으로 분류한다.

가) 심상성 사마귀

팥 크기에서 완두콩 크기의 반구상의 굳은 사마귀이다. 표면은 거칠고 젖꼭지 같으며 회색을 띄고 있다.

나) 청년성 사마귀

팥 크기의 작은 사마귀로 모양은 평평하고 미끈미끈 하며 원형 또는 다각형을 이루고 있다. 색은 담갈색(淡褐色)이다.

다) 노년성 사마귀

피부와 같은 색, 또는 더러워진 노랑색, 갈색, 검정색 등이며 각질에 싸여진 평평한 사마귀이다. 일종의 모반으로 보인다. 건조성의 것과 지방성의 것이 있다. 많이 생기며 크기는 완두콩 크기가 가장 많다.

(4) 마진(痲疹―홍역)

현대의학에서는 마진[홍역]을 비루스에 의한 질병으로 말하고 있다[48]. 홍역은 단순한 피진이 아니므로 이에 대한 사견(私見)을 참고로 언급한다. 홍역은 인간 이외의 동물에는 볼 수 없는 질환이다. 단순한 피부병이 아니고 전신적인 것이다. 홍역일 때는 피부를 외기에 쐬어 차게하지 말아야 한다. 또 냉수를 마시지 않는 것이 오래전부터 내려온 지혜이며 차게하면 발진이 내부로 들어가 악화된다. 발진은 증상이 요법이니까 되도록 발진시키지 않으면 안 된다. 또 냉수를 마사지 않게 하는 것은 냉수에 의해 내부적 증상 즉, 내피(內皮)의 증상이 피부의 경우와 같이 내부로 들어가기 때문이다. 이 점에서 관찰하여도 피부나 내피나 같은 성격이라는 것을 알 수 있을 것으로 생각한다.

피부각화증

피부가 병적으로 각질화한 피부장해이다.

---

48) 홍역(紅疫, measles)은 파라믹소바이러스(paramixovirus)과에 속하는 홍역 바이러스가 일으키는 질환이라고 한다-역자 注

(1) 못[변지종(胼胝腫)]

못이 박힌은 것은 대개 기계적 자극이 계속 반복되면 그 부분의 피부는 각질화 된다. 그 것이 바로 못이라고 부르는 것이다. 따라서 벼의 돌기가 있는 곳에 일반적으로 보인다. 특히 강하게 각질화된 것은 문어의 혹에 비슷한 데서 이 명칭이 나타난 것이다.

(2) 티눈[魚目]

못이 박힌 것의 작은 것이 티눈이다. 따라서 생기는 원인은 못과 같다. 생선의 분이나 닭 의 눈을 닮은 데서 이 명칭이 온 것이다.

(3) 물집[肉刺, 底豆]

피부에 기계적 자극이 급격히 계속되면 피부가 각질화 할 시간적 여유가 없고 내피에 임 파액을 축적시켜 자극으로부터 생체를 지키려고 한다. 그것이 콩과 비슷한 데서 마메 [콩]의 미름이 생긴 것이며 또 뒤축처럼 피부가 두꺼운 곳에서는 물집이 피부의 안쪽에 생기는 데서 안쪽 물집(底豆)의 호칭이 나온 것이다.

(4) 상어살갗

보통 살갗이 꺼칠꺼칠하여 마치 상아의 겉껍질 같은 느낌의 피부를 상어살갗이라고 하 는 것이다.   그러나 의학적으로 음미해 보면 다음과 같이 분류된다.

가) 모공성 태선(苔癬)

이 상어살갗은 여자의 사춘기에 나타나서 30세 전후가 되면 낫는다. 털구멍에 좁쌀만한 원추형의 도톨도톨한 것이 전면에 생긴다. 생기기 쉬운 곳은 어깨로부터 상박부, 엉덩이 로부터 대퇴부의 전면이다.

나) 극성 태선

모공성 태선의 선단에 짧은 털 같은 회백색의 각질돌기가 가시처럼 생기는 것이 특징이 다. 얼굴, 목, 목덜미, 등, 엉덩이 등에 생긴다.

다) 각성 좌창(痤瘡)

털구멍에 좁쌀알 정도의 각질의 구진이 생기는 상어살갗이다. 중심은 각화되어 검고 주 위는 붉은 무리로 되어있다.

라) 편평 홍색태선

좁쌀 정도의 둥글고 딱딱하고 평평한 구간이 많이 무리로 생긴다. 그 구신의 색이 붉은 기미를 띠고 광택이 있으며 중심에 작게 오목 들어간(凹) 것이 있다. 그리고 혹처럼 된다든가, 평평하게 된다든가 한다. 상당히 심한 가려움을 느낀다.

마) 첨규 홍색 태선

이것도 털구멍의 곳에 좁쌀 만한 붉은 원추형의 작은 결절이 많이 생기고 그 결절의 중심부가 각화되어 강판처럼 된다. 생기는 장소는 동체와 손발의 안쪽이 주된 곳이다.

바) 어린선(魚鱗蘚)

표피의 위층이 두껍게 변해서 그 때문에 땀샘이나 피지샘이 그 분비 기능을 방해받는 데서 상어살갗으로 된다. 피부는 건조하여 거칠거칠하게 되고 비늘 같은 무늬가 나타나서 그것이 이윽고 생선의 비늘 모양으로 되며 뱀의 껍질처럼 된다. 때로는 가벼운 가려움을 느끼는 수가 있다.

(5) 장미색 비강진(粃糠疹)

원인이 확실치 않으나 장기간 옷장에 넣어 두었던 셔츠나 팬티 등을 입을 때 생긴다든지 습기가 많은 집에 살고 있는 사람에게 생긴다든가 하므로 곰팡이의 기생에 의한 것이라고 추측하고 있다.

처음에 쌀알 크기의 홍반으로 되어 구진이 생기고 그것이 완두콩 크기의 홍반으로 되며 원형, 타원형으로 되어 주위에 톱니 같은 모습을 만든다. 낫게끔 될 때면 황홍색으로 변하며 주변에 작은 낙설이 보이고 전체가 퇴색하면서 차츰 나아간다.

동물성 기생성 피부병

(1) 옴(皮癬)

개선충(疥癬蟲)이 붙었기 때문에 생긴다. 대단히 전염력이 세며 2~3주간에 퍼진다. 개선충의 암컷이 상피에 통로 즉 터널을 만든다. 그것을 마구 긁으면 수포든가 농포가 된다. 그 터널은 1mm 내지 3mm 정도이며 궁상으로 된다든가 S자상으로 된다든가 하고 그 한쪽 끝이 벌레의 집으로 되는 것이다. 잘 발증하는 곳은 손가락 사이, 손목, 팔, 관절, 겨드랑이, 긴대부(緊帶部), 유방 하부, 음부, 대퇴 내측 등 피부가 연약한 부분이다. 어른에게서는 머리와 얼굴에는 보이지 않는다. 전염하고 4~5주간이 되면 가렵기 때문에 긁어서 습진을 일으키게 되며 작은 결절, 구진, 수포, 농포, 홍반 등이 많이 생긴다. 밤에 따뜻하게 하면 가려워진다.

(2) 이

이는 흰벌레(白虫, 시라무시)에서 옮겨진 것이며 옛적에는 시마무리, 키사사 등으로 불렀다. 머릿 이는 두발에, 옷 이는 내복에 털이는 음모부에 기생한다.

(3) 쥐벼룩

쥐에 기생하고 있어서, 쥐가 집에 침입하였을 때 떨어뜨리고 가고 그것이 사람에게 붙는다. 배, 허리, 음부, 손발의 안쪽을 쏘고 그곳이 작은 결절로 된다. 가려움이 심하다. 가려움을 느끼면 백지(白紙) 또는 검은 칠을 한 테이블 위에서 가려운 장소를 손가락으로 긁으면 떨어져 가는 것이 주의하면 육안으로 보인다.

(4) 빈대[床虫]

낮 동안은 마루, 기구, 벽 등의 틈이 어두운 곳에 숨으며 밤에 전등을 끄면 기어나와 물어뜯는다. 대체로 외부에 노출하고 있는 얼굴, 목, 가슴, 손발들을 물며 그곳이 발갛게 부어오른다. 몹시 가려우므로 긁으면 혈가(血痂), 농포로 되는 수도 있다.

문둥병(癩病－한센씨병)

나균에 의한 전염병이다. 피부의 상처나 점막에 환자의 분비물이 직접 닿아서 전염한다고 하는데 발병까지는 몇 년 걸린다. 이 중에 신경나(神境癩)는 25%, 결절나(結節癩)는 66%, 반문나(斑紋癩)는 6%라고 한다.

가) 신경나

처음에 얼굴, 구간(구간), 4지의 피부면에 담홍색의 반문이 나타난다. 명백한 경계를 가지며 주위와 같은 높이이다. 그 후 홍갈색이나 황갈색으로 변하고 색소침착이나 흰 반점을 남긴다든가 혹은 보통의 피부색으로 된다. 대개는 반문의 중앙이 흡수되며 가장자리가 부풀어 오르고 주위를 향하여 퍼져서 바퀴 모양으로 된다. 그 때가 되어 비로소 반문 부위에 이상 감각이 나타나는데 점차로 저리게 되며 지각을 잃게 된다. 한편 4지(肢)의 신경이 비대해지는 것, 또 그 신경의 주재부역(主宰部域)에 영양 이상이 일어나 수포나 궤양이 생긴다. 두발, 눈썹이 빠져 떨어지며 뼈, 근육이 위축 된다.

나) 결절나

광택이 있는 홍갈색 또느 황갈색의 편평(扁平) 종류(腫瘤)로 피부외의 내장에도 생겨서 나성 궤양으로 된다. 이 때에도 신경나처럼 말초 신경의 비후, 지각 및 운동 신경의 마비, 4지의 위축, 두발의 탈락 등이 보인다.

사자나(獅子癩)는 얼굴의 모양이 무너지고 눈썹이 빠지는 것이 특성이며 피부나는 무릎, 팔꿈치, 손발의 등[甲]에 결절이 나타난다. 내장나는 내장, 임파샘, 연골 등에 나타나는 것, 점막나는 눈의 결막, 코, 목, 기관 등의 점막에 난다.

나(癩)의 다른 질병과의 상위점	
척수공동증(脊髓空洞症)	나(癩)
감각 이상, 촉각있음 근 위축(견갑부, 팔) 수포(水疱), 궤양	감각 이상 근 위축(말초부, 얼굴, 손, 발) 반문(斑紋), 결절, 침윤
결절성 매독	나(癩)
동적색의 결절 신경마비, 감각마비 없음 밧세르만 반응은 양성	황색미 있는 홍갈색이나 황갈색 신경 비후, 감각 마비 밧세르만 반응은 주로 음성
잠성(潛性) 펠라그나(Pellagra)	나(癩)
계절적으로 악화 색소 침착, 각질 증생 양측 대칭적으로 손발의 등이 침범됨	계절의 영향 없음 전신적으로 영향 없음 양측 대칭성 없음
낭창(狼瘡)	나(癩)
결절의 중앙부가 당겨짐 결절은 작고 깊음 지각 장해, 신경 비후 없음	당겨지는 일 없음 비교적 크고 얕음 지각 장해, 신경 피후 있음
안면신경마비	나(癩)
얼굴의 반면에 일어남 반흔, 결절 없음	양측에 오는 일이 많음 반문 결절 없음

[나병(한센병)의 다른 질병과의 차이점]

온열성 피부염

(1) 동상

동상(凍傷)은 그 정도에 따라 다음의 세 단계로 분류 된다.

가) 동상 제 1도[홍반성 동상]

한랭 때문에 모세관이 수축하는데 뒤에는 마비되어버리고 울혈이 되어 몸은 창백하게 되어 얼굴이나 손발의 노출부는 암자적색으로 부풀어 오른다. 처음에는 찌르는 듯한 아픔이나 가려움을 느껴지만, 감각도 점점 둔화되어서 손발이 청자색으로 부어 오르고 부기가 찬다.

나) 동상 제 2도[수포성 동상]

한랭도가 세어지면, 피부는 암적청색으로 되어 감각은 둔화되고 부기나 수포가 생긴다. 이 수포는 혈관벽이 상해되어 혈장이 삼출하기 때문이다.

다) 동상 제 3도[괴사성 동상]

조직이 흑갈색으로 변색하고 감각은 마비되어 괴사 상태로 되며 때로는 탈락 한다.

(2) 열상(熱傷) [화상과 탕상]

화상(火傷)은 덴 곳이다. 따라서 화염에 의한 화상과 비등(沸騰)하고 있는 액체에 의한 탕상(湯傷)이 있다. 열상도 동상처럼 그 정도에 따라 다음의 세 단계로 분류된다. 피부가 빨갛게 되고 부풀어 올라 동통을 일으킬 정도의 것은 열상 제 1도(홍반성 열상), 열상이 마르키피씨층까지 도달하고 임파액이 저류되어 표피가 올라가서 수포가 생겨 격통을 일으키는 정도의 것은 열상 제 2도(수포성 열상), 열상이 진피 이하에 도달하고 조직이 괴사 상태로 되어 회백색에서 황갈색의 가피(痂皮)가 생기는 정도는 열상 제3도(괴사성 열상)라고 하는 것이다.

별도의 강도의 열상 즉 생체가 검게 탄 경우를 열상 제 4도[탄화성(炭化性) 열상]로 부르고 있다.

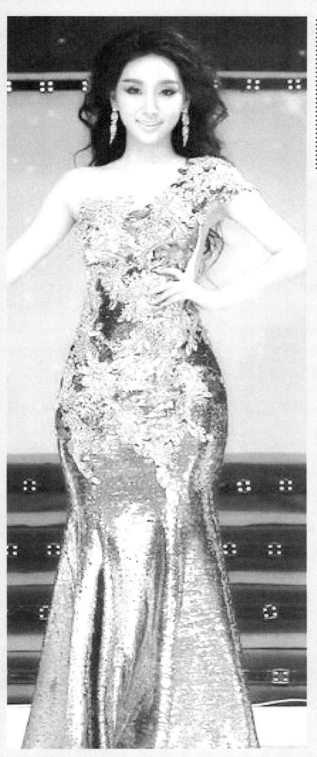

부 록

Appendix

부록1. 아름다운 자태를 만든다.

-니시의학에 의한 정용법(整容法)의 실제

「조화가 잡힌 전신의 미-그야말로 근대미인의 시녀님(synonym, 동의어)이다.
-크스토퍼 플라이(Christpher Flie)]」

1. 여성의 신체적 특성

여성과 남성과는 많은 공통점을 가지면서 체격만이 아니라 체질 · 체력 · 심리 · 생리학적으로 다른 점이 많다. 남녀의 차이가 분명하게 되는 것은 생후 3개월 이후라고 하나 실제로 차이가 확연하게 되는 것은 여성의 월경이 시작되는 13, 4세 경부터이다. 이 이후의 여성은 여성다운 체형을 갖추게 되는 것이다.

여성 체격의 특성은 우선 신장 · 체중 · 흉위 · 좌고 등이 남자보다 작은 점이다. 동체(胴體)는 비교적 길지만 사지(四肢), 특히 다리가 짧다. 그러나 신체 전체의 피하지방이 잘 발달되어 둥그스름하고 유방이 풍만하게 발달해서 풍성한 여성다운 곡선을 나타낸다. 특히 신체 하부의 피하지방이 발달하여 가랑이 폭과 엉덩이가 크며 골반이 큰 것과 더불어 신체의 안정성을 높인다.

그러나 척추나 구간근(軀幹根)은 남자에 비해 가늘고 그 때문에 척추가 굽기 쉽다. 또 골반구가 크고 자궁 등의 복부 기관의 중량이 남자보다 크기 때문에 강한 복압을 넣으면 하수되기 쉽고 다시 골반의 경사가 크고 치골 결합이 완만하므로 질주할 때는 신체에 좌우의 동요가 크게 된다. 즉 자세나 운동에 의해 신체에 벽이 생기기 쉬운 것이다.

그러므로 밸런스가 잡힌 스마트한 스타일과 자세를 확보하기 위해서는 니시식 건강법의 6대 법칙을 실행하는 일이 선결요인이 되는 것이다. 다음에 나는 이상적인 체격이란 무엇이고, 아름답게 균형 잡힌 자태를 만드는 데는 어떻게 하면 좋은가 그 정용의 실체적 방법을 해설 한다.

2. 형태미와 프로포션

일반적으로 남자다운 육체라고 하면 보디-빌(body-bill) 등의 광고에 있는 것 같은 어깨 폭이 가장 넓고 아래로 갈수록 가늘어져서 마치 이등변삼각형을 거꾸로 세운 것 같은 체격을 가리키고 있다. 또 여자다운 신체는 골반이 제일 넓고 아래 위로 좁아져 마치 마름모처럼 보이는 것이다. 일반적으로 여성의 육체미는 엉덩이와 가슴부위에 집중되는 것이며 이것은 자궁과 유방을 수용하고 있는 부분이며 이에 의해서 여성의 중대한 기능을 상징하기 때문이다. 늘씬한 사지, 팽팽하게 부푼 유방이나 엉덩이의 참으로 균형이 잡힌 육체미야 말로 건강적안 자태미라고 찬사를 받을 것이다.

그래서 우선 이상적인 여성의 체격, 결국 '아름다운 프로포션(Proportion)이란 어떤 것인가?' 라는 데 관해 생각해보기로 한다. 프로포션이란 인체의 각부의 균형에 관한 것인데 엄밀히 말해 프로포션에는 다음 세 가지의 의미가 있으며 이들의 종합으로 미추(美醜)가 결정되는 것이다.

① 각부의 양(量)을 생각하고서의 밸런스
② 골격 등의 건축적인 미
③ 평면적[회화적(繪畫的)]으로 보아서 간격

그러나 복장계[服裝界 -의류업계]를 비롯 일반인들은 프로포션이라고 하면 주로 ③의 의미로밖에 생각하지 않는 듯하다. 그러나 양(量)을 고려에 넣고 ①, ②에 중점을 둔 견해를 갖는 것은 기존 화가나 조각가에 한정되었지만 근래에는 의상디자이너들도 쿠우잔이나 차이징크49)의 이론을 연구하고 ①, ②를 중시하는 경향으로 된 것 같다.

---

49) 인류학자, 프로포션의 이론을 주장한 사람

8등신의 이론

문헌이나 조각 작품에 의해 살펴보면 그리스시대의 미녀기준은 '조금 살이 졌다' 라고 할 정도로 살붙임이었던 것 같다. 아름다운 몸이라고 한마디로 말해도 시대나 개인의 기호에 따라 다르지만 현재에 있어서 세계 공통의 이상상(理想像)은 여러 가지로 시행되고 있는 미인 콘테스트를 보아도 알 수 있듯이 이른바 8등신이라는 것이다.

이 8등신설은 듀러(Dürer)라는 화가가 제창한 것이라고 하지만 이탈리아 화가이자 과학자로서 유명한 레오나르도 다빈치의 설에 일치하는 것이다. 근대해부학의 시조(始祖)라고 하는 다빈치는 다음과 같은 인체의 법칙을 발표하였다.

A. 전 신장은 머리의 8배이다.
B. 하지는 바로 신장의 반이며, 치골은 중앙에 위치한다.
 C. 양손을 수평으로 좌우로 펴면 양손의 장지 사이의 거리는 신장과 같다.
D. 영손을 좌우로 비켜 위로 들고 양발을 좌우로 벌리고 X자 모양의 포즈를 취하면 배꼽은 X의 중심이 된다.

그러나 그 8등신설도 처음으로 제창한 듀러(Dürer) 자신이 「반드시 8등신만은 아니다. 7등신도 6등신도 아름다운 것은 아름답다.」 라고 발하고 있듯이 절대적인 여성미의 표준은 아닌 것이다.

일본의 많은 여성들은 머리가 크고 하지가 짧아 8등신의 구미여성에 비하면 기껏해야 7등신이만 이것이 기원전 5세기 그리스의 조각가 폴리크레이토스(Polykleitos)의 신체 각 부위의 수학적 비율과 일치하는 것이다. 그러므로 7등신이나 6.5등신이라 해도 결코 비관 할 성질은 아니다.

결국 인체의 프로포션은 숫자로 나타낼 것은 아니고 그 나름으로 밸런스가 잡힌 아름다운 육체이다. 한눈에 보아 안정감과 균정(均整)이 있는 건강체일 것,

버스트(bust)나 힙(hip)이 풍만한 것이 새 여성미의 중심으로 될 것이다. 그렇기 때문에 요즘 많은 여성(특히 젊은 여성)들이 패션 모델 같은 극단으로 군살을 뺀 여윈 몸을 이상으로 하여 거기에 접근하려고 노력하는 것은 잘못이다. 미를 추구하는 예술가들은 결코 그런 불건강한 체형을 아름답다고 말하지 않는다.

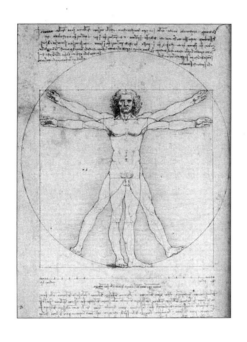

4. 체중과 키의 밸런스

균형이 잡힌 아름다운 자태는 결국은 체중과 키의 밸런스가 잘 잡히고 있는 것, 즉 표준 체중을 유지한다는 것이 정용(整容)의 중점이 되는 것이다. 현대 의학에서 말하는 표준 체중이란 체중과 키의 비율이며 Cm로 나타낸 키에 100을 뺀 숫자(kg)를 표준 체중으로 한다. 그보다 20%이상 무거우면 너무 비대하다는 것이고 20% 이하이면 너무 여위었다는 것이다.

그러나 이 표준 체중의 산정법은 버스트를 전혀 문제 삼고 있지 않은 것이다. 그러므로 니시의학에서는 그 사람의 키와 가슴둘레와 몸무게의 상호관계에서 표준

체형을 산출해 내는 것으로 한 것이다. 즉, 그 수식은 어른의 경우에 있어서,

키(자) × 가슴둘레(자) = 몸무게

$$\frac{키(자) \times 가슴둘레(자)}{몸무게(관)} \times 100 = 100(보통)$$

100 이상의 사람은 여윈형이고 100 이하는 비만형이므로 어느 것도 100에 접근하도록 노력하는 것이다. 다음에 그 실제적인 적용법을 설명하기로 한다.

5. 키를 크게 하는 방법

일반적으로 「키는 선천적인 것이며 인위적으로는 어떻게도 되지 않는 것이다.」라고 생각되고 있다. 그러나 적절한 운동법과 합리적인 영양에 의할 때는 성장기간에는 키가 큰다는 것이 실증되고 있다. 예전 전국시대에 일본인은 잡곡이나 현미를 먹고, 말린 생선이나 콩을 먹고 있었지만 체력은 크게 뛰어났다는 기록이 있다. 예를 들면 쟌 쿠라세의 「일본서교사(日本西敎史)」(1689)에는, 「일본은 지구상 제일의 건강국이다..., 일본인은 체격이 강대하여 전투에 참아 낸다.」라고 하고 있어서 그 무렵의 무사가 사용하였던 갑옷투구는 어느 것이나 크고 당시는 6자 남짓한 사람이 많았던 것이다. 이처럼 큰 체격을 갖고 있던 일본인이 현재 에스키모인 보다도 키가 작은 것은 에도 중기부터 백미를 주식으로 하였기 때문이다. 결국 전분 과다의 단백질 부족, 그리고 칼슘이나 비타민 등의 결핍이 일본인의 체격을 무리로 내리누르고 있었던 것이다. 따라서 성장기에 있어서 합리적인 영양(생야채)을 섭취하여 되도록 전신의 골격이나 근육을 자극하고 운동시켜서 발달을 도모하면 키를 크게 하는 것은 가능하다. 또 니시의학의 6대 법칙이 키를 합리적으로 늘이는 데에 효과가 있는 것은 그것이 갖고 있는 내재적 이론을 이해하면 자연히 명백하게 될 것이다.

그리고 키를 늘이는 운동법을 합리화한 것이 악하현수기(顎下懸垂器)이고 삼호

형건강기(三号健康機)인 것이다.

6. 너무 여윔, 너무 살찜

여위지도 않고 비만하지도 않은 것은 자세면 으로도 건강면 으로도 바람직한 것이다. 건강체에 있어서는 운동과 영양과 체중이 상호관계를 가지며 영양을 일정하게 하고 운동량을 증가하면 여위게 되고 영양을 증가하면 살찌게 된다.

운동부족이면서 영양과잉이면 뒤룩뒤룩한 지방 비만이 되고 영양부족이면서 운동이 과도해 버리면 비리비리하게 여윈 학(鶴)같은 체격이 된다.

적당한 영양과 운동을 조화시키는 데에서 참된 건강체가 만들어져 아름다운 용자(容姿), 균형 잡힌 육체미가 생겨나는 것이다.

보통 묘령기(妙齡期)가 되면 여자는 살이 찌게 된다. 그러나 이 사춘기 처녀의 비만은 여성의 생태미(生態美)의 원천으로 되는 것이다. 이것은 성호르몬-여성호르몬이 신진대사를 늦어지게 하여 피하지방을 증가시키기 때문이다.

그밖에 각종의 호르몬을 내는 비분비선의 장해로 지방 침착의 방식이 변하여 마르기도 하고 살찌기도 한다. 예를 들면 바세도우(Basedow)씨병이지만, 이 경우는 갑상선에서의 호르몬의 이상분비로 신진 대사가 성하게 되어 몸이 여위게 된다. 부신피질의 장해에서는 얼굴, 목, 어깨. 가슴에 걸쳐서 지방이 붙고 다른 데가 여위게 된다.(쿠싱병)

또 과잉비대는 당뇨병을 수반하고 있는 일이 많고 또 동맥경화증이나 고혈압과도 밀접한 관계가 있다. 여위어 있을 경우는 그 원인은 대부분 소화기 계통의 고장이며 결핵에서 오는 수도 상당히 많다. 또 병적으로 지내 여위고 바세도우씨병이나 흉선, 림프 체질인 사람은, 조금 세게 맞는다든가 놀람으로써 쇼크사하는 경우도 있다.

이들의 병적인 비대나 수척은 그 원인을 고치지 않는 한 균형이 접힌 자태로 될 수 없는 것은 말할 나위 없지만 일반적으로 비대한 사람이 여위는 가장 효과적인 방법은 단식 요법이고, 생식 요법이다. 그 반대로 비대해지고 싶은 사람에게는 지방 섭취 1립(一粒)주의법, 30배 중량법 등이 효과가 있다[50].

그러나 여위고 싶다고 하여 식사의 양을 줄이는 것은 가장 합리적인 일이지만 그 때 주의하지 않으면 안 되는 것은 단백질, 무기염류, 비타민 등은 되도록 줄이지 말고 당분이나 전분류를 줄이도록 하는 일이다. 또 나는 인체 기능미의 창조기로서 인체선전의(人體旋轉儀)와 미용기의 사용을 권한다.

7. 다리의 정용

하지의 이상적인 아름다운 폼(form)은 직립했을 경우 남자는 좌우의 대퇴 위쪽이 밀착하고 그리고 아래가 조금 벌어지고 무릎부위에서 다시 밀착하는 것이 아름답다. 여성은 대퇴가 서로 밀착하고 하퇴는 대퇴의 장축의 선에 따라 길어진 것이 아름답다고 되어 있다. 또 대퇴의 주위는 둥그스름하고 내부에 지방층을 간직하여 전체로서 원추형을 이루고, 아래쪽 무릎부위를 향하여 갑자기 섬세하게 되어 있는 것이 최상의 대퇴미라고 한다.

또 다리의 미는 장딴지에서 탄력성이 있는 부드러운 선을 그리고 그것이 앞면에서 둥글스름한 정강이의 직선과 조화를 이루고 다시 발목에서 헐쭉하게 재차 원추형이 된다. 발바닥과 발가락끝과 발등이 그리는 각도는 13° 이상인 것이 이상적이다.

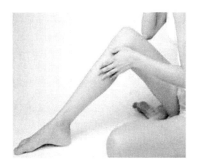

---

50) 니시의학 건강원리 실천보전 참조

발의 크기는 남자는 키의 $\frac{1}{6.5}$ 여자는 $\frac{1}{7}$ 이 표준이며 멋없이 큰 발은 찬성할 수가 없다. 구두나 왜나막신의 바닥은 평균으로 평평하게 닳는 것이 발이 건강한 사람이다. 뒤꿈치의 바깥쪽이 빨리 닳든가 앞끝만 먼저 헤어지든가 하는 것은 하지에 고장이 있기 때문이다.

그리고 하지의 고장은 바로 생체의 다른 부분에도 파급되어 간다. 이 의미에서 하이힐을 신는 것은 바람직한 일이 아니다. 나는 하지의 건강을 위해 평상, 붕어, 모관, 합척법, 등을 6대 법칙으로 내세우고 있지만 특히 정용을 위해, 미용을 위해 미용기를 창안하고 있다. 미용기를 정성으로 이용하면 무우다리는 적당히 가늘어지고 학다리 같은 가늘고 빈약한 다리는 살과 지방이 붙어서 적당히 균형잡힌 굵기로 변하게 된다.

또 구두 닳는 것이 평균으로 안 되는 사람들을 위하여 각유법이라는 운동법을 창안 하였는데 그 운동법을 다음과 같이 하는 것으로 대단히 간단하다.

「우선 바로 누워서(仰臥) 양 발을 30cm 정도 높이의 이불이나 받침대에 올려놓고, 다시 양 발의 간격을 30cm 정도 벌인다. 그리고 양 발을 동시에 안쪽으로 5회, 바깥쪽으로 5회, 다시 안쪽으로 5 회, 바깥쪽으로 5회 하여 도합 40회를 비트는 운동이다.」

이 운동은 최소한도 20회를 하지 않으면 효과가 나지 않는다. 이것을 실행하여 피로를 느끼는 사람은 20회부터 시작하여 서서히 횟수를 늘려 40회에 접근시켜 가도록 한다. 이것을 2주나 3주간 계속하면 구두의 닳는 모습이 달라진다.

결국 이 운동은 하지 위쪽에 복재(伏在) 정맥을 비트는 운동이며 아무리 피로한 때라도 이것을 실행하면 안면(安眠)할 수 있으며 숙수(熟睡)가 될 수 있다. 또 치(痔)도 낫게 된다. 그리고 일종의 젊어지는 비법이기도 하다는 것을 덧붙여 둔다. 이 운동과 함께 영양쪽에서 생야채식을 하면 금상첨화격이 될 것이다.

8. 등의 정용

우리의 등뼈에는 생리적 만곡이라 하여 목에서는 전굴, 가슴에서는 후굴, 허리에서는 전굴이 있으며 이것에 의하여 운동으로 일어나는 체위의 변화에 적절히 대처해 낼 수 있게 되어 있다. 등뼈가 갖는 3 개의 만고선은 건강체의 여성에게는 근육과 지방 및 피부에 의해 아름답게 짜여져 있다. 그런데 어떤 원인으로 – 대개는 하지의 장해에서 오는 경우가 많지만– 가슴과 배 사이에 깊게 우묵 파진 곳이 생기게 한다든가 허리의 전굴이 너무 평탄하여 모처럼의 등의 아름다운 곡선을 기형화되게 하는 여성이 많은 것이다. 또 길거리를 걷노라면 얼굴도 아름답고 복장도 훌륭하지만 용자에 어딘지 모르게 빡빡한 느낌이 있는 여성을 만나는 수가 있다. 키도 크고 살붙임도 적당하지만, 체모 전체에 어딘지 모르게 응어리가 있는 것처럼 보이는 여성이 있다.

그 대개는 척추의 측만, 굽은 허리, 굽은 목 또는 고양이 등을 한 사람이다. 이것 등 삼자의 근본적 원인은 모두 하지에 있다. 여성이 정말로 등의 미를 발휘하기 위해서는 우선 평상, 경침, 붕어, 모관, 합장합척, 등배운동의 6대 법칙을 하지 않으면 안된다. 이것을 아침저녁 실행하므로서 자연히 건강미와 균형미를 구현할 수 있다. 특히 척추가 옆으로 굽은 것, 허리가 굽은 것, 목이 굽은 것, 등의 장해가 있는 여성을 위해 미용기, 악하현수기, 인체선전의(人體旋轉儀)의 이용을 장려하는 것이다.

9. 복부의 정용

남성의 복부는 골반부가 좁기 때문에 원통상(圓筒狀)을 여성은 가는 허리의 조임새가 세어 누에고치 같은 형태를 만들고 생체에 전체적인 미를 주고 있다.

구미의 여성은 생체 전체의 미는 이 죔의 여하에 따라 결정된다고 하여 그 때문에 코르셋(corset)을 매어서 가는 허리의 미를 내려고 한다. 인위적으로 가는 허리의 미를 내려고 복부를 꼭 조여매는 것은 건강상 좋지 않은 것은 당연하며 오늘날 구미 여성 사이에는 중세기의 미인 그림에 보이는 것 같은 극단적인 것은 그림자를 감추어버렸다.

이 복부는 얼핏보면 단순한 것 같지만 복부 내에는 복강의 뇌라는 복강신경총이 있다든가 생체 중심점이 있다든가 하여, 대단히 복잡하고 중요한 곳이다.

복부만을 아름답게 한다는 것은 뜻이 없는 일이며 생체 전체를 강화하고 미화하므로 복부는 자연히 아름다워지는 것이다. 나의 6대 법칙은 이것을 겨눈 것이며, 특히 등배운동이 그것이다.

또 자기 진단법의 다섯 방법도 진단법이기도 하지만 복근의 강화법과 미화법에 효과가 있는 것은 물론이다. 특히 복근강화법으로서 공법(拱法), 궁현법(弓弦法), 이완법(弛緩法) 등 신전법(伸展法) 등의 여러 운동법을 창안하여 그 사람의 건강 상태에 맞춰 이용하도록 하고 있다[51].

10. 엉덩이의 정용

예부터 남성의 엉덩이에 비해 여성의 힙(Hip)은 크다고 한다. 일본 여성과 구미 여성을 비교하면 구미 여성이 큰 것은 누구나 인정하는 바이다. 어느 산부인과의 사의 보고에 의하면 구미 여성 쪽이 10.6cm 크다고 한다.

구미 여성은 엉덩이의 크기를 과시하려고 속옷에 공작(工作)을 하려고 하지만 일본 여성은 거꾸로 엉덩이를 작게 보이려 하여 소창직 등으로 묶는다든가 한다. 솔직하게 말하여 둔부는 성감의 유인기관인 동시에 생식기관이기도 하고 임신기관이다. 그러므로 두분는 미관을 손상시키지 않는 정도로 큰 것이 바람직하다. 적자생존의 법칙으로 부터도 둔부는 클수록 건강적이다. 이 법칙에 반하여 감히

---

51) 손쉬운 방법으로는 인체선전의, 악하현수기의 이용을 권한다. 왜나막신도 이 목적에 맞는 것이다.

가는 허리의 미를 자랑하는 것은 일종의 퇴폐미로서 배척하지 않으면 안 된다. 엉덩이의 미는 살붙임이 풍족한 것, 그리고 윤곽에 긴장미가 있는 것이지만 엉덩이의 기초 조건으로 되는 것은 골반이다.

골반이 작고 비뚤어져 있으면 아름다운 엉덩이의 미를 발휘할 수 없다. 그러니까 표상과 경침으로 교정하고 붕어, 모관, 합장합척, 등배 운동을 여행(勵行)하는데 특히 합장합척에 주력을 쏟도록 한다. 악하현수기는 가장 효과적이지만 리이벤슈타인(Liebenstein) 운동법, 각력법 등은 직접적인 위효를 나타내는 것이다.

또 이것 등의 방법을 실행 할 때는 , 불감증, 내감증이 나아서 불로강정법, 무통안산법으로도 되는 것이다.

11. 유방의 정용

유방의 모양은 반구형, 즉, 벨(bell)상 형태가 이상적이라고 하며 처녀시대의 유방은 동서양을 불문하고 이 형이다. 구미에서는 이 벨형을 비너스형이라고 하여 처녀도 부인이 이 형처럼 되고자 한다.

유방은 임신, 분만, 수유 등으로 그 형태와 색이 변하지만 선천적인 인종적 특징에 따르는 것이다. 옛날 일본에서는 버들허리라고 하여 가는 허리와 작은 유방을 미인의 조건으로 하여 왔다. 그러나 풍만한 유방을 융기시키고 있는 흉부의 윤곽은 매혹적이다. 우리는 흉부의 근육과 지방의 균형 잡힌 발달, 유선과 생식호르몬의 촉진, 혈액순환의 적정 등을 들 수 있다.

나는 평상과 경침으로 어깨부터 가슴에 걸쳐 근골을 생리적으로 정정(整正)하고 특히 붕어 운동에서는 양 팔을 십분 벌려서 흉근에 자극을 주면서 양 손을 목에 깍지 끼어 댄다. 도 준비 운동에서도 목과 상지의 운동으로 흉근이나 유선에 자극을 주고 등배 운동에서는 등으로부터 가슴 및 배에 걸쳐 전체적인 운동을 주어 유방의 발달을 촉진하도록 하고 있다.

그리고 이것의 운동들은 자연히 혈액순환을 촉진하고 내분비를 생리적으로 고르게 하는 것이다.   더욱 미용기는 유방에 대해 가장 효과적인 것을 덧붙인다. 유선 및 유방의 아름다움도 영양적으로는 생식으로 실현될 수 있는 것을 첨가하여 두고자 한다. 전에 구대(九大)의 구라쯔네 박사 부인이 유선염으로 한쪽을 수술하고 다른 쪽 수술해야 한다고 할 때 나의 설(說)을 받아들여 생식요법을 시작한 결과 수술을 하여 젖이 나오지 않던 유방에서 젖이 나오고 수술해야한다던 유방도 수술하지 않고 전치(全治)된 사례가 있다.

12. 맺음 말

미국 하버드 그라함(Harverd Graham)박사는 그의 저서〈미용과 건강〉에서 「우리의 궁극적인 목적은 완전한 용자, 새파랗게 젊은 외관, 아름다운 얼굴, 매력적인 인격, 그리고 진실한 행복을 결합하는 일이다.」라고 말하고 있는데 미용이라는 것은 결국 전인적인 것의 표현이며 「마음과 몸의 건강」을 빼고는 생각할 수 없는 것이다.

균형이 잡힌 스타일, 표준 체형의 소유자라도 보는 사람에게 아름다움을 느끼지 않는 사람도 있고, 상당히 비대한 사람이라도 그다지 신경이 안 쓰이는 사람이 있다.   요컨대 우리들에게 미를 느끼게 하는 요소는 용자(容姿)만이 아니고 무엇보다도 마음의 여유가 큰 작용을 한다는 것을 잊어서는 안 된다.

정신적인 교양이라는 것이 가장 근본적인 엘레강스(Elegant)한 여성미의 조건이 되는 것이다. 높은 교양이나 정신생활을 안에 간직하고 다시 거기에 합치된 정용법이나 화장을 했다면 그 사람의 미는 한층 더 빛나는 것이 될 것이다.

부록 2. 원피부미(原皮膚美)의 의학 - 멋과 피부

1. 피부는 건강의 거울

「소첩(小妾)에게 미모를 주시오. 그러면 소첩은 갖고 있는 모든 글재주[文才]를 그에게 주리라」 라는 고금불출의 영웅 나폴레옹을 떨게 했다는 프랑스의 여류작가 마담 드 스딸(Madame de Stael)여사의 유명한 고백이다. 언제까지 젊고 아름답게 머무르고 싶다는 것은 예나 지금이나 변함없는 전여성의 소원일 것이다. 그 누구나 바라는 아름다운 얼굴의 기초는 살갗이나 얼굴색의 아름다움-결국 피부에 있는 것이다.

부드럽고 광택이 있는 결이 섬세한 아름다운 꽃 같은 살결은 어디서 생겨나며, 어린이 같이 맑고 탄력이 있는 부드러운 살갗을 간직하는 데는 도대체 어떻게 하면 좋을까? 거기에는 우선 피부의 생리를 충분히 이해해야 할 것이다.

예부터 프랑스에서는 「피부는 모든 병의 거울이다.」 라고 말하지만 실제로 피부는 체내 제장기(諸臟器)의 건강 상태를 비쳐내는 거울이다. 식사, 영양, 생리, 변통, 수면, 환경, 희노애락의 모두가 살갗에 나타나, 거울처럼 그 사람의 신체 상태를 비쳐내는 것이다.

특히 얼굴색은 신체 상태나 정신 상태를 모두 지극히 델리케이트하게 반영하며 얼굴빛이 나쁘면 이를 살펴서 윗사람의 기분이 어떠한지 안다는 것은 얼굴색이나 피부가 고정된 것은 아니고 백면 상처럼 천변만화한다는 것이다.

누구나 보다 아름답게 되는 내부에의 힘을 가지며 매력이 있는 미인으로 될 수가 있는 것이다.

그러므로 니시의학의 미용법을 실천하여 자기의 매력, 자신의 아름다움을 최상으로 발휘하면 언제까지라도 젊고 아름답고 건강하게 살 수 있을 것이다.

2. 피부의 구조

먼저 간단하게 피부의 구조를 설명하여 두기로 한다. 피부를 수직으로 절단하여 보면, 표피와 진피, 피하조직의 3층으로 되어 있는 것을 알 수 있을 것이다. 제일 위의 표피의 표면은 반투명의 각화세포이며 살아 있는 증거의 핵이 없다. 그러므로 분열하여 증식하는 일이 없고 때로서 끊임없이 벗겨져 나간다. 그러나 표피의 세포라도 아래쪽의 것에는 핵이 있고, 결부는 엉성하지만 그 틈 사이로 조직액[上皮 임파액]이 흐르며 긁어당기면 투명한 액이 나온다.

진피는 무수한 탄력섬유의 망을 갖고 있으며 그 때문에 피부는 잘 긴장하며 윤활 상태를 유지하고 있다.

더욱 랑겔(Lalgel)은 피부의 이열방향을 정하고 다른 방향에서 온 섬유가 교차한 곳을 제시하였다. 진피에는 혈관이나 림프관, 신경, 피지샘, 땀샘, 모근 등이 있어서 긁어당기면 출혈 한다. 표피와 진피는 평면으로 겹쳐져 있는 것은 아니고 진피의 윗면은 유두라는 언덕[유두체]이 되어 표피 중에 끼어들어 있으므로 표피와 진피는 벗겨지지 않게 결부되어 있다.

이 유두체는 혈액이 없는 표피에 영양을 주고 노폐물을 받는 작용을 갖는 것이다. 피하조직은 진피의 아래에 있고 많은 피하지방조직을 갖고 있는 곳이다. 이 피하지방은 연령, 기후, 인종, 건강 상태에 따라 다르며 소위 곡선미를 나타내는 것으로서 미용 상 중요시 되는 것이다.

피부의 부속물로서 털, 손발톱, 피지샘, 땀샘 등이 있다. 털은 피부를 보호하는 동시에 촉각을 관장하며 전신에 8, 90만 개 있고 그 1할이 두발 등의 경모이며 나머지가 유모이다.

땀샘은 거의 전신에 분포되어 그 수는 200~500만이 되며, 체취는 피지샘의 분비에도 따르지만 땀샘[아포크린샘]의 분포에 의하는 것이 크다. 피지샘은 지방을 분비하는 샘이다. 여기에서 분비된 지방은 피부나 모발에 일정한 윤기와 광택을 주는 것이다. 그러나 털과는 관계가 없고 눈꺼풀, 젖 무리, 음부 기타에도 입을 열려 있는 곳도 있다.

피지샘에서 분비되는 지방은 일종 독특한 냄새를 가지며 아포클린(Apoclin)샘의 분비물과 같이 체취로 되는 것이다. 그리고 피부는 호흡작용, 분비작용, 흡수 작용, 신경 작용 등의 여러 가지 생리작용을 하지만 여기서는 특히 미용에 관계가 있는 피부의 기능에 중점을 두고 언급하기로 한다.

3. 멜라닌 색소와 피부

피부의 색은 상피의 색소나 두께에 따라 달라지는 것이며, 또 구미인의 피부는 희고 동양인의 피부는 황색이 보통이다. 물론 건강 상태가 나쁜 사람이면 20세 전후부터 쇠퇴의 징후를 나타내는 사람도 있다. 피부의 쇠퇴는 탄력성의 감소를 의미하며, 그에 따라 여기저기에 작은 주름이 생겨난다.

그것은 피부의 수분이 적어졌기 때문에 생기는 것이다. 원래 피부에는 수분의 저수지로서의 기능이 있지만 수분을 충분히 유지하기 위해서는 여성호르몬이 적어지면 눈 위의 작은 주름이 생긴다든지 성호르몬의 밸런스가 깨져 얼굴이나 주근깨가 나기 쉽다.

또 사춘기 이후 살갗이 거칠고 모공이 눈에 띠고 피부의 색이 황색으로 변하는 것이고 성호르몬으로 모공이 발달하고 피부가 두껍게 되기 때문에 일어나는 생리적 현상이다.   그 외에 모발 등도 멜라닌이 적어지면 백발로 되지만, 남성호르몬이 과잉으로 되면 털이 빠져 대머리가 된다.

이와 같이 호르몬, 비타민C, 기타의 것이 끊임없이 순조롭게 작용하여 피부의 건강이 유지되고 있는 셈이다. 따라서 피부의 상태를 잘 관찰하고 있으면 어디에 고정이 있는가를 판단 할 수 있다.

멜라닌 색소가 생기기 위해서는 뇌하수체에서 나오는 멜라노포어 호르몬(Melanophore Hornmon)이 필요하다. 그러므로 뇌하수체의 작용이 강하면 검게 되고 또 부신피질의 작용이 약해지면 같은 모양으로 색이 검게 된다. 또 멜라닌 색소의 형성을 방해하는 작용을 갖는 비타민C가 부족하면 색이 검게 되는 것이다.

주(註) ; 이 호르몬은 눈에서 오는 자극에 의해 분비된다. 빛이 있는 곳에 있으면 색소세포는 자극되지만, 빛이 적은 곳에 있으면 피부가 창백하게 된다. 맹인의 피부가 특유하게 흰 것도 물건을 보지 않기 때문에 이 호르몬의 분비가 적기 때문이라고 한다.

4. 피부와 호르몬(Hormone)

일반적으로 여성은 사춘기가 되면 급히 색이 희게 되어 이른바 「추녀도 한창 나이에는 매력이 있다」고 하듯이 아름답게 되나 이것은 여성 호르몬으로 산화 작용이 천천히 되기 때문에 피부의 색소가 적게 되는 동시에 피하지방이 늘어 한층 희게 보이는 것이다.

거기에 얼굴에 있는 피하의 혈관이 잘 발달하여 혈액 순환을 와성하게 하므로 벚꽃 색으로 보이며 「꽃도 수줍어 한다」는 것 같은 아름다운 얼굴빛이 되는 것이다. 그러나 아무리 아름답고 구슬 같은 살갗을 자랑하던 여성도 마흔 소리를 들으면 눈에 띄게 살갗이 쇠퇴하는 것이 보통이다. 물론 건강 상태가 나쁜 사람이면 20세 전후부터도 쇠퇴의 징후를 나타내는 사람도 있다. 피부의 쇠퇴는 탄력성의 감소를 의미하며 그에 따라 여기저기에 작은 주름이 생겨난다.

그것은 피부의 수분이 적어졌기 때문에 생기는 것이다. 원래 피부에는 수분의 저수지로서 기능이 있지만 여성 호르몬이 적어지면 눈가 주름, 얼룩이나 주근깨가 나기 쉽다.

사춘기 이후 살갗이 거칠고 모공이 눈에 띄고 피부색이 황색으로 변하는 것은 성호르몬으로 모공이 발달하고 피부가 두껍게 되기 때문에 일어나는 생리적 현상이다. 모발도 멜라닌이 적어지면 백발로 되나 남성호르몬의 과잉으로 대머리가 된다.

이같이 호르몬, 비타민C, 기타의 것이 순조롭게 작용하여 피부 건강이 유지되며 피부상태를 잘 관찰하면 어디에 이상이 있는 가를 판단 할 수 있다.

5. 질병과 피부

피부와 내장이 밀접한 관계에 있는 것을 가리키는 사례가 적지 않다. 그에 관해 미국의 위너(Wiener) 박사는 〈피부는 내부 장해(障害)를 나타낸다〉라는 저술을 내고 있다. 약간의 사례를 들어 본다.

우선 빈혈로 얼굴색이 창백하게 되는 것은 누구나 알고 있는 대로이다. 빈혈은 객혈이나 위궤양으로 출혈하였을 때 범골수로(汎骨髓癆)[52]로 적혈구가 만들어지기 어렵게 되었을 때 매독이나 결핵 등과 같은 전신병일 때 그리고 기생충병이나 영양 장애인 때 만성의 신장병인 때 등의 증상으로서 나타난다.

빈혈을 가장 잘 알 수 있는 것은 손톱의 색이다. 손톱이 벚꽃 색을 하고 빛나고 있는 것은 건강한 증거이지만, 색이 흰색을 띄거나 광택이 없어진다든가, 위로 젖혀진다든가 금이 생긴다든가 하는 것은 무엇인가 병이 있는 증거이다.

빈혈인 때는 창백하게 되며 특히 심장병인 때는 손톱의 모양이 변한다. 손톱이 창백하고 손가락 끝이 굵어져 있는 것은 폐순환에 고장이 있는 징표이다.

빈혈 이외의 병으로 피부의 색이 변하는 것은 우선 황달이다. 이것은 간장이나 담낭에 병일 때 실질성 황달이든가 유행성 감염 기타 몸속에 용혈이 있는 경우 등에 피부의 색이 누렇게 물드는 것이다.

또 귤이나 감 등을 과식한 때, 황피증이 되어 손바닥이나 발바닥이 누렇게 되는 수가 있다.   여드름이나 기름낀 얼굴, 두드러기나 광택이 없는 피부 등은 외장 장해, 특히 변비로써 유발되는 경우가 많다.   더구나 창백하여 무서운 기미가 있는 얼굴은 대개 부인병자에게 보이는 특징이다.

부신피질의 분비 부족으로 일어나는 아치슨(Acheson)병의 경우 얼굴색이 검게

---

52) 범골수로(汎骨髓癆) ; 재생불능성 빈혈, 방사능증이나 항생물질의 중독에 의함

된다든지 신체의 이곳저곳 특히 겨드랑이 밑, 유방의 꼭지 끝 등에 색소가 많은 곳이 검게 물든다. 이것은 간장병이나 폐결핵 등에서도 같다.

그 외에 주근깨 비슷한 간반(肝斑, 얼룩)은 간장의 고장이 원인이다. 임신이나 피로한 때 등 주근깨나 얼룩이 짙어진다든지, 눈 주위에 구석진 곳이 생긴다든지 하는데 이것도 간장의 작용이나 호르몬과 관계가 있으며 특히 비타민C의 결핍에 의한 것이다.

폐결핵에 걸리면 아름답게 된다고 하지만 그것은 폐결핵 초기에 미열이 나서 얼굴색이 어렴풋이 연한 붉은 색을 바른 것처럼 아름답게 보이기 때문이다. 그런데 그러는 중에 증상이 악화되어 앞에 말한 것처럼 부신으로 가는 신경이 그 도중에 침범되어 색이 검어지게 된다.

그리고 거꾸로 색이 희게 되는 병도 있다. 흔히 있는 백납이라고 하여 얼굴의 군데군데 반문(班紋)이 생기는 것이다. 때로는 얼굴 전체의 색소가 없어져서 희게 되는 수도 있지만 이것은 내분비(內分泌, 호르몬)의 고장이라고 한다.

이상은 대체로 피부 특히 얼굴의 색에 나타나는 변화를 말한 것이지만 그 외에 체모상(體貌上)의 변화라는 것도 문제가 된다.

예를 들어 눈이 튀어나와 빛나고 있으면 바세도우씨병 환자이며 얼굴이 보름달처럼 둥글게 되어 있으면 뇌하수체의 병인 쿠싱(cushing)병의 의심이 되고 턱이 당겨지고 코가 돌출되어 있으면 이것도 뇌하수체의 병인 말단비대증(末端肥大症)으로 생각되는 것이다.

또 위암 초기에는 머리카락의 일부가 특히 희게 되는 경우가 있다. 나이를 먹고 너무 머리카락이 검은 사람은 암이 되는 율이 많다고 한다.

다시 위궤양 환자는 얼굴이 길고, 코로부터 입 사이에 주름이 많고 눈의 표정이 날카롭고 거기에 어쩐지 어두운 얼굴을 하고 있다. 기타 여러 가지의 체모가 있지만 그 상세한 것은 〈체모의 연구〉를 읽어 주기 바란다.

요컨대 피부는 생체의 대표자이고 전체 내부의 영향을 강하게 받고 있는 것, 생체 그 자체가 건강하면 피부는 내부로부터 아름답게 된다는 것이다. 병일 때에도 내장 제장기의 작용을 원활하게 함으로써 피부의 건강이 유지되는 것을 양해할 수 있을 것이다.

6. 글로뮈의 피부

다음에 피부와 정신의 관계를 생각해 보기로 한다. 정신상태의 안정이 여러 가지 피부병에 좋은 결과를 주는 것은 주지의 사실이다. 예를 들면 습진이나 두드러기의 유가 정신상태의 형편에 강하게 영향된다는 것이 최근 내외의 체학자의 연구로써 분명히 되었지만 이것은 피부와 정신-바꿔 말하자면 글로뮈의 작용여하에 의하는 것이다.

우리가 급히 정신적인 충격을 받은 경우 얼굴이 창백하게 되고 또 수치를 느끼면 얼굴이 붉어진다. 이 원인에 대해 현대의학자는 전자는 얼굴의 모세 혈관이 수축하기 때문에 혈액이 피부로부터 모습을 감추므로 창백하게 되고 후자는 모세 혈관이 팽창하기 때문에 혈액이 피부 표면으로 나와서 붉게 된다고 설명하고 있다. 그러나 지금 한걸음 깊이 파고들어 모세혈관이 수축한 경우의 혈액의 행선은 어딘가, 또 팽창한 경우의 혈액은 어디로부터 오는 것일까라고 생각한 의학자는 아무도 없었던 것이다. 처음으로 이 문제를 해결한 것은 프랑스의 해부학자 라일리 리얼리스(Realis-Realis)이며 그것은 모두 글로뮈의 작용에 의하는 것이다.

이 글로뮈는 소동맥이 모세혈관으로 이행하기 바로 전에 모세혈관이 소정맥으로 이행한 곳으로 직접 통하고 있는 측부행혈로(側副行血路)이며 오늘날에는 이 명칭도 동정맥문합(動靜脈吻合), 그밖에 약 50여 가지에 가까운 다른 이름으로 불리고 있지만 나는 발견자에 경의를 표하며 프랑스어로 글로뮈라고 부른다. 모세혈관에는 슬루스(Sluice)로 부르는 갑문이 있고 이 갑문을 통해 영양이 세포에 보내지고 세포로부터 노폐물을 받도록 되어 있다.

그런데 글로뮈는 막으로 싸여 있어서 세포와는 직접 교섭을 갖지 않게 되어 있다. 그러나 무슨 원인으로 모세혈관이 수축한 경우 혈액은 소동맥으로부터 글모뮈를 통해 직접 소동맥으로 흐르는 것이다. 또 소동맥이 팽창한 경우 글로뮈는 닫히고 혈액은 모세혈관을 통해 흐르게 된다.

따라서 글로뮈는 비상시 통로이며 그 기능은 마치 토목공사에서 말하는 방수로의 준비가 있듯이 글로뮈는 혈액순환의 방수로이다. 특히 피부의 건강은 피부의 모세혈관에 의하는 일이 많고 따라서 피부의 건강은 피부의 모세혈관의 글로뮈에 의하는 일이 많은 것은 진보적 의학자가 하나같이 인정하는 바이다.

그런데 알코홀 과잉인 사람은 글로뮈가 정화 되든가 변질되든가 혹은 개방되든가 하는 경향이 있고 또 거꾸로 당분 과잉인 사람은 글로뮈가 소실되든가 연화되든가 혹은 위축되든가 하는 경향이 있다.

그러므로 **글로뮈의 작용을 화보하기 위해서는 알코올의 과잉을 피하는 동시에 당분의 과잉을 피하도록 유의해야 한다. 그리고 되도록 생야채류를 먹는 습관을 만들어 글로뮈의 부활에 노력하는 것이 필요한 것이다.**

7. 살갗을 아름답게 하는 것

이상에서 언급한 피부의 생리적 기능을 기본으로 하고, 그러면 도대체 어떻게 하면 피부를 아름답게 할 수 있는가, 또 언제나 젊고 아름답게 유지하는 데는 어떻게 하면 좋은가 하는 것을 다루기로 한다.

심리적인 미기법—피부가 생체 내부를 대표하는 자이고 정신의 구현자인 것은 전에 말 한대로이다. 따라서 피부만의 건강을 증진한다는 것은 무의미하고 헛된 노고의 계획이다. 생체일자(生體一者)로서의 관점에서 건강을 증진하고서야말로 비로소 피부의 건강도 자연히 증진되는 것이다.

위의 견해아래 나는 우선 보건요양의 6대 법칙의 실행을 장려한다. 주지하는 바와 같이 우리의 건강은 피부, 영양, 사지, 정신의 4대 원칙에 의하는 것이다. 피부의 건강은 다른 3대 원칙에 연결되므로 이것을 떼어서 피부만의 건강을 증진하다는 것은 있을 수 없다.

그러므로 4대 원칙을 중심으로 그 증진법을 말하려 하는 것이다. **피부를 심리적으로 젊게 하는 방법은 우선 자기의 나이를 잊는 것이다. 그리고 항상 정신적인 격동을 피하는 일이다.** 특히 걱정거리나 분노는 부지불식간에 피부를 연령 이상으로 노화시키는 것이다. 오늘날 같은 사회의 변동기에 정신적인 격동을 피하라는 것은 무리한 주문일지 모르지만, 니시 철학의 공관에 투철하여 그 신념하에 생활하는 사람의 피부는 특히 그 사람의 얼굴은 젊은 빛을 내고 있는 것이다.

정신적 불안은 이윽고 인상을 바꾸게 되는 것이라는 체모관측자가 하나 같이 인정하는 바이다. **정신적 불안은 직접적으로 위장에 나쁜 영향을 미치고 그것이 피부 전체에 반영되어 탁하고 어두운 느낌의 피부를 만든다. 마음의 평화, 명랑한 생활 태도, 이것이 건강을 만들고 이것이 밝은 피부를 만드는 것이다.**

예를 들면 근래에 도착한 미국 의학잡지에 흥미로운 기사가 있다. 그것은 당신이 치과 치료 때문에 치과의사를 방문하였을 때 지익지익하는 신경을 깎아내는 듯한 기계 소리를 들으면서 응접실에서 기다리는 시간은 그만큼 노쇠하는 시간이지만 그 사이에 젊었던 청춘 시대에 숨겨진 사랑을 재생시켜 회상에 잠겨 있으면 그 시간만큼 젊어진다는 것이다. 이것은 확실히 젊어지는 좋은 예이다.

영양에 의한 미기법(美肌法)- 식양(食養)에 이외에 공기와 일광을 포함하여 이것을 영양으로 부르고 있다. 신선한 공기와 밝은 양광이 피부의 건강 증진에 소용되는 것은 피부의 생리적 작용으로 보아 당연히 이해되는 것이며, 여기서 감히 췌언을 가할 필요는 없을 것으로 생각된다.

개론적으로 말하자면 알칼리성 식품은 전신을 상쾌하게 하고 특히 거칠고 분출

물이 나기 쉬운 피부인 사람에게는 효과적으로 작용하여 피부의 기능을 높이는 것이다.

식염은 우리의 생활에 필요불가결한 것이나 식염의 과잉은 신장을 해롭게 한다. 피부 세포의 팽화를 일으키기 쉬워 부종이나 수포를 발생시키고 피부 신경을 과민하게 하는 경향이 있으므로 나는 3주간에 1일의 무염일을 두기를 권하고 있다. **다음에 피부건강에 절대로 필요한 것이 바로 유황(硫黃)이다.** 피부병은 어떤 의미에서는 유황을 연소시키고 있는 현상이다. 유황천이 피부병에 유용한 것도 이것을 밖으로부터 이용하기 때문이다.

또 과즙은 일반적으로 피부의 건강에 좋다고 하는 데, 그것은 비타민류를 많아 함유하기 때문이다. 이 외에 과즙은 식염량이 적고 더구나 칼슘, 칼륨, 마그네슘 등을 상당량 함유하여 소염 작용이 있고, 또 피부의 감수성을 조정하는 작용도 있다. 특히 칼슘은 피부의 저항을 높이며 칼슘이온은 소염성이 있어 피부병의 치료에 이용한다. 잔생선, 조개류, 해조류 등도 칼슘을 많이 함유하고 있으므로 피부 건강 증진에 소용되는 것이다.

우유의 상용은 피하지방을 적당한 정도로 축척하여 피부색의 광택을 좋게 하는 것이라 하여 동서양에서 같이 장려되고 있다. 그리고 우유 대신에 버터나 샐러드유로 조리한 음식을 먹어도 좋다.

신선한 과일은 살갗을 아름답게 하며, 살갗에 방순(芳醇)한 향기를 준다고 하지만 과식은 설사의 원인이 된다. 단 피부에 있어서는 변비보다는 설사 쪽이 어떤가 하면 그래도 형편이 좋은 편이다. 다음 주의해야 할 것은 식사의 방법이다. 즐거운 기분으로 식탁에 앉아 충분히 씹어 먹어야지 빨리 먹는 것은 절대 금물이다. 8부식은 피부의 건강에도 절대적으로 필요한 금언이다. 나는 피부의 근본적인 회춘법으로 생식 요법을 제창하고 있다. 또 피부의 건강 증진법으로서 생수의 음용은 불가결의 요건이다. 그러나 이에 관해서는 번번히 상술하여 왔으므로 생략하지만 싱싱한 피부의 소유자를 만나서 비결을 물으면 그것은 생수를 마시는 것뿐이라고 간단하면서 귀중한 대답을 접하는 경우가 자주 있다.

참된 아름다움, 생기가 돌고 싱싱한 아름다움은 내부로부터 자연히 나타나는 건강에 의해 구현되는 것이지만 그에 대하여 불가결한 것은 비타민C이다. 그러므로 비타민C는 피부비타민, 미용비타민이라고 하는 것이다.

기타의 미기법(美肌法) - 피부에는 무수한 주름이 있고 그것이 또 땀샘이나 피지샘의 분비물로 항상 축축하게 되어 있는 데서 , 공기 중의 먼지나 세균이 거기에 부착한다. 한편 분비작용으로 체내의 노폐물이 피부 표면으로 분비되어 나오며, 노폐된 각화세포가 잇달아 나온다.

이런 때를 씻어내어 피부를 청결하게 하는 방법으로 목욕이 있다. 목욕의 목적은 이것만으로 한정되는 않는다. 혈액을 왕성하게 하여 피부의 영양을 높이는 동시에 혈액 순환을 조정하는 목적을 갖고 있다. 그러나 목욕에 대해 나는 냉온욕을 권장하는 것이다. 냉온욕이야 말로 피부의 건강을 증진하는 동시에 생체 자제의 건강을 증진하는 가장 합리적인 목욕법이다.

피부의 건강 증진법으로서 대기를 이용한 공기욕, 태양광선을 이용한 일광욕 등이 있지만 나는 나체요법[裸療法]이라는 독특한 방법을 고안하여 이것을 권장하고 있다. 나요법은 피부의 건강을 증진 할 뿐 아니라 각종 질환의 치료에도 이용되어 많은 사람들로부터 감사를 받고 있다.

다시 피부의 건강상 잊어서는 안 되는 것은, 충분한 수면이다. 우리의 생활에 있어서 수면이 필요한 것은 누구나 알지만 수면부족은 피부의 생기를 잃게 하고 광택을 잃게 한다. 정신작용만큼의 급격한 영향은 없지만 정도의 차는 있지만 피부도 수면 부족의 영향을 모면 할 수는 없을 것이다. 그러므로 충분한 수면은 건강상 절대적으로 필요하다.

8. 미기법(美肌法)의 실제

끝으로 미기법으로서 특히 미용기, 냉온욕, 인체선전의에 관해 해설하여 둔다.

미용기– 미용기는 하지를 운동하여 머리와 신장과 상지에 미진동을 주는 장치로 되어 있다. 머리의 미동은 두뇌를 명석하게 하고 뇌의 종양을 낫게 하며, 얼굴의 피부에 생기를 준다. 신장 부위와 미동은 직접적으로 신장의 기능을 높여 피부 전체의 미를 초래하고 상지의 정용을 촉진한다. 그런데 이것 3자 미동의 원동력으로 되는 역원(力源)은 하지의 운동에 의하는 것이며 이것으로 하지의 정용도 쉽게 실현될 수 있다.

냉온욕– 냉온욕은 피부의 모세 혈관의 수축과 와대 및 글로뮈를 이용하여 전신의 건강을 증진하며, 아름다운 살갗으로 만드는 목욕법이다. 또 적극적인 미기법(美肌法)으로서 더운물에 오트밀 30mg, 유산 5mg, 붕사 2mg을 마분지기로 가루를 내어 미온탕으로 개어서 이것을 넣고 냉수에는 생야채 짓이긴 것을 150g 넣으면 효과가 현저하다.

인체선전의 – 인체선전의와 아름다운 피부에의 관계는 특수한 묘미가 있다. 인체선잔의를 타면 누구도 일시적으로 피부에 빈혈을 보게 되는 것이다. 그 빈혈은 위장의 피막에까지도 빈혈을 일으키게 되는 것이다. 미국의 유명한 생리학자 캐논 박사는 피부의 빈혈은 위장의 피막에도 동시에 나타난다고 말하지만 결국 인체선전의에 의한 일시적인 빈혈은 피부를 일시적으로 단식상태로 이끌고 이윽고 피부를 부활로 유도하는 것이 된다.

〈내가 생체와 그 선전의 관계를 연구한 것은 상당히 오래전의 일이다. 졸저〈니시의 건강법〉에도 얼마간 언급하였지만 〈동적자세〉에는 특히 〈인체의 운동과 역학 일반 법칙과의 관계〉의 인체의 선전 운동을 철저히 해설하였음으로 참고 바란다. (이것은 나의 학설에 근거하여 인체선전의를 창안한 셈이다.)

주된 효능은 혈액순환을 정상적으로 만들고 숙변을 배체하여 소화 흡수를 왕성하게 하며 모든 질병을 구축하여 회춘토록 하므로 최고의 기효(奇效)를 나타내는 것이다.〉

부록 3. 니시식 건강법 –특수요법[53]

1. 생수음용법

우리들의 신체는 거의 65%가 물이므로 물을 바르게 마시는 일은 건강의 65%를 지배한다고 해도 과언이 아니다. 그런데 메이지(明治) 이래 그릇된 위생관념으로 생수는 독이라는 사상이 깊게 침투되어 아직도 소화기 전염병이 유행하는 시기에는 그 계통의 권위자라는 분들이 언론과 강연 등에서 「날것을 먹지 말라, 생수를 마시지 말라, 잘 때 배를 차게 하지 말라」 하고 무슨 제목처럼 부르짖고 있다.

그리고 아직도 소화기 전염병을 근본적으로 구축할 수 없어서 해마다 상당히 유행하며 이로 인한 사망률도 적은 편이 아니다. 요컨대 이것은 현대의학의 그릇된 지도 때문 인 것이다.

물의 효용은 무한(無限)이다. 혈액, 임파액은 이에 의해 정화되고, 체온은 이에 의해 조절된다. 생리적 포도당은 물이 없이는 화성(化成)되지 않는다. 세포는 체액의 바다에 섬이며, 그 주위는 물에 의해 정화된 체액으로써 둘러싸임으로 비로소 그의 신지대사가 활발하게 되고 활동이 확보된다.

혈액순환의 원동력인 모세관 작용은 물로서 정화되며 적당한 농도에 있어서 촉진된다. 내장기관은 정화된 혈액 임파액의 순환에 의해 세척되고 구장에서 시작하여 항문으로 끝나는 소화기는 또 이 물에 의해 기능을 최대한으로 발휘한다. 내부에 발생한 독소는 물론 독물도 물에 의해 해소 된다.

변비는 결장내의 수분 결핍이며 이것은 온 체액중의 수분 결핍에서 오는 것이다. 그러므로 물의 부족이 없으면 분변이 고갈하는 일이 없고 변비도 없다.

구아니진의 발생은 부정탈수–발한, 구토, 설사–에 의한 결과이므로 이 수분

53) 西醫學 건강원리 가정의학보감 중에서 발췌 –한국자연건강회

의 보급이 충분하다면, 이런 독물의 발생은 없고 따라서 요독증의 염려는 없다. 설사는 현대의학에서 생수는 금하고 지사제를 주므로 사망하는 것이다.

생수를 충분히 마시게 하면 그 외는 아무것도 안 해도 나아간다. 구토도 또 물의 상실이므로 물을 마시면 된다. 단, 구토는 위염산을 함께 토하고 식도 및 인후 등을 상하게 하므로 이 경우에 한해 식염수로 양치질을 하고 그대로 마시면 물과 염소를 보충하는 것이 된다.

천연의 생수 중에는 칼슘을 풍족히 함유하고 있다. 우리들은 본래 이 천연의 생수를 마셔서 칼슘을 섭취하도록 되어 있다. 이것을 일부러 끓여서 칼슘을 침전시켜 이것이 없는 온수를 마시게 하여 별도로 약물로서 칼슘을 보급하려고 한다. 참으로 번거롭기 짝이 없는 노릇이다.

체취는 체액의 부정한 것이 피부를 통해 그 부정 독소를 내보내기 때문에 생기는 것이므로 생수에 의해 체액이 정화된다면 자연 체취도 없어질 터이다.

체액이 정화되고 세포의 신진대사가 왕성하게 되면 자연히 피부의 색택(色澤)도 그의 건강색을 발휘한다. 색이 검은 사람도 자연히 희게 된다.

주독(酒毒)은 생수로 없어진다. 「술 깰 때의 물맛은 술 못 먹는 자는 모른다.」는 속담이 있는 까닭이다. 이때의 물의 양은 정종[日本酒]으로 마신 술의 양의 3배되는 양을 20시간이내에 마시지 않으면 안 된다.

궤양은 구아니진이 쌓인 것이므로 생수를 마심으로써 예방내지 치료할 수 있다. 전간은 숙변의 지방체이므로 생수의 음용으로 숙변이 배제되면 낫는다.

전간을 일으킨다고 하는 것이 요법이므로 일어나는 것에 감사하지 않으면 안 된다.

우리들의 인간생활에 있어서는 땀을 내는 일이 자주 있다. 발한은 수분, 염분 및 비타민C의 결핍을 가져 오므로 이것을 보급하지 않으면 갖가지 병의 원인이 된다. 땀 100g 중에는 평균 0.5g의 식염과 같이 10mg의 비타민C를 함유하고 있다. 그러므로 발한의 양에 따라 그에 상당하는 생수, 식염과 비타민C를 보급하지 않으면 안 된다.

성인의 인체로부터 하루에 나가는 수분은 다음의 표와 같이 약 2500g이므로 이것만의 수분은 어떻게 해서라도 하루로 보충하지 않으면 생체는 수분이 부족하게 된다. 물은 일부는 음식이나 음료로도 섭취하므로 생수로서 소요량은 하루 1,500g 내지 2000g 이다.

상실원	상실량	상실원	상실량
호흡	600g	오줌	1,300g
피부 한선(汗腺)	500g	분변	100g
			합계 2,500g

왜 생수가 아니면 안 되는 이유는 예를 들어 설사를 한 때에 아무리 식음 물이나 엽차를 마셔도 설사는 멎지 않는데 생수를 마시면 바로 멎으므로 생화학적으로 식은물이나 엽차와 생수와는 그 작용이 다르다는 것을 이해해야 할 것이다.

▮**방법** – 1) 소변의 양을 기준으로 하는 음수 방법은 매일 아침 8시 마시는 생수량은 물을 마시지 않은 다음날 아침에 최초로 나온 소변량의 2배 반을 마시는 것이 이상적이다. 그리고 정오까지에 2배 반, 오후 3시까지에 2배 반, 오후 6시까지에 2배 반으로 하는 것이다.
생수를 지금까지 마시지 않았던 사람은 20~40분 마다 3,40g을 하루중 마시기는 엄수하는 것이 좋다. 이렇게 하여 위궤양, 장궤양 및 십이지장궤양은 예방 내지 치유되고, 또 신경통, 류머티즘, 전간 등도 낫는다. 노인의 야간 빈뇨도 이 방법을 1개월 반만 계속하면 밤에 일어나지 않게 된다. 하기는 그 도중에 한층 더 빈뇨가 되는 수도 있지만, 이것은 명현이므로 이에 놀라 중단해서는 안 된다.
2) 음수 사시법(四時法)– 아침 식사 때(기상 시), 점심식사 때, 저녁식사 때, 그리고 취침 시의 각 30분전에 1~2컵을 마시고 그사이에 20분~40분 간격으로 30g의 물을 마신다. 식사 때 또는 목욕에 마시는 물은 이의 밖이다. 이 방법을 대개 1개월 반 계속할 때는 습관이 되어 그 마시고 싶을 때에 마실 수 있는 만큼 마시면 된다.
3) 일반적으로 아침에 일어나서 세수할 때에 1~2컵의 물을 마시고 그 사이는
3분~40분 간격으로 3, 4g의 물을 마시고 또 식사 때도 같이 1~2컵의 물을 마신다. 오전 6시에 일어나 오후 10시에 잔다고 하면 이 방식으로 하루 2,580g의 물을 마시

는 셈이 된다.

4) 발한 때에는 따로 발한한 만큼의 물과 이에 상당하게 잃은 식염과 비타민C를 보급하지 않으면 안 된다. 발한으로 잃는 수분의 양에 다음의 표와 같다.

발한의 정도	매시간의 발한량
조금 땀이 날 정도	400g
어느 정도 심한 발한	1,000g
맹렬한 노동에 따르는 발한	1,400g

취침 후 2시간쯤 지나서 고간[54](股間)에 손을 대어 그곳이 번득번득하면 이 때의 발한량은 하룻밤에 300g이다. 이것이 15,6세까지는 200g으로 보아도 좋다. 혹서의 계절에는 하루 2000~4,000g의 발한은 드물지 않다. 이런 경우에는 이에 상당하는 생수를 마시는 일이 필요하다. 발한에 의해 잃어버린 수분은 이것을 생수로 보급하지 않으면 안 된다.

설사는 상당히 심한 경우(콜레라의 경우는 별도)라도 하루에 6홉을 넘는 일은 없다. 설사의 경우는 마시고 싶은 만큼 마시면 된다. 설사할 때 생수를 마시고 만일 설사한다고 해도 그것은 아직 창자에 독이 남아 있는 것이니까 조금도 지장이 없다.

▌**주의 -** 생수에 익숙하지 않은 사람이 처음으로 물을 마시면 설사가 된다는가, 배가 이완된다는가 해도 그것은 변비가 낫는 것이므로 조금도 상관이 없고 그런 사람은 생수를 마실 필요가 있는 것이다.

물을 마시고 위가 부글부글 끓는 사람은 유문협착인 사람이다. 그런 사람은 30분 마다 30g씩 마시든가, 또는 조금씩 조금씩 마시는 것이 좋다.

아무리 식은땀이 나도, 생수와 식염 및 비타민C만 보급해 주면 결코 쇠약해지는 일은 없다. 쇠약해지는 것은 이런 보급이 안 되기 때문이다. 발열할 때는 증발이 심하므로 자꾸 생수를 마시지 않으면 안 된다. 열성질환이든 기타질환이든지 간에 물을 마시지 않게 하는 것이 갖가지 여병을 발병케 하는 것이 된다.

---

54) 고간[股間] ; 두 다리가 갈라진 사이의 허벅지 어름

신장염 등으로 물기가 있는 자에게도 자꾸 물을 마시게 하면 낫는다. 복막염, 늑막염 등도 생수를 마시게 하는 일이 필요하다. 이런 경우 대개는 발에 고장이 있는 것이므로 이 고장을 고치면서 물을 마시게 해야 할 것이다.

평소에 생수를 마시고 있는 사람은 전염병에 잘 걸리지 않는다. 이질, 일본뇌염, 더위 먹는 것(日射病) 등은 평소에 물을 마시지 않고 있는 어린이에게 많고, 걸려도 물을 마시게 함으로써 치유된다. 이런 때는 재빨리 배변시키기 위해 미온탕의 관장을 하는 것이 좋다. 미온탕의 관장은 배변이 주목적이지만 이와 함께 대장으로부터 물을 공급하는 것으로도 된다. 그러므로 미온탕을 만들 때 온수에 물을 탄다기 보다 물에 온수를 타는 방법이 바람직하다.

관장을 할 때 처음에 글리세린을 미온탕으로 2배로 묽게 하여 넣고 다음에 밀마그 100배의 미온탕 200~300g을 창자에 넣는 것이 좋다. 관장하여도 물이 나오지 않는 것은 극도의 물 부족 때문에 전부 흡수된 것이므로 조금도 신경 쓸 필요가 없다. 대장에 미온탕을 넣는 것은 장내 독소를 중화하는 것도 된다. 그러므로 이질이나 뇌염 또는 더위를 먹은 징후가 있으면 바로 미온탕의 관장을 함으로써 이것을 미연에 막을 수 있다.

부패한 음식, 기타 갖가지 독을 먹었을 때 되도록 빨리 생수를 마시게 함으로써 그 중독을 방지할 수 있다. 한 세상을 소요케 한 저 제국은행 사건에서 목숨을 건진 것은 청산가리의 색다른 냄새에 놀라 수도꼭지로 바로 달려가 물을 마신 사람뿐이다. 청산가리까지도 해소 되므로 하물며 다른 독극물에 있어서야 말할 나위없다.

실인즉, 생수는 백약의 왕좌를 차지하는 것이다.

2. 생식법

▌**효능** − 체액을 정화하고 조직을 강인하게 하며 숙변을 배제하여 신체 조직을 젊어지게 하고 피부의 색택을 건강하게 하며, 색을 희게 한다. 그리고 모든 질병에 대해 이를 치유로 이끈다. 당뇨병, 비만증, 기타의 대사성 질환을 낫게 하고 내분비 기관의 상호작용을 바르게 조절한다.

위산과다, 위궤양, 십이지장궤양 등을 회복시키며 모든 암종(癌腫), 육종(肉腫) 등도 낫는다.

습진, 건선, 종기 등 모든 피부병에도 유효하고 기생충도 순생식의 응용에 의해 구제된다. 눈병, 중이염, 치조농루, 편도선염, 인후질환, 이파선종, 카리에스 등도 이의 응용에 의하면 치유된다.

1일 1회의 생식은 또 피로를 회복하고 변통을 조절하여 만병을 예방한다. 신장염, 심장병, 동정맥질환, 고혈압증, 저혈압증, 화류병 등도 치료 할 수 있는 방법이다.

▌**방법** – 5종류의 신선한 야채를 처음에는 분쇄하여 혼합한 다음 사용한다. 엽채류(葉菜類)와 근채류(根菜類)는 대충 등분으로 혼합하는 것이 좋다. 우엉, 머위 등 떫은맛이 센 야채, 또는 감자, 고구마 같이 전분질이 풍부한 것은 되도록 사용하지 않는 것이 좋다.

오이, 토마토, 호박 같은 실채류(實菜類)도 많이는 안 된다. 녹엽채(綠葉菜)는 반드시 들어가야 한다. 건강체는 5종류가 아니고 3종류로도 좋다.

우선 영채를 잘게 썰고 이것을 마분기에 넣어 짓이기고 다음에 근채류를 강판에 갈아 섞은 다음, 너무 오래 두지 말고(20분 이내) 먹을 것. 녹엽의 냄새를 제거하기 위해 사과, 감, 밀감 등을 섞는 수도 있으나 너무 많이 넣지 않는 것이 좋다. 파, 부추 등의 냄새에는 밀감의 껍질을 조금 넣으면 좋다.

소화관계상 환자는 1개월 반, 건강체라도 3주간은 짓이기는 것이 좋고, 그 후에는 잘게 썰어 먹고, 점점 거칠게 해도 좋다.

보통식과 혼식할 때는 처음에 생식을 뒤에 보통식을 먹을 것. 처음에 보통식을 하면 생식을 먹을 수 없게 된다. 점심에 생식을 지참할 때에는 입이 큰 보온병에 넣으면 점심 때까지는 변하지 않는다.

▌**주의**– 기생충알, 세균 등은 처음에 깨끗한 물로 충분히 씻으면 거의 100% 제거된다. 잎채류는 잎이 붙은 곳을 하나하나 떼어서 흐르는 물에 충분히 씻지 않으면 안 된다. 보통식과 혼용할 경우는 가끔 구충제를 먹을 것.

생식은 처음에는 맛이 없지만, 3주간쯤 지나면 맛이 있게 되므로 익숙하게 되는 것이 필요하다. 순생식(純生食–생야채만을 상식하는 경우)은 그 양을 하루 300~350돈(약1kg~1.3kg)[55]쯤 먹어야 한다. 보통식과 혼용할 경우는 하루 30~60돈쭝(약 110~220g) 정도로 된다.

순생식으로 들어갈 때에는 처음에는 점점 보통식을 줄이고 생식을 늘려간다. 또 순

---

55) 돈 ; 돈쭝이라고도 하며 금, 은 등의 귀금속이나 한약재의 무게의 단위를 나타내는 말이다. 한 냥의 10분의 1, 한 관의 1000분의 1이며 한 돈은 3.752그램에 해당한다.

생식에서 보통식으로 옮길 때는 생식을 점점 줄이고 보통식을 늘려간다. 순생식의 경우는 1일 3회, 적어도 2회의 풍욕을 병행하지 않으면 점점 여위어 간다. 이것은 공중에서 섭취하는 질소의 부족 때문이다. 순생식을 시작하여 1주간을 지나면 체온이 1도쯤 내려가서 추위를 느끼지만, 지장이 없으니까 노력하여 속행하지 않으면 안 된다. 체온이 내리는 것은 외계(外界)로 방산(放散)하는 열에너지를 적게 하고, 또 세균의 번식을 막으므로 보건 상 유효한 셈이다. 이 때 난방이나 화로 등은 되도록 사용하지 않도록 해야 한다. **순생식을 실행하면 혈액형이 변한다.**

건강자도 심신개조, 질병 예방을 위해 가끔 순 생식을 하는 것이 좋다. 기간은 45일이 이상적이지만 1주나 2주간이어도 좋다.

환자가 순생식을 할 경우에는 심신이 중화를 얻어 암시를 넣도록 하지 않으면 안 된다. 생식을 준비하는 사람도 「이런 것으로 병이 나을지 모르겠다」라든가 「이따위 것으로 저 환자가 어떻게 낫는다는 것인가?」 하는 등의 마음이 아니고, 「이것이야말로 신이 준 둘도 없는 영양이다. 부디 이 천지 자연의 혜택으로 속히 병이 회복되도록」 하는 마음으로 합장하고 만들도록 하지 않으면 안 된다. 친척이고 친구라도 「이따위 것을 먹여서 좋을지 모르겠다. 가엾은 일이다.」 등을 말하는 사람은 환자 부근에 접근시켜서는 안 된다.

순생식은 유효하지만 요컨대 필요한 양을 먹어내는 것이 필요하다. 그대로도 식욕이 없는 환자에게 무리하게 권할 때는 필요한 양을 먹지 못하므로 쇠약하여 간다. 이럴 때는 3종류건 5종류건 엽채류를 짓이겨 그것을 짠 즙을 벌꿀, 우유, 과일즙(사과, 배, 감, 밀감 등이 좋다) 등을 넣어주고 점차로 생식을 익혀간다는 생각으로 하지 않으면 안 된다. 야채샐러드가 먹을 수 있으면 그것부터 시작해도 좋다. 무리하여 영양불량에 빠져서는 안 된다. 5종류 이상의 야채를 썰고 이에 샐러드유, 식염 및 감귤류의 초로 맛을 붙인 것이면 대개의 환자도 즐겨 먹을 수 있다.

순생식을 시작하고 나서, 갖가지의 명현을 일으키는 일이 있다. 미리 이것을 고려에 넣고 하고 명현이 심할 때는 일시 중지하는 것도 부득이 하다.

생식에 대한 불안은, 익혀지지 않았다는 것이 첫째, 기생충이나 세균에 대한 공포가 둘째이다. 이것을 점점 제거하는 것이 지도자로서 고려해야 할 중심점이다.

기생충의 알이나 세균의 소독을 위해 칼크액에 담근다든자. 2분간 찐다든가 하는 수가 있다. 이것도 때로는 필요한 경우가 있지만, 이상적인 것은 신선한 야채의 활력을 신체에 받아들이는 것이 유효한 것이므로 빨리 신선한 야채를 가열하지 않고 먹을 수 있도록 인도한다. 순생식을 할 때는 하루 3회의 풍욕으로 피부 기능을 왕성하게 하여, 질소의 부족을 공기 중에서 받아들일 것을 생각하지 않으면 쇠약해 진다.

3. 단식법 및 한천식법

▌**효능 –** 위독한 질환에 걸린 환자, 또는 그다지 위독하지 않아도, 일반적으로 환자가 식욕부진이 된다고 하는 것은 그 경우 신체가 영양을 필요로 하지 않는 것이다. 개나 고양이가 병에 들면 스스로 단식을 시키는 것이다. 그런 것을 인간은 영양이 들어가지 않으면 살 수 없을 것이라고 생각하여 식욕이 없어도 무엇이고 먹이려하고, 심한 경우 경구적으로 영양이 들어가지 않으면, 정맥주사든가, 자양관장 등으로 어떻게 해서든지 필요치 않은 영양을 넣어주려고 하는 것이 현대인의 실정이고 현대 의학자의 관행이다. 실로 생각이 짧은 극단적인 예이다.

질환에 걸렸을 때 단연 영양을 끊는다. 즉, 단식을 한다고 말할 수 있으면 천하에 두려울 것은 없다. 단식은 모든 질병에 대해 둘도 없는 요법이며, 건강한 때에 가끔 단식을 하는 것은 질병을 미연에 예방하는 좋은 방법이다.

▌**방법 –1)단식법** ; 누구든지 심신에 위화를 느끼면 우선 음식을 끊고 생식만으로 몇일을 보내는 것이 좋다. 그리하면 얼마 안가서 평소의 건강을 회복한다. 또 불행이 초기에 단식이 안 되고 질병이 위독할 경우에라도 가능하면 단식을 하는 것이 좋다. 단식은 두 날을 가진 칼과 같아서, 효과도 현저하지만 또 실패하면 도리어 단식전보다 나쁘게 되므로 졸저 「니시의학 단식법」, 또는 「니시식 단식 요법」을 숙독음미하여 충분히 이해하고 하든가, 아니면 경험이 풍부한 지도자 아래서 하지 않으면 안 된다.

단식법에서 가장 핵심이 되는 것은 단식 후의 점증식에 있다.

자칫하면 과식에 빠지기 쉬우므로 최대한 신중하게 해야 한다. 5일 이상의 단식의 경우 단식전의 준비도 중요하다. 단식전, 단식중 및 단식후의 각 50훈(訓)을 철저히 엄수하면 틀림없다.

2)한천식(寒天食) 요법 ; 이 요법은 단식 대신에 한천을 먹는 방법이어서 단식중은 물론 점증식에 있어서 원단식보다 약간 쉽다. 1식분으로서 한천 1개를 2홉의 물로 삶아서 1홉 5작~1홉 8작 정도의 용적이 되는 덩어리가 되도록 한다. 이 속에 다음의 비율로 밀마그 및 벌꿀을 타 넣는 것이다.

한 천	밀마그	벌꿀	한천식 일수
1개	3g	27~30g	1일
1개	3g	22g	3일
1개	3g	15g	5~7일

한천은 더운 동안은 액체상태이므로, 이 때 마시는 편이 먹기 좋다. 한천식후의 점증식은 원단식의 경우와 같이 신중하게 하지 않으면 안 된다. 한천을 점점 줄이면서 점증식을 하는 것이 좋다[56].

4. 된장 찜질법

┃효능 - 배를 된장으로 찜질하는 효능은 ①열을 뺀다. ②변통이 된다. ③호흡이 가벼워진다. ④소변이 나온다, ⑤복수가 빠진다의 다섯 가지이다. 그러므로 적응증은 복막염, 복수저류, 장결핵, 결핵성복막염, 신장결핵, 폐결핵, 늑막염, 중풍, 복부팽만, 변비, 발열제증, 호흡곤란, 요체, 대장카타르 기타 등이다.

방법- 밥공기로 하나쯤의 된장(오래된 것일수록 좋다.)을 열탕으로 개어서, 미리 영탕으로 짠 타월 3겹 정도의 위에 두께 6mm쯤으로 펴고, 그 주위는 3cm 쯤 비워 놓는 것이 좋다. 그런 위에 거즈를 1겹 씌워 배꼽을 중심으로 거즈가 배에 닿도록 붙인다.

배꼽에는 미리 지름 3cm 정도로 둥글게 오린 엽서 두께의 종이를 대서 된장이 배꼽으로 들어가지 않도록 한다. 이같이 하고 그 위로 뜨겁게 찐 타월 2장쯤을 대서 덥히고 그 위에 기름종이를 대고 다시 그 위를 풀솜 같은 것으로 덮어서 식는 것을 막는다. 이렇게 하고 허리띠를 돌려서 된장이 배에 꼭 붙도록 맨다. 찐 타월은 약 30분마다 바꿔가면서 연속 4시간 이상 대도록 한다.

이 사이에 배변을 쉽게 하기 위해 항문으로 바셀린이나 포마드 등을 발라 넣든가 미온탕 30~50CC를 주입해 둔다. 그리고 복통이 일어나면 변통이 되려는 것이니까, 이

---

56) 니시의학 건강원리 실천보전 참조

때 붕어 운동을 하면 많은 변을 보게 된다.

된장 찜질은 한번으로 되는 수도 있지만 1주간이든가, 10일쯤 계속하는 수도 있다. 그런 때는 매번 양주잔 하나쯤의 새 된장을 넣고 다시 개어서 붙인다. 된장에서 나쁜 냄새가 나면 전부 새것으로 바꾼다. 늑막염 같은 때에 응용하면 기사회생(起死回生)의 기효를 나타낸다.

▎**주의** – 다량의 배변이 있으면 묽은 미음이든가 갈탕(葛湯)을 먹여서 장관이 비지 않도록 한다. 이 방법은 격렬한 설사를 할 때에도 할 만 하다.

된장으로 피부가 헌다든가 하는 사람은 메밀반죽을 사용하면 좋다. 메밀가루 신한 것 약 150g에 차숟가락 하나 정도(약5g)의 식염을 넣어 처음에 물을 조금 넣어 개고, 다음에 열탕을 부어 찐득찐득하게 된 것을 헝겊에 펴서 배에 붙이는 것이다.

기타 토란고약, 밀마그와 쯔루마(독소 제거약), 밀마그와 올리브유(깨기름 등 식용유도 좋다) 등을 동량으로 갠 것을 사용하는 수도 있다.

5. 발의 선형 및 상하운동법

▎**효능** – 발은 인체의 기초이므로 그 정부(正否)는 전신의 건전여부를 지배한다.

「발은 만병의 기본」 이라고 하는 까닭이 여기에 있다. 발은 그 사람의 환경 습관에 의해 고장을 일으키기 쉽다. 이 고장에는 갖가지가 있는 데 이것을 요약하면, 발끝의 발가락이 붙은 부분에 염증을 일으키는 모튼씨병과, 복사뼈 부위의 염증인 소오렐씨병의 두 가지로 된다. 그러므로 구간(軀幹)이나 머리의 질병을 고치는 데는 우선 발을 고친다고 하는 생각을 하지 않으면 만전을 기하기 어렵다.

예를 들면, 오른쪽 발끝에서 왼쪽 복사뼈로, 왼쪽 복사뼈에서 오른쪽 무릎으로, 오른쪽 무릎에서 왼쪽 아랫배로, 왼쪽 아랫배에서 오른쪽 윗배로, 오른쪽 윗배에서 왼쪽 아래가슴으로, 왼쪽 아래 가슴에서 오른쪽 위 가슴으로, 오른쪽 위 가슴에서 왼쪽 어깨로 왼쪽 어깨에서 오른쪽 인후로, 오른쪽 인후에서 왼쪽 두정부로 파급되어 간다.

그러므로 오른쪽 발끝의 고장은 왼쪽 복사뼈, 오른쪽 폐, 오른쪽 인후, 오른쪽 코 등의 고장을 야기 한다.

또 왼쪽 발끝의 고장은 앞의 것과 반대로 파급된다. 그리고 그의 근본은 발끝의 고장이고 복사뼈 부위의 염증이다. 발끝의 고장을 고치는 것이 선형(扇形)운동이고, 복사뼈 부위의 염증을 해소하는 방법이 상하운동이다.

▌**효능 -** **1)발끝의 선형 운동 ;** 고장이 생긴 발끝과 같은 쪽 팔꿈치의 안쪽을 그 쪽 무릎의 바깥에 대고 그 손으로 복사뼈 위의 발목을 잡고, 반대쪽 손으로써 그 뒷 꿈치를 쥐고 발끝이 부채꼴로 움직이도록 재빨리 진동하기를 1분 30초, 이 때 발끝의 위치는 본인의 심장 높이 이상으로 되는 것이 필요하다. 그러므로 일반적으로 누워서 하는 편이 편리하다.

2) 발끝의 상하 운동 ; 1)처럼 고장이 있는 발목과 같은 쪽의 손으로 발목을 잡고, 그 바로 밑을 반대의 손으로 덧붙여 잡고, 발바닥의 방향으로 상하로 재빨리 진동하기를 1분 30초, 이 때 발바닥의 위치는 심장 이상으로 들고, 발바닥은 약간 비껴서 (斜) 하는 편이 잘 움직인다. 그러므로 일반에게는 바로 누워서 하는 편이 편리하다.

▌**주의 -** 위에 적은 1), 2)의 운동은 왼쪽이 모튼이면 오른쪽이 소오렐 하는 식이로, 반드시 되어 있고 좌우의 발에 상당한 차가 있는 것이 보통이다. 그러므로 상황에 따라 3~5일쯤 정규로 계속한 다음 하루만은 좌우를 바꿔서 반복하는 것이 좋다. 이 운동은 보통 아침저녁 모관운동에 이어서 하는 것이 좋고, 또 필요에 따라 수시로 하는 것이 좋다. 이 운동을 한 후에 1분간을 모관 운동을 하는 것이 좋고 특히 앉은 위치에서 한 경우에 이것이 필요하다.

6. 발목의 교호욕법

▌**효능 -** 요독증, 복막염, 방광염, 장염, 인후카타르, 비염, 해수, 무좀, 동상 등을 방지 내지 치유로 인도 한다. 또 어린이에게는 각탕법의 대용으로 이용된다. 신장의 기능을 왕성하게 하는 작용이 있다.

▌**방법 -** 세수대야 또는 적당한 그릇 2개에 하나는 40~43°의 더운물, 다른 것에는 14.5C°의 찬물을 넣고 여기에 양발의 복사뼈 아래를 동시에 담근다. 그리고 더운물-찬물-더운물-찬물-더운물-찬물로 각 1분간씩 교호로 3회 온랭욕을 한다. 이 방법은 반드시 더운물에서 시작하여 끝은 반드시 찬물로 한다.

더운물은 식으므로 적당히 뜨거운 물을 타고 찬물도 너무 더워졌을 때에는 바꾼다. 그리고 더운물에서 찬물로 옮기고, 찬물에서 더운물로 옮길 때 반드시 가볍게 물을 닦을 것을 잊지 말아야 한다.

무좀이나 동상치유에는 30분(더운물 15회, 찬물 15회)에서 한 시간 반(더운물 45회, 찬물 45회) 동안하고 그 후에 모관운동을 충분히 하는 것이 좋다.

끝났으면 잘 물기를 닦고 마른 다음에 양말 등을 신을 것. 양말 등은 반드시 시너야 되는 것은 아니다[57].

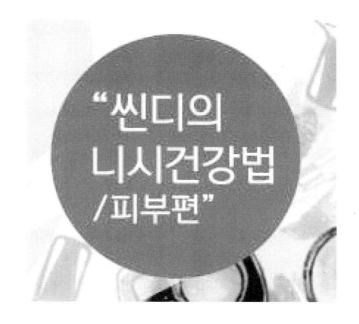

┃ 저자 소개 ┃

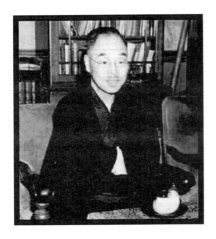

니시 가쯔조(西勝造)

니시 가쯔조((西勝造, 1884~1959)는 의사들이 20살을 넘기기 어려울 것 이라고 했을 만큼 병약했던 자신을 자연건강법으로 건강을 되찾고, 그의 건강법은 전 세계에 명성을 떨치면서 선풍적인 인기를 얻고 있다.

당시까지 발표된 모든 현대의학 자료를 비롯하여 한방, 침구, 요가, 카이 로프랙틱, 지압, 호흡법, 냉수욕, 건포마찰을 비롯한 각종 건강법을 시험 하고 그 진수만을 뽑아 1927년에 니시식 건강법이란 이름으로 발표했다. 이는 현대 자연의학의 창시라고 평가되고 있다.

니시건강법은 영양, 식사, 호흡, 목욕, 미용, 수면의 문제들을 망라해서 모두 다 다루면서 어렵지 않고 누구나 쉽게 실천할 수 있다. 집에서 아무 런 기구 없이, 누구라도 쉽게 아주 짧은 시간을 내서 할 수 있는 건강관 리 방법들을 제시하고 있어 전문가 의존형이 아니라 **자기 주도형 건강법** 이라고 할 수 있다.

니시 가쯔조 선생의 건강법은 우리나라에는 니시 선생의 제자 와타나베 쇼(渡邊 正, 1923~)박사가 쓴 책, 〈기적의 니시 건강법〉이 번역 소개되면서 알려졌고, 이 책의 영향은 우리나라 제도권 의사 중에서도 전홍준 박사, 김진목 교수 등이 이를 도입해 통합의학으로 의술을 펼치고 있다.

니시 선생이 운영하던 의원을 넘겨받은 직계 제자인 와타나베 쇼라면, 니시 건강법을 계승 발전시킨 분이 일본의 내과 전문의 고다 미츠오(甲田光雄 1924~)박사로 알려졌다.

이 니시 의학 원리는 불교의 영향에서 나온 것이라고도 하며 자연건강법은 **"자연 이치에 따라 올바로 사는 건강법"** 이라고 한다.

그는 13세 무렵부터 원인 모를 설사와 미열에 시달려 병원을 전전했지만 '스무 살까지 살지 못할 것' 이라는 선고를 받았다. 그러자 '내 몸은 내가 치료하겠다' 고 마음먹은 그는 각종 건강법을 실행하기 시작했다. 그는 20여 년간 의서 및 관련서적만 7만 3천여 권을 참고하고 세계의 건강법 360여종을 자신이 직접 생체실험을 통해 집대성하여 '니시의학' (西醫學)이 탄생했다.

이후 니시 의학은 와타나베 쇼, 고다 미츠오 등 내과 전문의들에게 계승돼 난치병 치료에 쓰이고 있으며, 우리나라에도 다수의 제도권의사가 암과 난치병 치료에 이를 펼치고 많은 병원과 의료기관에서 암환우들의 실제 치료에 적용하고 있다.

니시의학은 건강 이상의 직접적 요인을 척추의 어긋남, 혈액순환장애, 영양불균형으로 인한 숙변과 체질의 산성화 등으로 규정짓고 이를 해결하기 위해서 '약' 이 아니라 식이 및 운동요법 등을 제시하고 있다.

서양의학과 결정적으로 다른 점은 **증상을 병이 아니라 자연치유력의 현상으로 본다**는 점이며 자연건강법의 핵심은 치유 방법이 아니라 자연스러운 마음에 있다.

┃ 역자 소개 ┃

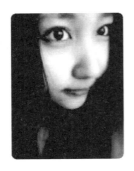

씬디 한유나

연세대학원 치과대학 박사과정
BK21플러스 구강생명 과학단 연구원
대한 해부학회 회원
한국 연구자 협회 회원

2016 Thailand Chulalongkorn Univ. Medical Center Anatomy lab
2016 Japan Botulinum Toxin Galaa conferance
2017 Bangkok Anatomy conferance
2017 Stanford School of Medicine
　　　Dementia and Diversity in primary care-south asian american populations
2017 John;s Hopkins School of Medicine
　　　HCV-HBV-Screening for HCV and HBV infection
　　　HCVcycle-HCV Viral Life Cycle coinfection and dialysis population
　　　VASCULAR-CT-Body CT
　　　Dietary recommendations for diabetes patients
　　　Diabetes review dose OADs
　　　Anesthesia RSS Enduring Material − Acidosis
　　　Bloodmanagement programs
　　　Pain medicine management of lower back
　　　Neuroradiology Financial Statements − Understand and Analyze
2017 Harvard Medical School
　　　Screening, Identification, Counseling, and Treatment of Opioid Use Disorder
　　　Buprenorphine as a Treatment Option for Opioid Use Disorder
　　　Methadone Maintenance Treatment for the Opioid Dependent Patient
　　　Initiation of Medication in Treating Opioid Use Disorde